高职高专医药院校创新教材

供高等职业教育药学类、药品制造类、食品药品管理类等相关专业使用

药事管理与法规

（第二版）

主　编　查道成　肖　兰
副主编　彭　林
编　者　（按姓氏汉语拼音排序）

陈建东　贵阳护理职业学院

李　鹏　沧州医学高等专科学校

彭　林　江西卫生职业学院

孙佳琳　黑龙江民族职业学院

孙建平　潍坊护理职业学院

王　琴　雅安职业技术学院

王秋红　南阳医学高等专科学校

肖　兰　长沙卫生职业学院

谢　奇　江苏护理职业学院

杨怡君　山东医学高等专科学校

查道成　南阳医学高等专科学校

科　学　出　版　社

北　京

内 容 简 介

本教材主要包括理论教学和实践教学两部分内容，共 13 章：绪论、药事组织、药学技术人员管理、药品管理、药品法制管理、药品研发和注册管理、药品生产管理、药品经营管理、医疗机构药事管理、中药管理、特殊管理药品管理、药品信息管理、药品价格和广告管理。本教材以《中华人民共和国药品管理法》（2019 年修订）及相关药事法规为指导，紧密结合我国执业药师资格考试《药事管理与法规》考试大纲，结合药学工作岗位实际需要进行编写。

全教材充分反映了药事管理与法规的新知识、新法规、新进展，融知识、趣味、实用于一体，可供高等职业教育药学类、药品制造类、食品药品管理类等相关专业使用，也可以作为药学工作者及执业药师资格考试人员的参考用书。

图书在版编目（CIP）数据

药事管理与法规 / 查道成，肖兰主编. —2 版. —北京：科学出版社，2021.1

高职高专医药院校创新教材

ISBN 978-7-03-066538-6

Ⅰ. 药⋯　Ⅱ. ①查⋯ ②肖⋯　Ⅲ. ①药政管理–高等职业教育–教材 ②药事法规–高等职业教育–教材　Ⅳ. R95

中国版本图书馆 CIP 数据核字（2020）第 205876 号

责任编辑：张立丽 / 责任校对：杨　赛
责任印制：赵　博 / 封面设计：涿州锦晖

科 学 出 版 社 出版

北京东黄城根北街 16 号
邮政编码：100717
http://www.sciencep.com

北京虎彩文化传播有限公司 印刷
科学出版社发行　各地新华书店经销
*

2014 年 12 月第 一 版　开本：850×1168 1/16
2021 年 1 月第 二 版　印张：15
2024 年 1 月第十三次印刷　字数：456 000

定价：49.80 元
（如有印装质量问题，我社负责调换）

前 言

Preface

党的二十大报告指出："培养造就大批德才兼备的高素质人才，是国家和民族长远发展大计。"教材是教学内容的重要载体，是教学的重要依据、培养人才的重要保障。本次教材修订旨在贯彻党的二十大报告精神和党的教育方针，落实立德树人根本任务，坚持为党育人、为国育才。

为贯彻《国家职业教育改革实施方案》，面向"十三五"职业教育国家规划教材评审，落实教育部最新《高等职业学校专业教学标准（试行）》要求的课程建设工作，及时将 2019 年修订的《中华人民共和国药品管理法》内容更新到教材中，促进医药卫生类人才培养的课程建设工作，在科学出版社的组织规划下，按照高职高专食品药品类专业的人才培养目标，在汲取上版教材成功经验的基础上，确立了本课程的教学内容，并编写了本教材。

本教材主要包括理论教学和实践教学两部分内容，其中理论教学部分共 13 章：绪论、药事组织、药学技术人员管理、药品管理、药品法制管理、药品研发和注册管理、药品生产管理、药品经营管理、医疗机构药事管理、中药管理、特殊管理药品管理、药品信息管理、药品价格和广告管理。实践教学部分共包括 6 个实训。

本教材主要亮点如下。

1. 依据我国现行的法律、法规及规章，充分反映药事管理的新知识、新法规、新进展。

2. 根据高职高专食品药品类专业的人才培养目标，精选教学内容，既涵盖最新国家执业药师资格考试《药事管理与法规》考试大纲的主要内容，又可满足高职高专药学类就业岗位工作需求，真正做到了"够用为度"。

3. 针对高职高专教学实践性强的特点，编写了 6 个实训共 16 个学时的实践教学内容。

4. 为体现科学性、先进性，方便教师的多媒体教学，特配备全部课程内容的 PPT。

自测题答题说明：【A 型题】（最佳选择题），题干在前，选项在后。每道题的备选项中，只有一个最佳答案。【B 型题】（配伍选择题），一组试题共用一组备选项，备选项在前，题干在后。备选项可重复选用，也可不选用，每道题只有一个最佳答案。【X 型题】（多项选择题），题干在前，选项在后。每道题的备选项中有两个或多个答案。多选或少选均为错。

本教材编写分工如下：肖兰编写第 1 章绪论和第 5 章药品法制管理，彭林编写第 2 章药事组织，查道成编写第 3 章药学技术人员管理，陈建东编写第 4 章药品管理，王琴编写第 6 章药品研发和注册管理，王秋红编写第 7 章药品生产管理，谢奇编写第 8 章药品经营管理，岑菲菲编写第 9 章医疗机构药事管理，孙建平编写第 10 章中药管理，孙佳琳编写第 11 章特殊管理药品管理，李鹏编写第 12 章药品信息管理，杨怡君编写第 13 章药品价格和广告管理。在本教材编写过程中，肖兰、彭林两位老师协助第一主编对教材内容进行了审核，各位编者对教材编写投入了大量精力，在此一并表示感谢。

由于编者水平有限，教材中可能存在不足之处，恳请同行和读者批评指正。

编 者

2023 年 11 月

配 套 资 源

欢迎登录"中科云教育"平台，**免费**数字化课程等你来！

本系列教材配有图片、视频、音频、动画、题库、PPT 课件等数字化资源，持续更新，欢迎选用！

"中科云教育"平台数字化课程登录路径

电脑端

- ▶ 第一步：打开网址 http://www.coursegate.cn/short/4ZIJ9.action
- ▶ 第二步：注册、登录
- ▶ 第三步：点击上方导航栏"课程"，在右侧搜索栏搜索对应课程，开始学习

手机端

- ▶ 第一步：打开微信"扫一扫"，扫描下方二维码

- ▶ 第二步：注册、登录
- ▶ 第三步：用微信扫描上方二维码，进入课程，开始学习

PPT 课件，请在数字化课程中各章节里下载！

目 录

Contents

第1章

绪　论

第1节　药事管理概述

一、药　事

药事是药学事业的简称，系指一切与药有关的事务。即与药品的安全、有效和经济、合理、方便、及时使用相关的药品研究与开发、制造、采购、储藏、营销、运输、交易中介、服务、使用等活动，包括与药品价格、广告、信息、监督、检验、药学教育有关的活动。药学事业的目标是为人们提供安全、有效、稳定、经济的药品，保障人们合理用药，维护和促进人类健康。

二、药　事　管　理

（一）管理

1. 管理的概念　管理是指在特定的环境条件下，通过计划、组织、指挥、协调、控制及创新等手段，结合人力、物力、财力、信息等资源，以期高效地达到组织目标的过程。

2. 管理的职能　管理包括计划、组织、领导、控制四项基本职能。计划是确定在未来一定时期内组织所需达到的具体目标及实现目标的方式。组织系指通过确定组织结构（人、职位、任务、职责），将各个要素、各个环节，从时间上、空间上科学地组织起来，协调行动，以完成组织目标的过程。领导是指挥、带领、引导和激励员工为实现目标而努力的过程。控制是对实现目标的各项活动的监督和调节，以保证各项活动朝着组织目标的方向前进。

3. 管理的要素　管理的要素包括机构体制、政策与法规、人、财、物、时间、技术和信息。机构是使管理对象构成系统的手段，体制是有关机构设置及其管理权限划分的制度。政策与法规作为管理的规范，是经实践证明能提高管理效率，以保持信息、人、财、物的合理流通。管理过程中，要充分发挥人员的积极性、主动性和创造性，按经济规律合理使用资金，保证物的供应和物尽所用，充分利用时间，正确运用信息和技术，高效能达成工作的目标。

（二）药事管理

1. 药事管理的概念　药事管理是对药学事务的管理，泛指国家依法对药学事业中与药有关环节的活动和社会现象进行的综合管理。药事管理的宗旨是保证药品质量，保证人民用药安全，保护人民用药的合法权益，维护和促进人民身体健康。

2. 药事管理的内容　药事管理包括宏观管理、微观管理两个层面，两个层面的管理内容不同。

（1）宏观药事管理：国家对药学事业的管理。国家通过制定、颁布法律、法规、文件和管理办法，规范行业行为，加强对药品研制、生产、流通、经营、广告、使用等环节的监督检查，保证药品安全有效。包括药品监督管理、药品分类管理、药品储备供应管理、药品价格广告管理、药品注册管理、药品上市后管理等。

（2）微观药事管理：系指药学事业中各部门内部的管理，包括组织人事管理、财务管理、物质设备管理、药品研发质量管理、药品生产质量管理、药品经营质量管理、药学服务质量管理、药品临床试验质量管理等。

3. 药事管理的特点

（1）专业性：药事管理是对药学事业的管理，药学事业的核心是"药"，要做好药事管理工作，首先必须熟悉"药"的情况，掌握药学的基础理论、专业知识和技术方法，才能根据药学事务的特点进行管理。同时，还要具备社会学、经济学、法学、管理学、行为科学、心理学的知识理论和方法，以研究药事各环节的活动，总结规律，指导其健康发展。因此，药事管理的专业特点首先是药学专业性，其次是管理学、社会学、法学、心理学、经济学等专业性。

（2）政策性：药事管理是按照国家法律、政策法令和行政规章，行使国家权力对药学事业的管理。主管部门和管理者代表国家、政府对药品进行管理，管理过程中要依据政策、法律办事，做到科学严谨、公平公正。

（3）实践性：药事管理离不开实践活动，药事管理的法规、管理办法、行政规章的制定来自药品生产、经营、使用的实践，经过总结，升华而成；再用于指导实践工作，并接受实践的检验，对于不适应的部分，适时予以修订、完善，使药事管理工作不断改进、提高和发展。

4. 药事管理的意义　药事管理的目的是保证公民安全、有效、经济、合理、方便、及时用药，不断提高国民健康水平，提高药事组织的经济、社会效益。药事管理的意义体现在以下三个方面。

（1）对于公众的意义：药事管理是保障公民用药安全、有效、经济、合理、方便、及时和生命健康的必要和有效手段。

（2）对于国家的意义：保护公民健康是《中华人民共和国宪法》规定的国家责任。

（3）对于药事组织的意义：宏观药事管理为药事组织的微观药事管理提供了法律依据、法定标准和程序。

三、药事管理学

药事管理学是随着我国医药事业的发展和需要而发展起来的，是20世纪80年代初在我国兴起的一门新兴边缘学科，知识面宽、涉及范围广、应用性强，与药学其他专业课程有较大区别。

药事管理学是研究现代药学管理活动基本规律和一般方法的科学，是一门交叉学科，涉及法学、管理学，还有社会学、经济学、行为科学等社会科学。我国已逐步进入法制社会，国家药品监督管理机构必须以法律的授权按法定的程序，执行相关的监管活动，因此法学是药事管理工作的指导。药事管理活动中，必须运用管理学、经济学的手段来分析药学领域中的一些问题。因此药事管理学有别于其他传统的药学理论课（药剂学、药物分析、药理学等），也有别于普通的经济学、管理学，它是二者的有机结合。

药事管理学科具有明显的社会属性，涉及药学事业的各个层面，与药学活动有紧密的联系。缺乏药事管理的约束，药学活动就不能有秩序、有规律、公平合法地进行，任何药学工作者都离不开这门学科的指导。

四、药事管理与法规课程

1995年国家执业药师资格考试开始设置药事管理与法规科目。随着执业药师资格制度的实施，药事管理与法规这一词汇得到药学界的广泛认可，为适应药学执业活动的需要，高等药学院校也将药事管理与法规列为一门课程。药事管理与法规包含药事管理和药事法规两方面的内容。药事管理与法规课程的教学目的是使学生掌握药事管理的法律法规和药品监督管理的知识，熟悉药品研制、生产、流通、使用等各环节的质量保证和控制，明确药品的安全有效与管理的关系，了解药学的社会性和管理方面的基本知识及经济全球化形势下药事管理的发展趋势。药事管理与法规课程是职业教育药品类专业的一门主干必修课程，国家教育行政部门把该课程的知识和技能作为培养合格药学人才及从事药品各环节工作必备的知识和技能。

随着我国社会经济的快速发展和法律体系的逐步完善，药品监督法制化管理程序、制度日益加强。我国药事管理法律法规正处在不断修订完善的阶段，更新较快，这也使得药事管理与法规课程的教材内容相对滞后。因此,在学习过程中,需实时更新,了解新颁布的一些药事法律法规,以进一步适应药学职业的需求、社会发展的需要。

考点： 药事和药事管理的概念、药事管理的内容和意义

链接 执业药师职业资格考试介绍

1994 年,人事部、国家医药管理局颁布了《执业药师资格制度暂行规定》;1995 年,人事部、国家中医药管理局颁布了《执业中药师资格制度暂行规定》,从此我国开始实施执业药师资格制度。1999 年,人事部、国家药品监督管理局下发的《人事部、国家药品监督管理局关于修订印发〈执业药师资格制度暂行规定〉和〈执业药师资格考试实施办法〉的通知》,对原有考试管理办法进行了修订,明确执业药师、中药师统称为执业药师。为更好发挥执业药师社会服务职能,促进执业药师队伍建设和发展,国家药监局、人力资源和社会保障部于 2019 年修订并印发了《执业药师职业资格制度规定》和《执业药师职业资格考试实施办法》,对执业药师职业资格考试、注册、职责、监督管理等进行新的调整。

第 2 节 药品监督管理法律体系

一、药品管理立法

药品管理立法是指国家立法机关,依照法定的权限和程序,制定、认可、修订、补充和废除药品管理法律规范的全部活动的总称。

（一）法的基本知识

1. 法的概念 法是由国家制定或认可,体现统治阶级的意志,规定人们在相互关系中的权利和义务,并以国家强制力保证实施的社会规范的总称。统治阶级为了实现统治、管理国家,经过一定的立法程序,颁布基本法律和普通法律。我国的法分为宪法、法律、行政法规、地方性法规、自治条例和单行条例等几个层次。

2. 法的特征

（1）规范性：法是一种特殊的社会规范,它是统治阶级从自己的利益出发,通过国家调整人们的社会关系、确定基本的行为规则;它规定人们可以这样行为、应该这样行为或不应该这样行为,从而为人们的行为提供一个模式、标准或方向。分为授权性规范（可以这样行为）、命令性规范（必须这样行为）、禁止性规范（不许这样行为）三种情况。

（2）国家意志性：法律是由国家制定或认可的行为规范系统,具有国家意志性。国家一切法的产生都是通过制定或认可两种途径。制定,是指由国家机关在职权范围内按照法定的程序创制规范性法律文件的活动,所形成的法一般称为成文法。认可,是指国家承认某些社会上已有的行为规范具有法律效力,所形成的法一般称为习惯法。

（3）国家强制性：法律是由国家强制力保证实施的,依靠国家的力量强迫人们遵守,否则会受到国家强制力量的干涉和相应的法律制裁。国家强制力包括军队、警察、监狱、法庭等国家组织机关,这些机关的执法活动使法律实施得到直接保障。

（4）普遍性：法在国家权力所及的范围内具有普遍的约束力,对社会全体成员有效,人人必须遵守。法规定的行为标准适用于所有公民,不允许有法律规定之外的特殊,即要求"法律面前人人平等"。法对人们的行为具有反复使用的效力,在同样情况下,法可以反复使用。

（5）程序性：法的制定和实施必须遵守一定制度化的程序,不能主观随意改变。法是有严格的程序规定的规范,是一个程序制度化的体系或者制度化解决问题的程序。例如,法的制定,包括法律草案的提出、法律草案的审议、法律草案的通过和法律的公布等程序。

3. 法律渊源   指一定的国家机关依照法定职权和程序制定或者认可的具有不同法律效力和地位的法的不同表现形式。根据法的来源不同，法可划分为制定法（包括宪法、法律、行政法规等）、判例法、习惯法、法理等不同形式。我国对法的渊源的理解，一般主要指的是各种制定法。

（1）宪法：由全国人民代表大会依据特别程序制定的根本大法，具有最高效力，由全国人民代表大会（以下简称全国人大）及其常务委员会（以下简称常委会）监督实施，由全国人大常委会负责解释，对违反宪法的行为予以追究。

（2）法律：指全国人大及其常委会制定的规范性文件，由国家主席签署主席令公布。分为两大类：一类为基本法律，由全国人大制定和修改的刑事、民事、国家机构和其他方面的规范性文件，如全国人大制定的《中华人民共和国刑法》；另一类为其他法律，由全国人大常委会制定和修改的规范性文件，如全国人大常委会制定的《中华人民共和国药品管理法》（以下简称《药品管理法》）。

（3）行政法规：由国务院有关部门或者国务院法制机构具体负责起草，重要行政管理的法律、行政法规草案须由国务院法制机构组织起草。行政法规由总理签署国务院令公布。例如，国务院令第360号发布的《中华人民共和国药品管理法实施条例》（以下简称《药品管理法实施条例》）。

（4）地方性法规：一定的地方国家权力机关，根据本行政区域的具体情况和实际需要，依法制定的在本行政区城内具有法律效力的规范性文件。例如，省人民代表大会及其常务委员会根据本行政区域的具体情况和实际需要，在不同宪法、法律、行政法规相抵触的前提下，可以制定地方性法规。

（5）民族自治条例和单行条例：民族自治地方的人民代表大会依照当地民族的政治、经济和文化的特点，可制定自治条例和单行条例，报全国人民代表大会常务委员会批准后生效。

（6）部门规章：国务院各部、委员会等和具有行政管理职能的直属机构，可以根据法律和国务院的行政法规、决定、命令，在本部门的权限范围内，制定规章。

（7）地方政府规章：省、自治区、直辖市和设区的市、自治州的人民政府，可以根据法律、行政法规和本省、自治区、直辖市的地方性法规，制定规章。地方政府规章应当经政府常务会议或者全体会议决定，由省长、自治区主席、市长或自治州州长签署命令予以公布。

（8）国际条约、国际惯例：国际条约是指我国作为国际法主体同外国缔结的双边、多边协议和其他具有条约、协定性质的文件。国际惯例是指以国际法院等各种国际裁决机构的判例所体现或者确认的国际法规则和国际交往中形成的共同遵守的不成文的习惯，是国际条约的补充。

4. 法律效力   指法律生效的范围，即法律在什么领域、什么时期和对谁有效的问题。

（1）法律具有的效力

1）空间效力：指法律在什么地方发生效力。国家制定的法律和中央机关规定的规范性文件，在全国范围内有效；地方性法规只在本地区内有效。

2）时间效力：指法律从何时生效和何时终止效力，以及新法律颁布生效之前发生的事情或者行为是否适用该项法规的问题。时间效力一般有三个原则：不溯及既往原则、后法废止前法的原则、法律条文到达时间的原则。

3）对人的效力：指法律适用于什么样的人。对人的效力分为属地主义、属人主义和保护主义。属地主义是指不论人的国籍是哪里，在哪个国家领域内就适用该国的法律；属人主义是指不论人在哪里，是哪个国家的公民就适用该国的法律；保护主义是指任何人只要损害了本国的利益，不论损害者的国籍与所在地如何，都要受到该国法律的制裁。

（2）法律效力的层次：指法律之间的效力等级关系。上位法的效力高于下位法；在同一位阶的法之间，特别规定优于一般规定，新的规定优于旧的规定。

（3）法的效力的裁决：法律之间对同一事项的新的一般规定与旧的特别规定不一致，不能确定如何适用时，由全国人民代表大会常务委员会裁决。行政法规之间对同一事项的新的一般规定与旧的特别规定不一致，不能确定如何适用时，由国务院裁决。同一机关制定的新的一般规定与旧的特别规定不一致时,由制定机关裁决。

5. **法律责任** 指人们对自己的违法行为所应承担的带有强制性的否定法律后果,包括:民事责任、行政责任、刑事责任。法律责任是基于一定的违法行为而产生的,承担的是否定性的法律后果,包括法律制裁、法律负担、强制性法律义务、法律不予承认或者撤销、宣布行为无效等。法律责任必须由司法机关或者法律授权的国家机关予以追究。

(二)药品管理法律体系和法律关系

1. **药品管理法律体系** 法律体系通常是指一个国家全部现行法律规范分类组合为不同的法律部门而形成的有机联系的统一整体。法律部门是根据一定标准、原则所制定的同类规范的总称。药品管理法律体系按照法律效力等级依次包括法律、行政法规、部门规章、规范性文件。

(1)法律:与药品监督管理职责密切相关的法律主要有《药品管理法》《中华人民共和国中医药法》《中华人民共和国禁毒法》;与药品管理有关的法律有《中华人民共和国刑法》《中华人民共和国广告法》《中华人民共和国价格法》《中华人民共和国消费者权益保护法》《中华人民共和国反不正当竞争法》《中华人民共和国反垄断法》《中华人民共和国专利法》等。《药品管理法》是我国药品监管的基本法律依据。

(2)行政法规:国务院制定、发布的药品管理行政法规包括《药品管理法实施条例》《中药品种保护条例》《戒毒条例》《易制毒化学品管理条例》《麻醉药品和精神药品管理条例》《反兴奋剂条例》《血液制品管理条例》《医疗用毒性药品管理办法》《放射性药品管理办法》《野生药材资源保护管理条例》等。

(3)地方性法规:指各省市已出台的药品管理地方性法规,如《吉林省药品监督管理条例》《江苏省药品监督管理条例》《湖南省药品和医疗器械流通监督管理条例》等。

(4)部门规章:药品管理现行有效的主要部门规章包括《药物非临床研究质量管理规范》《药物临床试验质量管理规范》《药品生产质量管理规范》《药品经营质量管理规范》《处方药与非处方药分类管理办法(试行)》《直接接触药品的包装材料和容器管理办法》《药品说明书和标签管理规定》《药品不良反应报告和监测管理办法》《药品召回管理办法》等。

(5)地方政府规章:各省市已出台的药品管理相关的地方政府规章,如《辽宁省医疗机构药品和医疗器械使用监督管理办法》《浙江省医疗机构药品和医疗器械使用监督管理办法》等。

(6)中国政府承认或加入的相关国际条约:如 1985 年我国加入的《1961 年麻醉品单一公约》《1971 年精神药物公约》等。

2. **药品管理的法律关系** 法律关系是指法律规范在调整社会关系中形成的人们之间的权利与义务关系。药事管理法律关系是指国家机关、企事业单位、社会团体、公民个人在药事活动、药学服务和药品监督管理过程中,依据药品管理法律规范所形成的权利与义务关系。

(1)药品管理法律关系主体:法律关系主体是法律关系的参加者,是一定权利的享有者和一定义务的承担者。药品管理法律关系主体包括以下三种。

1)国家机关:主要分为两种情况。一是政府的药品监督管理主管部门和有关部门,依法与其管辖范围内的相对方,形成的行政法律关系;二是政府的药品监督管理主管部门内部的领导与被领导、管理与被管理的关系。

2)机构和组织:包括法人和非法人的药品生产企业、药品经营企业、医疗机构等企事业单位,大致分为三种情况。一是以药品监督管理相对人的身份,同药品监督管理机构形成行政法律关系;二是以提供药品和药学服务的身份,同需求药品和药学服务的机关、机构和组织、公民个人形成医药卫生服务关系;三是与内部职工形成管理关系。

3)公民个人(自然人):可分为特定主体和一般主体。特定主体主要指药学技术人员,他们因申请执业资格,与药品监督管理部门形成行政法律关系;因承担药学服务,同所在单位形成内部的管理关系,并同患者形成医患关系。一般主体指所有的公民,他们因需求药品和药学服务而与提供药品和药学服务的企事业单位形成医药卫生服务关系。

（2）药品管理法律关系客体：一般来说，法律关系客体是指法律关系主体之间的权利和义务所指向的对象。药品管理法律关系客体包括药品、人身和精神产品。药品是主要客体。人身是人的物质形态，也是人的精神利益的体现；因用药造成伤害人体健康的结果，提供药品的主体将依法承担法律责任。新药、新产品的技术资料，药品标准等属于精神产品范畴。

（3）药品管理法律关系的内容：药品管理法律关系的内容，是主体之间的法律权利和义务。例如，《药品管理法》规定生产药品，必须经药品监督管理部门批准，并规定违反者应承担的法律责任。

（4）药品管理法的法律事实：法律事实是法律规范所规定的、能够引起法律关系产生、变更和消灭的客观情况或现象，大体可以分为事件和行为两类。例如，制售假药行为可能产生行政法律关系，也可能产生刑事法律关系，还可能引起某些民事法律关系（损害赔偿等）的产生。

二、药品监督管理行政法律制度

药品监督管理行政法律制度是指依据有关行政法律制度所实施的药品监督行政管理办法，以及由此而形成的规范化药品监督行政管理行为。行政管理法律包括《中华人民共和国行政许可法》《中华人民共和国行政处罚法》《中华人民共和国行政复议法》《中华人民共和国行政诉讼法》等。

（一）行政许可

行政许可是指行政机关根据公民、法人或者其他组织的申请，经依法审查，准予其从事特定活动的行为。

1. 药品行政许可事项　根据《药品管理法》《药品管理法实施条例》《麻醉药品和精神药品管理条例》等法律、行政法规以及其他设定行政许可的相关法律依据，国家对药品注册、安全监管与稽查设定了一系列行政许可项目。例如：药品生产许可，表现形式为颁发药品生产许可证和医疗机构制剂许可证；药品经营许可，表现形式为颁布药品经营许可证；国务院行政法规确认了执业药师执业许可，表现形式为颁发执业药师注册证。

2. 行政许可申请与受理　行政许可申请与受理包括以下环节。

（1）行政相对人（或者其代理人）向行政机关提出行政许可申请

1）行政机关应当向申请人提供行政许可申请书格式文本，公示行政许可事项和条件的义务，对公示内容进行解释、说明的义务。

2）申请人申请行政许可，应当如实向行政机关提交有关材料和反映真实情况，并对其申请材料实质内容的真实性负责。申请人享有要求行政机关进行解释、说明的权利。

（2）行政机关受理行政许可申请

1）申请事项依法不需要取得行政许可的，行政机关负有告知的义务。

2）申请事项依法不属于本行政机关职权范围的，行政机关负有告知其向有关行政机关申请的义务。

3）申请材料存在可以当场更正的错误的，行政机关应当允许申请人当场更正。

4）申请材料不全需要补全的，行政机关应当在法定期限内一次性告知申请人。

5）申请事项符合法定条件、属于行政机关管辖范围的，应当受理该申请。

3. 撤销行政许可的情形　按照《中华人民共和国行政许可法》规定，作出行政许可决定的行政机关或者其上级行政机关，根据利害关系人的请求或者依据职权，可以撤销行政许可。

（1）行政机关工作人员滥用职权、玩忽职守作出准予行政许可决定的。

（2）超越法定职权作出准予行政许可决定的。

（3）违反法定程序作出准予行政许可决定的。

（4）对不具备申请资格或者不符合法定条件的申请人准予行政许可的。

（5）依法可以撤销行政许可的其他情形。

被许可人以欺骗、贿赂等不正当手段取得行政许可的，应当予以撤销。如果按照前两款的规定撤销行政许可，可能对公共利益造成重大损害的，不予撤销。

（二）行政强制

1. 概述 行政强制是指行政机关为了实现预防或制止正在发生或可能发生的违法行为、危险状态以及不利后果，或者为了保全证据、确保案件查处工作的顺利进行等行政目的，而对相对人的人身或财产采取强制性措施的行为，包括行政强制措施和行政强制执行。

行政强制的设定和实施应当适当，并应当依照法定的权限、范围、条件和程序。采用非强制手段可以达到行政管理目的的，不得设定和实施行政强制。实施行政强制，应当坚持教育与强制相结合。公民、法人或者其他组织对行政机关实施行政强制，享有陈述权、申辩权；有权依法申请行政复议或者提起行政诉讼；因行政机关违法实施行政强制受到损害的，有权依法要求赔偿。公民、法人或其他组织因人民法院在强制执行中有违法行为或者扩大强制执行范围受到损害的，有权依法要求赔偿。

2. 行政强制措施 指行政机关在行政管理过程中，为制止违法行为、防止证据损毁、避免危害发生、控制危险扩大等情形，依法对公民的人身自由实施暂时性限制，或者对公民、法人或者其他组织的财物实施暂时性控制的行为。行政强制措施的种类包括限制公民人身自由，查封场所、设施或财物，扣押财物，冻结存款、汇款，其他行政强制措施。

3. 行政强制执行 指行政机关或者行政机关申请人民法院，对不履行行政决定的公民、法人或者其他组织，依法强制履行义务的行为。行政强制执行的方式包括加处罚款或者滞纳金、划拨存款或汇款，拍卖或者依法处理查封、扣押的场所、设施或者财物，排除妨碍、恢复原状，代履行，其他强制执行方式。

（三）行政处罚

对公民、法人或者其他组织违反行政管理秩序的行为，给予行政处罚，应当依据法律、法规或者规章规定，由行政机关依照《中华人民共和国行政处罚法》规定的程序实施。行政处罚的种类可归为以下四类。

1. 人身罚 指特定行政主体限制和剥夺违法行为人人身自由的行政处罚，如行政拘留。限制人身自由的行政处罚，只能由法律设定。对人身自由的行政处罚只能由公安机关实施，药品监管部门没有人身自由行政处罚权。

2. 资格罚 指行政主体限制、暂停或剥夺作出违法行为的行政相对人某种行为能力或资格的处罚措施。资格罚主要包括责令停产停业、吊销许可证或者执照等。

如《药品管理法》规定的行政处罚中的资格罚包括：吊销药品生产许可证、药品经营许可证、医疗机构制剂许可证、药品批准证明文件、药品注册证书，撤销检验资格和相关许可，责令停产停业整顿等。如《药品管理法》规定生产、销售假药的，情节严重的，吊销药品生产许可证、药品经营许可证或者医疗机构制剂许可证，十年内不受理其相应申请；药品上市许可持有人为境外企业的，十年内禁止其药品进口。生产、销售假药，或者生产、销售劣药且情节严重的，对法定代表人、主要负责人、直接负责的主管人员和其他责任人员，没收违法行为发生期间自本单位所获收入，并处所获收入百分之三十以上三倍以下的罚款，终身禁止从事药品生产经营活动，并可以由公安机关处五日以上十五日以下的拘留。药品使用单位使用假药、劣药的，情节严重的，法定代表人、主要负责人、直接负责的主管人员和其他责任人员有医疗卫生人员执业证书的，应当吊销执业证书。

3. 财产罚 指行政主体依法对违法行为人给予的剥夺财产权的处罚形式。财产罚是运用最广泛的一种行政处罚，其形式主要有罚款和没收财物（没收违法所得、没收非法财物等）两种。罚款，是行政主体依法强制违法行为人在一定期限内交纳一定数额货币的一种处罚方式，《药品管理法》中运用相当广泛。

没收违法所得、没收非法财物，是行政主体依法将违法行为人的违法所得、违禁物品、违法行为工具等强制收归国有的一种处罚形式。以强制手段剥夺违法行为人的财产权，以此达到惩罚目的。药品行政处罚中的没收内容包括没收非法财物（药品、假药、劣药）、没收违法所得、没收与违法行为有关的其他财物等。

如《药品管理法》规定生产、销售劣药的，没收违法生产、销售的药品和违法所得，并处违法生产、销售的药品货值金额十倍以上二十倍以下的罚款。

4. 声誉罚　指对违法者的名誉、荣誉、信誉或精神上的利益造成一定损害的处罚方式，是行政处罚中最轻的一种。《中华人民共和国行政处罚法》中设置的声誉罚形式是警告，是指行政主体对实施了违法行为，但情节较为轻微并造成实际危害后果的相对人的谴责和警戒。如《药品管理法》规定生产、销售的中药饮片不符合药品标准，尚不影响安全性、有效性的，责令限期改正，给予警告。

案例 1-1

2018 年 6 月，国家药品监督管理局核查中心、广东省珠海市药品监督管理局对珠海某制药股份有限公司飞行检查，针对该企业的注射用克林霉素磷酸酯、注射用伏立康唑等品种进行重点检查，发现该企业主要存在以下问题：产品无菌检查不符合要求、生产过程控制不符合要求。该公司的上述行为违反了《药品生产质量管理规范》（2010 年修订）的相关规定，该企业自 2018 年 6 月飞行检查结束后开始停产整改，广东省药品监督管理局对该企业存在安全隐患的产品监督进行召回，并已收回该企业相关药品生产管理规范证书。

问题：针对该企业的行政处罚，属于行政处罚的哪一种？

（四）行政复议

行政复议，是指公民、法人或者其他组织认为行政主体的具体行政行为侵犯其合法权益，依法向法定的行政复议机关提出复议申请，行政复议机关依照法定程序对被申请复议的具体行政行为的合法性和适当性进行审查并作出决定的一种法律制度。

1. 行政复议的范围　指法律规定的行政复议机关受理行政争议案件的权限范围。

（1）可申请复议的具体行政行为

1）对行政机关作出的警告、罚款、没收违法所得、没收非法财物、责令停产停业、暂扣或吊销许可证、暂扣或吊销执照、行政拘留等行政处罚不服的。

2）对行政机关作出的限制人身自由或者对财产的查封、扣押、冻结等行政行为不服的。

3）对行政机关作出的有关许可证、执照、资质证、资格证等证书变更、终止、撤销的决定不服的。

4）对行政机关作出的关于确认土地、矿藏、水流、森林、山岭、草原、荒地、滩涂、海域等自然资源的所有权或者使用权的决定不服的。

5）认为行政机关侵犯合法的经营自主权的。

6）认为行政机关变更或者废止农村承包合同，侵犯其合法权益的。

7）认为行政机关违法集资、征收财物、摊派费用或者违法要求履行其他义务的。

8）认为符合法定条件，申请行政机关颁发许可证、执照、资质证、资格证等证书，或者申请行政机关审批、登记有关事项，行政机关没有依法办理的。

9）申请行政机关履行保护人身权利、财产权利或者受教育权利的法定职责，行政机关没有依法履行的。

10）申请行政机关依法发放抚恤金、社会保险金或者最低生活保障费，行政机关没有依法发放的。

11）认为行政机关的其他具体行政行为侵犯其合法权益的。

（2）附带申请复议的抽象行政行为：公民、法人或者其他组织认为行政机关的具体行政行为所依据的下列规定不合法，在对具体行政行为申请复议时，可以一并向行政机关提出对该规定的审查申请。

1）国务院部门的规定。

2）县级以上地方各级人民政府及其工作部门的规定。

3）乡、镇人民政府的规定。

上述所列规定不含国务院部、委员会规章和地方人民政府规章。规章的审查依照法律、法规的规定办理。必须说明的是，对抽象行政行为不能单独提起行政复议，只能在对具体行政行为提起行政复议时一并提起。

2. 行政复议程序 分为申请、受理、审理、决定和执行五个阶段。

（1）申请：公民、法人或者其他组织认为具体行政行为侵犯其合法权益，可以自知道该具体行政行为之日起60日内提出行政复议申请。申请人申请行政复议，可以书面申请，也可以口头申请。

（2）受理：行政复议机关收到行政复议申请后，应在5日内进行审查，对不符合规定的行政复议申请，决定不予受理，并书面告知申请人；对于符合规定，但是不属于本机关受理的行政复议申请，应当告知申请人向有关行政复议机关提出。公民、法人或者其他组织依法提出行政复议申请，行政复议机关无正当理由不予受理的，上级行政机关应当责令其受理；必要时，上级行政机关也可以直接受理。

（3）审理：复议审理是指复议机关受理复议申请后，对被申请人的具体行政行为进行实质审查的活动。

（4）决定：复议决定是复议机关受理行政复议申请后，经审查，在法定期限内所作的具法律效力的评价。行政复议决定的类型包括维持决定、责令履行法定职责，撤销、确认决定，变更决定、责令赔偿决定、驳回复议请求决定。

（5）执行：被申请人应当履行行政复议决定。被申请人不履行或者无正当理由拖延履行行政复议决定的，行政复议机关或者其有关上级机关应当责令其限期履行。申请人逾期不起诉又不履行行政复议决定的，或者不履行终局裁决的行政复议决定的，按照下列规定办理。

1）维持具体行政行为的行政复议决定，由作出具体行政行为的行政机关依法强制执行，或者申请人民法院强制执行。

2）变更具体行政行为的行政复议决定，由行政复议机关依法强制执行，或者申请人民法院强制执行。

（五）行政诉讼

行政诉讼是指公民、法人或者其他组织在认为行政机关或者法律、法规授权的组织作出的行政行为侵犯其合法权益时，依法定程序向人民法院起诉，人民法院对该行政行为合法性进行审查并作出裁决的活动。

1. 行政诉讼的受案范围

（1）对行政拘留、暂扣或者吊销许可证和执照、责令停产停业、没收违法所得、没收非法财物、罚款、警告等行政处罚不服的。

（2）对限制人身自由或者对财产的查封、扣押、冻结等行政强制措施和行政强制执行不服的。

（3）申请行政许可，行政机关拒绝或者在法定期限内不予答复，或者对行政机关作出的有关行政许可的其他决定不服的。

（4）对行政机关作出的关于确认土地、矿藏、水流、森林、山岭、草原、荒地、滩涂、海域等自然资源的所有权或者使用权的决定不服的。

（5）对征收、征用决定及其补偿决定不服的。

（6）申请行政机关履行保护人身权、财产权等合法权益的法定职责，行政机关拒绝履行或者不予答复的。

（7）认为行政机关侵犯其经营自主权或者农村土地承包经营权、农村土地经营权的。

（8）认为行政机关滥用行政权力排除或者限制竞争的。

（9）认为行政机关违法集资、摊派费用或者违法要求履行其他义务的。

（10）认为行政机关没有依法支付抚恤金、最低生活保障待遇或者社会保险待遇的。

（11）认为行政机关不依法履行、未按照约定履行或者违法变更、解除政府特许经营协议、土地房屋征收补偿协议等协议的。

（12）认为行政机关侵犯其他人身权、财产权等合法权益的。

2. 行政诉讼程序 指行政诉讼活动必须遵守的次序、方式和方法。一般分为起诉与立案、审理与裁判、执行等阶段。

（1）起诉与立案

1）起诉：指公民、法人或者其他组织认为自己的合法权益受到行政机关行政行为的侵害，而向人民法院提出诉讼请求，要求人民法院通过行使审判权，依法保护自己合法权益的诉讼行为。

向人民法院起诉必须具备以下条件：原告是行政行为的相对人以及其他与行政行为有利害关系的公民、法人或者其他组织，有明确的被告，有具体的诉讼请求和事实根据，属于人民法院的受案范围和受诉人民法院管辖。

同时，根据行政诉讼法的规定，经过行政复议的案件，公民、法人或者其他组织对行政复议决定不服的，可在收到复议决定书之日起15日内向人民法院起诉；直接向人民法院提起诉讼的，应当自知道或者应当知道作出行政行为之日起6个月内提出。超过起诉期限的起诉会被法院驳回。

2）立案：指人民法院对公民、法人或者其他组织的起诉进行审查，对符合起诉条件的案件进行登记立案的诉讼行为。

（2）审理和裁判

1）审理：指人民法院对行政案件所作的实质审查活动。行政案件的审理方式，主要有开庭审理和书面审理两种。我国行政诉讼的审理，一审程序一律开庭审，二审的审理分为书面审理和开庭审理两种方式。

2）裁判：指人民法院运用国家审判权对行政案件作出判决和裁定的合称。裁定是指在行政诉讼过程中，人民法院对行政诉讼程序问题作出的裁决。裁定主要适用于不予受理、驳回起诉、管辖异议、中止或者终结诉讼、移送或指定管辖、诉讼保全、先予执行、诉讼期间停止执行行政行为，以及撤诉或不准撤诉等情形。

（3）执行：对人民法院已经发生法律效力的判决、裁定、调解书，当事人必须履行。如果公民、法人或者其他组织拒绝履行判决、裁定的，行政机关或者第三人可以向第一审人民法院申请强制执行，或者由行政机关依法强制执行；如果行政机关拒绝履行判决、裁定、调解书的，一审人民法院可以采取规定的措施。

考点： 药品行政许可事项、行政强制措施、行政处罚的种类

案例 1-1 分析

针对该企业的停产、收回药品生产管理规范证书处罚均属于行政处罚中的资格罚。

自 测 题

一、选择题

【A型题】

1. 下列不属于管理四项基本职能的是（　　）
   A. 计划　　　　　　　B. 组织
   C. 领导　　　　　　　D. 控制
   E. 质控

2. 药事管理的特点主要体现为（　　）、政策性、实践性。
   A. 专业性　　　　　　B. 法律性
   C. 强制性　　　　　　D. 规范性
   E. 可行性

3. 下列不属于法的特征的是（　　）
   A. 规范性　　　　　　B. 国家意志性
   C. 公平性　　　　　　D. 国家强制性
   E. 普遍性

4. （　　）是由全国人民代表大会依据特别程序制定的根本大法，具有最高效力。
   A. 法律　　　　　　　B. 宪法
   C. 行政法规　　　　　D. 部门规章
   E. 法规

5. （　　）是指行政机关根据公民、法人或者其他组织的申请，经依法审查，准予其从事特定活动的行为。
   A. 法律许可　　　　　B. 行政准予
   C. 法规许可　　　　　D. 行政许可
   E. 法律准予

6. 警告和通报批评是行政处罚中最轻的一种行政处罚，属于（　　）
   A. 资格罚　　　　　　B. 人身罚
   C. 财产罚　　　　　　D. 声誉罚

E. 资质罚

7. 行政强制措施的种类不包括（   ）

A. 限制公民人身自由   B. 查封场所

C. 通报批评   D. 扣押财物

E. 冻结存款

8. 行政诉讼是指公民、法人或者其他组织在认为行政机关或者法律、法规授权的组织作出的行政行为侵犯其合法权益时，依法定程序向人民法院起诉，人民法院对该行政行为（   ）进行审查并作出裁决的活动。

A. 规范性   B. 合法性

C. 合理性   D. 程序性

E. 公正性

9. 从事药品生产活动，应当经所在地省、自治区、直辖市人民政府药品监督管理部门批准，取得药品生产许可证，属于药品监督管理中的（   ）

A. 行政合法   B. 行政规范

C. 行政要求   D. 行政强制

E. 行政许可

【X型题】

10. 药事管理的特点主要体现为（   ）

A. 专业性   B. 法律性

C. 强制性   D. 政策性

E. 实践性

11. 药事管理的目的是保证公民（   ）、及时用药，不断提高国民健康水平，提高药事组织的经济、社会效益。

A. 安全   B. 有效

C. 经济   D. 合理

E. 方便

二、简答题

1. 简述药事管理的意义。

2. 简述行政处罚的种类并举例说明。

（肖 兰）

第2章

药 事 组 织

药事组织是一个开放性的社会技术系统，承担着救死扶伤的任务，实现为人类健康服务的目标，运行的结果是产出合格药品、提供药学服务和培养药学人才，是卫生大系统中的子系统。同时，药事组织系统中因具体目标的不同，又可分成若干相互联系和协作的子系统（如药物研究、药品生产、药品经营、药品使用、药学人才培养、药品管理等组织）。由于药事组织系统中的生产、经营子系统的运行活动与社会经济系统紧密相关，为经济发展提供要素支持，因此，药事组织系统还具有经济系统的属性。

第1节　药事组织概述

一、药事组织的含义

"组织"一词，按希腊文的原意是和谐、协调。从管理学的角度，组织是指具有明确的目标导向和精心设计的结构与有意识协调的活动系统，同时又同外部环境保持密切的联系的社会实体。

药事组织是药事组织机构、体系、体制的综合。一般来说，药事组织概念的含义有狭义和广义之分。狭义的药事组织是指为了实现药学社会任务所提出的目标，经人为分工形成的各种形式的组织机构的总称。广义的药事组织是指以实现药学社会任务为共同目标的人们的集合体，是药学社会人员相互影响的社会心理系统，是运用药学知识技术的技术系统，是人们以特定形式的结构关系而共同工作的系统。

考点：药事组织的含义

二、药事组织的类型

药事组织在我国药学事业发展的各个方面均起到不可替代的作用，它和卫生组织、经济组织、国家的行政组织等有密切关系，并受历史文化制度的影响，其机构类型主要有以下五类。

（一）药品管理的行政组织

药品管理的行政组织是指政府机构中管理药品和药学企事业组织的国家行政机构。其功能是代表国家对药品和药学事业组织进行监督管理、制定宏观政策、对药事组织发挥引导作用，以保证国家意志的贯彻执行。

药品监督管理机构的主要功能是以法律授予的权力，对药品运行全过程的质量进行严格监督，保证向社会提供合格药品，并依法处理违反药品管理法律、法规和规章的行为。2018年国家机构改革，组建国家药品监督管理局，不再保留国家食品药品监督管理总局，由国家市场监督管理总局管理。主要职责是负责药品、化妆品、医疗器械的注册并实施监督管理。

链接 国家市场监督管理总局的机构设置

2018年3月，第十三届全国人民代表大会第一次会议批准了国务院机构改革方案，方案提出，将国家工商行政管理总局的职责，国家质量监督检验检疫总局的职责，国家食品药品监督管理总局的职责，国家发展和改革委员会的价格监督检查与反垄断执法职责，商务部的经营者集中反垄断执法以及国务院反垄断委员会办公室等职责整合，组建国家市场监督管理总局，作为国务院直属机构。

（二）药品生产、经营组织

药品生产、经营组织是一种经济组织，主要功能是生产、经营药品，包括药品生产企业、药品经营批发企业、药品经营零售企业等。药品生产、经营组织是典型的药事组织结构类型，在我国称作"药品生产企业"（即药厂、制药公司）及"药品经营企业"（即药品批发或零售企业、药店）。在欧美称为制药公司、社会药房，在日本称为制药株式会社、经营株式会社和社会药局。其主要功能是生产药品和经销药品。

（三）医疗机构药事组织

医疗机构药事组织的主要功能是通过给患者采购药品、调配处方、配制制剂、提供用药咨询等活动，以保证合理用药。这类组织的基本特征是直接给患者供应药品和提供药学服务，重点是用药的质量及合理性而不是为营利进行自主经营。它是医疗机构不可分割的组成部分，是事业性组织。

（四）药学教育和科研组织

药学教育组织的主要功能是教育，为维持和发展药学事业培养药师、药学家、药学工程师、药学企业家和药事管理干部等专门技术人才，属于药学事业性组织。药学教育组织的目标是双重的，既出药学人才，又出药学研究成果。包括综合性大学药学院、独立药科大学、高等医药院校和中等医药学校等。

药学科研组织的主要功能是研究开发新药、改进现有药品，以及围绕药品和药学的发展进行基础研究，提高创新能力，发展药学事业。

（五）药事社会团体、学术组织

药学行业协会、学术组织在药事组织兴起和形成过程中，发挥了统一行为规范、监督管理、联系与协调的积极作用，推动了药学事业的发展。20 世纪以来，政府加强了对药品和药事的法律控制以后，药事社团组织成为药学企事业组织与政府机构联系的纽带，发挥了协助政府管理药事的作用。因此它的功能是行业、职业的管理。

考点：药事组织的类型

第 2 节　药品监督管理组织

药品监督管理是指国家授权的行政机关，依法对药品、药事组织、药事活动、药品信息进行管理和监督；另外也包括司法机关、检察机关、药事法人和非法人组织、自然人对管理药品的行政机关和公务员的监督。

药品监督管理属于国家行政管理，具有完整的行政处罚制度及相应的行政强制手段，既应该依法实施行政管理，同时其行政权又受监督主体监督。其作用是保证药品质量，促进新药研究开发，提高制药工业的竞争力，规范药品市场，保证药品供应，为合理用药提供保证。

一、我国药品监督管理体制的发展与演变

20 世纪以来，各国药品管理法律中均明确规定了主管药品监督管理的部门，我国药品监督管理的主管机构演变主要经历了六个阶段。

第一阶段：卫生部药政机构（1949～1998 年）　1998 年以前，我国主管药品监督管理工作的是卫生行政部门，县以上地方各级卫生行政部门的药政机构主管所辖行政区域的药品监督管理工作。

第二阶段：国家药品监督管理局（State Drug Administration，SDA）　1998 年，为了加强国务院对药品监督管理工作的领导，根据《国务院关于机构设置的通知》（国发〔1998〕5 号），组建的直属国务院领导的国家药品监督管理局，主管全国药品监督管理工作。

第三阶段：国家食品药品监督管理局（State Food and Drug Administration，SFDA）　2003 年 3 月，第十届全国人民代表大会第一次会议通过了《国务院机构改革方案》。根据该改革方案，国务院在国家药品监督管理局的基础上组建国家食品药品监督管理局。该局为国务院直属机构，继续行使国家药

监督管理的职能，负责食品、保健品、化妆品安全管理的综合监督和组织协调，依法组织开展对重大事故的查处。

第四阶段：由卫生部管理　2008年3月，第十一届全国人大一次会议批准了国务院机构改革方案，根据《国务院关于部委管理的国家局设置的通知》（国发〔2008〕12号），设立国家食品药品监督管理局（副部级），为卫生部管理的国家局。

第五阶段：国家食品药品监督管理总局（China Food and Drug Administration，CFDA）　2013年3月10日根据第十二届全国人大一次会议批准的《国务院机构改革和职能转变方案》（国办发〔2013〕22号）和《国务院关于机构设置的通知》（国发〔2013〕14号），设立国家食品药品监督管理总局（正部级），为国务院直属机构。

第六阶段：国家市场监督管理总局　2018年3月，根据党的十九大和十九届三中全会部署，单独组建国家药品监督管理局（National Medical Products Administration，NMPA），由国家市场监督管理总局管理，不再保留国家工商行政管理总局、国家质量监督检验检疫总局、国家食品药品监督管理总局。

二、我国现行药品监督管理机构的设置

（一）药品监督管理机构设置

我国现行药品监督管理机构分为行政监督机构和技术监督机构。行政监督机构包括国家药品监督管理局，省、自治区、直辖市药品监督管理局，地市级药品监督管理局和县区级药品监督管理局。技术监督机构包括国家药品监督管理局的直属技术机构和各级药品检验机构。

1. 药品行政监督机构　国务院药品监督管理部门主管全国药品监督管理工作，国务院有关部门在各自职责范围内负责与药品有关的监督管理工作。国务院药品监督管理部门配合国务院有关部门，执行国家药品行业发展规划和产业政策。省、自治区、直辖市人民政府药品监督管理部门负责本行政区域内的药品监督管理工作。设区的市级、县级人民政府承担药品监督管理职责的部门（以下称药品监督管理部门）负责本行政区域内的药品监督管理工作。

县级以上地方人民政府有关部门在各自职责范围内负责与药品有关的监督管理工作。县级以上地方人民政府对本行政区域内的药品监督管理工作负责，统一领导、组织、协调本行政区域内的药品监督管理工作以及药品安全突发事件应对工作，建立健全药品监督管理工作机制和信息共享机制。县级以上人民政府应当将药品安全工作纳入本级国民经济和社会发展规划，将药品安全工作经费列入本级政府预算，加强药品监督管理能力建设，为药品安全工作提供保障。

2. 药品技术监督机构　药品监督管理部门设置或者指定的药品专业技术机构，承担依法实施药品监督管理所需的审评、检验、核查、监测与评价等工作。国务院药品监督管理部门设置国家药品检验机构。省、自治区、直辖市人民政府药品监督管理部门可以在本行政区域内设置药品检验机构。地方药品检验机构的设置规划由省、自治区、直辖市人民政府药品监督管理部门提出，报省、自治区、直辖市人民政府批准。国务院和省、自治区、直辖市人民政府的药品监督管理部门可以根据需要，确定符合药品检验条件的检验机构承担药品检验工作。

考点：药品行政监督机构的职责

（二）药品管理工作相关部门

药品监督管理部门的主要功能是以法律授予的权力，对药品运行全过程的质量进行监督管理，确保向社会提供的药品合格，并依法处理违反药品管理法律、法规和规章的行为。根据现行法律法规和国务院办公厅印发相关部委的主要职责、内设机构和人员编制规定，除药品监督管理部门以外还涉及以下行政管理部门。

1. 国家卫生健康委员会　组织制定国家药物政策和国家基本药物制度，开展药品使用监测、临床综合评价和短缺药品预警，提出国家基本药物价格政策的建议。国家药品监督管理局会同国家卫生健康委员会组织国家药典委员会制定国家药典，建立重大药品不良反应和医疗器械不良事件相互通报机制和联合处置机制。

2. **国家中医药管理局**　拟订中医药和民族医药事业发展的战略、规划、政策和相关标准；负责指导民族医药的理论、医术、药物的发掘、整理、总结和提高工作；组织开展中药资源普查，促进中药资源的保护、开发和合理利用；参与制定中药产业发展规划、产业政策和中医药的扶持政策，参与国家基本药物制度建设。

3. **国家医疗保障局**　拟订医疗保险、生育保险、医疗救助等医疗保障制度的法律法规草案、政策、规划和标准，制定部门规章并组织实施；组织制定并实施医疗保障基金监督管理办法，建立健全医疗保障基金安全防控机制，推进医疗保障基金支付方式改革；组织制定城乡统一的药品、医用耗材、医疗服务项目、医疗服务设施等医保目录和支付标准，建立动态调整机制，制定医保目录准入谈判规则并组织实施；制定药品、医用耗材的招标采购政策并监督实施，指导药品、医用耗材招标采购平台建设。

4. **国家市场监督管理总局**　负责市场综合监督管理；负责市场主体统一登记注册；负责组织和指导市场监管综合执法工作；负责反垄断统一执法；负责监督管理市场秩序；负责宏观质量管理；负责产品质量安全监督管理；负责特种设备安全监督管理；负责食品安全监督管理综合协调；负责食品安全监督管理；负责统一管理计量工作；负责统一管理标准化工作；负责统一管理检验检测工作；负责统一管理、监督和综合协调全国认证认可工作；负责市场监督管理科技和信息化建设、新闻宣传、国际交流与合作；管理国家药品监督管理局、国家知识产权局。

5. **中华人民共和国商务部**　商务部负责拟订药品流通发展规划和政策，国家药品监督管理局在药品监督管理工作中，配合执行药品流通发展规划和政策。商务部发放药品类易制毒化学品进口许可前，应当征得国家药品监督管理局同意。

6. **中华人民共和国工业和信息化部**　工业和信息化部门负责拟定和实施生物医药产业的规划、政策和标准；承担医药行业管理工作；承担中药材生产扶持项目管理和国家药品储备管理工作；配合药监部门加强对互联网药品广告的整治。

7. **中华人民共和国海关总署**　海关总署负责药品进出口口岸的设置；药品进口与出口的监管、统计与分析；出入境检验检疫。

8. **中华人民共和国国家发展和改革委员会**　监测和管理药品宏观经济；负责药品价格的监督管理。

9. **中华人民共和国公安部**　公安部负责组织指导药品、医疗器械和化妆品犯罪案件侦查工作。国家药品监督管理局与公安部建立行政执法和刑事司法工作衔接机制。药品监督管理部门发现违法行为涉嫌犯罪的，按照有关规定及时移送公安机关，公安机关应当迅速进行审查，并依法作出立案或者不予立案的决定。公安机关依法提请药品监督管理部门作出检验、鉴定、认定等协助的，药品监督管理部门应当予以协助。

考点： 药品管理工作相关部门的职责

三、我国现行药品监督管理机构的职能

（一）国家药品监督管理局

国家药品监督管理局贯彻落实党中央关于药品监督管理工作的方针政策和决策部署，在履行职责过程中坚持和加强党对药品监督管理工作的集中统一领导，主要职责如下。

1. 负责药品（含中药、民族药，下同）、医疗器械和化妆品安全监督管理。拟订监督管理政策规划，组织起草法律法规草案，拟订部门规章，并监督实施。研究拟订鼓励药品、医疗器械和化妆品新技术新产品的管理与服务政策。

2. 负责药品、医疗器械和化妆品标准管理。组织制定、公布国家药典等药品、医疗器械标准，组织拟订化妆品标准，组织制定分类管理制度，并监督实施。参与制定国家基本药物目录，配合实施国家基本药物制度。

3. 负责药品、医疗器械和化妆品注册管理。制定注册管理制度，严格上市审评审批，完善审评审批服务便利化措施，并组织实施。

4. 负责药品、医疗器械和化妆品质量管理。制定研制质量管理规范并监督实施。制定生产质量管理规范并依职责监督实施。制定经营、使用质量管理规范并指导实施。

5. 负责药品、医疗器械和化妆品上市后风险管理。组织开展药品不良反应、医疗器械不良事件和化妆品不良反应的监测、评价和处置工作。依法承担药品、医疗器械和化妆品安全应急管理工作。

6. 负责执业药师资格准入管理。制定执业药师资格准入制度，指导监督执业药师注册工作。

7. 负责组织指导药品、医疗器械和化妆品监督检查。制定检查制度，依法查处药品、医疗器械和化妆品注册环节的违法行为，依职责组织指导查处生产环节的违法行为。

8. 负责药品、医疗器械和化妆品监督管理领域对外交流与合作，参与相关国际监管规则和标准的制定。

9. 负责指导省、自治区、直辖市药品监督管理部门工作。

（二）省、自治区、直辖市药品监督管理局

省级药品监督管理部门负责药品、医疗器械和化妆品生产环节的许可、检查和处罚；药品批发许可、零售连锁总部许可、互联网销售第三方平台备案及检查和处罚。

（三）地市级和县区级市场监督管理局

地市级和县区级市场监督管理部门负责药品零售、医疗器械经营的许可、检查和处罚，以及化妆品经营和药品、医疗器械使用环节质量的检查和处罚。

考点：国家和地方药品监督管理部门与药品管理相关的职责

四、国家药品技术监督管理机构及职责

药品技术监督管理机构是药品监督管理的重要组成部分，为药品行政监督提供技术支撑与保障。在我国，药品技术监督管理机构主要包括：中国食品药品检定研究院、国家药典委员会、药品审评中心、食品药品审核查验中心、药品评价中心、行政事项受理服务和投诉举报中心、执业药师资格认证中心等，这些都是国家药品监督管理局的直属事业单位。另外还包括地方药品检验机构和药品监督查验机构。

1. **中国食品药品检定研究院**　中国食品药品检定研究院（国家药品监督管理局医疗器械标准管理中心，中国药品检验总所，以下简称中检院）的前身是 1950 年成立的中央人民政府卫生部药物食品检验所和生物制品检定所。2018 年，根据《中央编办关于国家药品监督管理局所属事业单位机构编制的批复》（中央编办复字〔2018〕115 号），中检院为国家药品监督管理局所属公益二类事业单位，是国家检验药品生物制品质量的法定机构和最高技术仲裁机构，是世界卫生组织指定的"世界卫生组织药品质量保证合作中心"，其主要职责如下。

（1）承担食品、药品、医疗器械、化妆品及有关药用辅料、包装材料与容器（以下统称为食品药品）的检验检测工作。组织开展药品、医疗器械、化妆品抽验和质量分析工作。负责相关复验、技术仲裁。组织开展进口药品注册检验以及上市后有关数据收集分析等工作。

（2）承担药品、医疗器械、化妆品质量标准、技术规范、技术要求、检验检测方法的制订、修订以及技术复核工作。组织开展检验检测新技术、新方法、新标准研究。承担相关产品严重不良反应、严重不良事件原因的实验研究工作。

（3）负责医疗器械标准管理相关工作。

（4）承担生物制品批签发相关工作。

（5）承担化妆品安全技术评价工作。

（6）组织开展有关国家标准物质的规划、计划、研究、制备、标定、分发和管理工作。

（7）负责生产用菌毒种、细胞株的检定工作。承担医用标准菌毒种、细胞株的收集、鉴定、保存、分发和管理工作。

（8）承担实验动物饲育、保种、供应和实验动物及相关产品的质量检测工作。

（9）承担食品药品检验检测机构实验室间比对以及能力验证、考核与评价等技术工作。

（10）负责研究生教育培养工作。组织开展对食品药品相关单位质量检验检测工作的培训和技术指导。

（11）开展食品药品检验检测国际（地区）交流与合作。

2. 国家药典委员会　国家药典委员会（原卫生部药典委员会）成立于1950年，由国家药品监督管理局会同国家卫生健康委员会组成，根据《药品管理法》的规定，负责组织编纂《中华人民共和国药典》及制订、修订国家药品标准，是法定的国家药品标准工作专业管理机构。主要职责如下。

（1）组织编制、修订和编译《中华人民共和国药典》（以下简称《中国药典》）及配套标准。

（2）组织制定修订国家药品标准。参与拟订有关药品标准管理制度和工作机制。

（3）组织《中国药典》收载品种的医学和药学遴选工作。负责药品通用名称命名。

（4）组织评估《中国药典》和国家药品标准执行情况。

（5）开展药品标准发展战略、管理政策和技术法规研究。承担药品标准信息化建设工作。

（6）开展药品标准国际（地区）协调和技术交流，参与国际（地区）间药品标准适用性认证合作工作。

（7）组织开展《中国药典》和国家药品标准宣传培训与技术咨询，负责《中国药品标准》等刊物编辑出版工作。

（8）负责药典委员会各专业委员会的组织协调及服务保障工作。

> **链接**　《中国药典》（2020年版）编制的指导思想和总体目标
>
> 全面贯彻党的十八大、十九大精神，以建立"最严谨的标准"为指导，牢固树立"创新、协调、绿色、开放、共享"五大发展理念，紧密围绕"国家药品安全十三五规划"的总体目标，以临床需求为导向，对标国际先进标准，提高与淘汰相结合，进一步完善以《中国药典》为核心的药品标准体系建设，提升《中国药典》标准整体水平，经过五年的时间，使《中国药典》标准制定更加严谨，品种遴选更加合理，与国际标准更加协调，标准形成机制更加科学，努力实现中药标准继续主导国际标准制定，化学药、药用辅料标准基本达到或接近国际标准水平，生物制品标准紧跟科技发展前沿，与国际先进水平基本保持一致。

3. 国家药品监督管理局药品审评中心　是国家药品注册技术审评机构，主要职责如下。

（1）负责药物临床试验、药品上市许可申请的受理和技术审评。

（2）负责仿制药质量和疗效一致性评价的技术审评。

（3）承担再生医学与组织工程等新兴医疗产品涉及药品的技术审评。

（4）参与拟订药品注册管理相关法律法规和规范性文件，组织拟订药品审评规范和技术指导原则并组织实施。

（5）协调药品审评相关检查、检验等工作。

（6）开展药品审评相关理论、技术、发展趋势及法律问题研究。

（7）组织开展相关业务咨询服务及学术交流，开展药品审评相关的国际（地区）交流与合作。

（8）承担国家局国际人用药品注册技术协调会议（ICH）相关技术工作。

4. 国家药品监督管理局食品药品审核查验中心　根据《中央编办关于国家药品监督管理局所属事业单位机构编制的批复》（中央编办复字〔2018〕115号），国家药品监督管理局食品药品审核查验中心为国家药品监督管理局所属公益二类事业单位（保留正局级），主要职责如下。

（1）组织制订修订药品、医疗器械、化妆品检查制度规范和技术文件。

（2）承担药物临床试验、非临床研究机构资格认定（认证）和研制现场检查。承担药品注册现场检查。承担药品生产环节的有因检查。承担药品境外检查。

（3）承担医疗器械临床试验监督抽查和生产环节的有因检查。承担医疗器械境外检查。

（4）承担化妆品研制、生产环节的有因检查。承担化妆品境外检查。

（5）承担国家级检查员考核、使用等管理工作。

（6）开展检查理论、技术和发展趋势研究、学术交流及技术咨询。

（7）承担药品、医疗器械、化妆品检查的国际（地区）交流与合作。

（8）承担国家市场监督管理总局委托的食品检查工作。

5. 国家药品监督管理局药品评价中心　即国家药品不良反应监测中心，其主要职责如下。

（1）组织制订修订药品不良反应、医疗器械不良事件、化妆品不良反应监测与上市后安全性评价以及药物滥用监测的技术标准和规范。

（2）组织开展药品不良反应、医疗器械不良事件、化妆品不良反应、药物滥用监测工作。

（3）开展药品、医疗器械、化妆品的上市后安全性评价工作。

（4）指导地方相关监测与上市后安全性评价工作。组织开展相关监测与上市后安全性评价的方法研究、技术咨询和国际（地区）交流合作。

（5）参与拟订、调整国家基本药物目录。

（6）参与拟订、调整非处方药目录。

6. 国家药品监督管理局行政事项受理服务和投诉举报中心　2018年12月，经中编办批准，国家药品监督管理局行政事项受理服务和投诉举报中心为国家药品监督管理局所属公益一类事业单位，其主要职责如下。

（1）负责药品、医疗器械、化妆品行政事项的受理服务和审批结果相关文书的制作、送达工作。

（2）受理和转办药品、医疗器械、化妆品涉嫌违法违规行为的投诉举报。

（3）负责药品、医疗器械、化妆品行政事项受理和投诉举报相关信息的汇总、分析、报送工作。

（4）负责药品、医疗器械、化妆品重大投诉举报办理工作的组织协调、跟踪督办，监督办理结果反馈。

（5）参与拟订药品、医疗器械、化妆品行政事项和投诉举报相关法规、规范性文件和规章制度。

（6）负责投诉举报新型、共性问题的筛查和分析，提出相关安全监管建议。承担国家局执法办案、整治行动的投诉举报案源信息报送工作。

（7）承担国家局行政事项受理服务大厅的运行管理工作。参与国家局行政事项受理、审批网络系统的运行管理。承担国家局行政事项收费工作。

（8）参与药品、医疗器械审评审批制度改革以及国家局"互联网+政务服务"平台建设、受理服务工作。

（9）指导协调省级药品监管行政事项受理服务及投诉举报工作。

（10）开展与药品、医疗器械、化妆品行政事项受理及投诉举报工作有关的国际（地区）交流与合作。

7. 国家药品监督管理局执业药师资格认证中心　其主要职责如下。

（1）开展执业药师资格准入制度及执业药师队伍发展战略研究，参与拟订完善执业药师资格准入标准并组织实施。

（2）承担执业药师资格考试相关工作。组织开展执业药师资格考试命审题工作，编写考试大纲和考试指南。负责执业药师资格考试命审题专家库、考试题库的建设和管理。

（3）组织制订执业药师认证注册工作标准和规范并监督实施。承担执业药师认证注册管理工作。

（4）组织制订执业药师认证注册与继续教育衔接标准。拟订执业药师执业标准和业务规范，协助开展执业药师配备使用政策研究和相关执业监督工作。

（5）承担全国执业药师管理信息系统的建设、管理和维护工作，收集报告相关信息。

（6）指导地方执业药师资格认证相关工作。

（7）开展执业药师资格认证国际（地区）交流与合作。

（8）协助实施执业药师能力与学历提升工程。

考点：国家药品监督管理技术支撑机构的职责

第 3 节　药品生产、经营、使用组织

一、药品生产企业

药品生产企业是指生产药品的专营企业或者兼营企业。从事药品生产活动，应当遵守药品生产质量管理规范，建立健全药品生产质量管理体系，保证药品生产全过程持续符合法定要求。药品生产企业的法定代表人、主要负责人对本企业的药品生产活动全面负责。

药品生产企业根据其投资主体的不同来划分，可分为国有企业、民营企业、股份制企业和股份合作制企业、中外合资、合作企业等；根据其所生产的药品类型来划分，可分为化学原料及其制剂为主的西药厂、中药厂、中药饮片厂、生化厂、抗生素厂，以及新发展起来的生物技术制药公司；根据其规模来划分，可分为大型药品生产企业、中型药品生产企业、小型药品生产企业；根据药品分类管理办法来划分，可分为处方药生产企业、非处方药生产企业和综合性药品生产企业。截至 2020 年 3 月中旬，全国共有各类依法注册的药品生产企业 8074 家。

二、药品经营企业

药品经营企业是指经营药品的专营企业或者兼营企业。从事药品经营活动，应当遵守药品经营质量管理规范，建立健全药品经营质量管理体系，保证药品经营全过程持续符合法定要求。国家鼓励、引导药品零售连锁经营。从事药品零售连锁经营活动的企业总部，应当建立统一的质量管理制度，对所属零售企业的经营活动履行管理责任。药品经营企业的法定代表人、主要负责人对本企业的药品经营活动全面负责。

药品经营企业根据其经营范围来划分，可分为药品批发和药品零售企业（药店）；零售药店又分为连锁药房和独立药房。另外有些药品经营企业同时还是基本医疗保险定点药店。截至 2020 年 3 月中旬，全国共有各类药品经营企业 608 170 家。

三、药品使用组织

药品使用组织主要是指医疗机构药房组织，包含着一定程度的生产、经营，在我国是药师人数最多的组织，是和医疗系统直接交叉的组织。医疗机构药事组织的主要功能是通过采购药品、调配处方、配制制剂、提供用药咨询等活动，保证患者安全、有效、合理用药。这类组织的基本特征是直接给患者供应药品和提供药学服务，侧重于用药的质量和合理性而不是为盈利进行自主经营。因此，医疗机构药事组织是以患者为中心，以管理学和行为科学为基础，研究医疗机构药事管理因素、环境因素和患者安全、有效、合理地使用药品之间的关系。

> **链接**　国家组织药品集中采购和使用试点方案
>
> 2019 年 1 月 17 日，国务院办公厅印发《国家组织药品集中采购和使用试点方案》，对国家组织药品集中采购和使用试点工作作出部署，选择北京、天津、上海、重庆、沈阳、大连、厦门、广州、深圳、成都、西安 11 个城市开展试点工作。从通过质量和疗效一致性评价（含按化学药品新注册分类批准上市，简称一致性评价）的仿制药对应的通用名药品中遴选试点品种，国家组织药品集中采购和使用试点，实现药价明显降低，减轻患者药费负担；降低企业交易成本，净化流通环境，改善行业生态；引导医疗机构规范用药，支持公立医院改革；探索完善药品集中采购机制和以市场为主导的药品价格形成机制。

第4节　药学教育、科研组织与社会团体

一、药学教育组织

我国现代药学教育经历了百年的发展历程，已形成由高等药学教育、中等药学教育、药学继续教育构成的多层次、多类型、多种办学形式的药学教育体系。

根据教育部发布的《普通高等学校本科专业目录》（2020年版），我国药学类专业共8个，中药学类专业6个，其他药学相关类专业2个，共有16个本科专业。药学类专业：药学、药物制剂、临床药学、药事管理、药物分析、药物化学、海洋药学和化妆品科学与技术等专业；中药学类专业：中药学、中药资源与开发、藏药学、蒙药学、中药制药及中草药栽培与鉴定等专业；化工与制药类：制药工程；生物工程类：生物制药。

二、药学科研组织

我国的药学科研组织有独立的药物研究院所以及附设在高等药学院校、大型制药企业、大型医院中的药物研究所（室）两种类型。独立的药物研究院的行政管理隶属关系为中国科学院、中国医学科学院、中医研究院、军事医学科学院等国家和地方科学院系统以及中央和地方政府卫生行政主管部门、医药生产经营主管部门。除大型制药企业设立的药物科研机构外，其他均为国家投资兴办的事业单位。著名的药物研究单位有中国科学院上海药物研究所、中国医学科学院药物研究所、中国中医研究院中药研究所、军事医学科学院毒物药物研究所、上海医药工业研究院、天津药物研究院等。

三、药学社会组织

我国的药学社会团体主要包括中国药学会和与药学有关的各种协会（如中国药师协会、中国医药教育协会等）。

（一）中国药学会

中国药学会成立于1907年，是我国近代成立最早的学术团体之一，是全国药学工作者自愿组成并依法登记成立、具有法人资格的全国性、学术性、非营利性社会组织。现为中国科协团体会员，国际药学联合会、亚洲药物化学联合会成员。学会业务主管单位为中国科学技术协会，支撑单位为国家药品监督管理局。

学会办事机构为秘书处，内设办公室（人事党务处）、会员服务部、学术部（继续教育部）、编辑出版部（科学普及部）、国际联络部、财务部。现有普通会员12万余人，高级会员4000余人，单位会员80余家，13个工作委员会，35个专业委员会，主办25种学术期刊，2个经济实体。

中国药学会的宗旨：团结和组织广大会员和药学工作者，推动实施科教兴国战略、人才强国战略和可持续发展战略，促进药学科学技术普及、繁荣与发展，促进药学人才成长与提高，促进药学科学技术与产业结合，为经济社会发展服务，维护广大会员和药学工作者的合法权益。

> **链接**　中国药学会的业务范围
>
> 1. 开展国内外药学科学技术的学术交流，活跃学术思想，促进学科发展；发展与世界各国和地区药学学术团体、药学工作者的友好交往与合作。
>
> 2. 编辑出版药学学术、技术、信息、科普等各类期刊，组织编写药学图书资料及电子音像制品。
>
> 3. 举荐优秀药学科技人才，依照有关规定经批准，表彰奖励优秀药学科技工作者。
>
> 4. 开展对会员和药学工作者的继续教育与培训工作。
>
> 5. 组织开展药学及相关学科的科学技术知识普及与宣传，开展医药产品展览、推荐及宣传活动，提供医药技术服务与推广科研成果转化等。
>
> 6. 反映会员和药学工作者的意见和建议，维护其合法权益；建立和完善药学科学研究诚信监督机制，促进科学道德和学风建设。

7. 接受政府委托，承办有关药学发展、药品监管等有关事项，组织会员和药学工作者参与国家有关的科学论证、科技与经济咨询，开展医药科技评价。

8. 举办为会员服务的事业和活动。

9. 依法兴办符合本会业务范围的社会公益事业。

（二）中国药师协会

2003 年 2 月 22 日，经中华人民共和国民政部批准，中国执业药师协会正式成立。协会于 2013 年 11 月召开了第三届会员代表大会，选举产生了新一届理事会和领导机构。2014 年 5 月，经中华人民共和国民政部批准，正式更名为中国药师协会。

中国药师协会是由具有药学专业技术职务或执业资格的药学技术人员及相关单位会员自愿结成的全国性、行业性、非营利性社会组织。中国药师协会的登记管理机关是中华人民共和国民政部，党建领导机关是中央和国家机关工委。中国药师协会接受登记管理机关、党建领导机关、有关行业管理部门的业务指导和监督管理。

中国药师协会的宗旨是自律、维权、协调、服务。致力于加强药师队伍建设与管理，维护药师的合法权益；增强药师的法律、道德和专业素质，提高药师的执业能力；保证药品质量和药学服务质量，促进公众合理用药，保障人民身体健康。

（三）中国医药教育协会

中国医药教育协会是经中华人民共和国民政部批准，于 1992 年 7 月 3 日正式成立。是国家一级学术性社会组织，属于非营利性社会组织。其主管单位为国务院国有资产监督管理委员会；代管单位为中国工业经济联合会。其业务范围包括：医药教育管理、业务培训、学术交流、健康教育、展览展示、书刊编辑、咨询服务、国际合作等。协会涉及的主要工作领域是：高等医、药学教育；医、药职业技术教育；医、药成人教育；医疗卫生机构、药监系统和医药行业人员的在职培训；医、药从业人员的继续教育；慢病知识宣传、居民健康教育；国际医药行业单位的合作等。

中国医药教育协会的办会宗旨：全面贯彻国家医药教育、药品监管、医药卫生等工作方针和政策、法规，坚持以教育为本的科学理念，组织会员及其单位不断创新，开拓进取，共同发展医药教育事业，提高医药从业人员的素质，为实现医药教育现代化服务。

考点： 我国的药学社会团体的宗旨

第 5 节　国外药事管理体制

一、美国药品监督管理体制

美国食品药品监督管理局（U. S. Food and Drug Administration，FDA），是美国政府在健康与人类服务部和公共卫生部中设立的执行机构之一，是由联邦政府统一指挥、调配、管理的一个食品药品监督管理机构，是一个高度集权的执法机构。FDA 的职责是负责对美国国内生产及进口的食品、膳食补充剂、药品、疫苗、生物医药制剂、血液制剂、医学设备、放射性设备、兽药和化妆品进行监督管理，同时也负责执行《公共健康法案》的第 361 号条款，包括公共卫生条件及州际旅行和运输的检查、对于诸多产品中可能存在的疾病的控制等。

FDA 设有总部，下设药品局、食品局、兽药局、放射卫生局、生物制品局、医疗器械及诊断用品局和国家毒理研究中心、区域工作管理机构。FDA 的执法监督工作不受地方州政府的管辖，一切保持相对独立。这对其工作带来很大的便利性和公正性。而其工作经费由国家全额供给，保证了一切监督执法活动的需要。FDA 的药品监督办公室工作人员分工精细，包含退货科、伪品科、标签监督科、制药和产品质量科、药品质量评价科、科研科等科室。工作人员自上而下相互协调，确保力量的最大限度发挥，能及时发现问题、解决问题。最终在全国范围内构成一个强大、独立、权威的监督管理机构。

二、日本药品监督管理体制

2001 年 1 月 6 日，基于日本中央政府机构改革方案，由原厚生省和原劳动省合并为现在的厚生劳动省，隶属日本中央省厅的部门，是日本负责医疗卫生和社会保障的主要部门。厚生劳动省主要由本部、地方分支机构和附属独立法人构成，其中本部下设办公厅（大臣官房）、11 个局和政策总括总署处；地方分支机构包括地方厚生局和都道府县劳动局；附属独立法人分属本部各机构所管辖，包括国立健康科学研究所等独立行政法人、日本厚生协会等特例民法法人、中央劳动灾害防止协会等特别民间法人等各类法人。其主要职责是改善和促进社会福利、保障公共卫生水平，同时确保就业稳定和改善劳动者工作环境，把提高民众的营养健康水平作为保障社会公共福利的重要内容。在卫生领域，涵盖了我们的国家卫生健康委员会、国家药品监督管理局、国家发展和改革委员会的医疗服务和药品价格管理，人力资源和社会保障部的医疗保险，民政部的医疗救助等部门的相关职能。这样的职能设置，可以使主管部门能够通盘考虑卫生系统的供需双方、筹资水平和费用控制、投资与成本等各方面的情况，形成整体方案。

三、世界卫生组织

世界卫生组织（World Health Organization，WHO）是联合国下属的一个专门机构，总部设置在瑞士日内瓦。世界卫生组织与各国、联合国系统、国际组织、民间团体、学术界等开展合作，改善各地人民的健康状况，并支持其发展。世界卫生组织的宗旨是为世界各地的人们创造一个更美好、更健康的未来。世界卫生组织的主要职能：促进流行病和地方病的防治；提供和改进公共卫生、疾病医疗和有关事项的教学与训练；推动确定生物制品的国际标准。世界卫生组织的任务主要包括指导和协调国际卫生工作、主持国际性流行病学和卫生统计业务、促进防治和消灭流行病、促进防治工伤事故、改善营养、制定诊断国际规范标准、开展卫生宣传教育工作，提供和改进公共卫生、疾病医疗和有关事项的教学与训练，推动确定生物制品的国际标准。世界卫生组织目前共有 194 个会员国，另有 6 个观察员组织。

世界卫生组织的执行机构分别是世界卫生大会、执行委员会和秘书处。世界卫生大会是世界卫生组织的最高决策机构，大会每年举行常会，参会的每一会员国代表不得超过 3 人。任务是审议总干事的工作报告、规划预算等；执行委员会由 32 名技术专家组成，由世界卫生大会批准，任期 3 年，每年改选三分之一。联合国安理会 5 个常任理事国是必然的执行委员会成员国，但席位第 3 年后轮空一年；秘书处由一名总干事和诸多行政人员组成。干事长由世界卫生大会根据执委会提名任命，任期为 5 年，只可连任一次。总干事代表世界卫生组织与各国有关卫生部门及机构建立联系，可以发起、规划和调整世界卫生组织的战略或行动。

考点： 国外药事管理的机构

自 测 题

选择题

【A 型题】

1. 药事组织包括哪些类型（　　）
   A. 生产经营、教育科研、行政管理、药学社会团体组织
   B. 医疗机构、教育科研、行政管理、药学社会团体组织
   C. 医疗机构、教育科研、行政管理、生产经营组织
   D. 教育科研、行政管理、生产经营组织、药学社会团体组织
   E. 医疗机构、教育科研、行政管理、生产经营、药学社会团体组织

2. 主要功能是研究开发新药、改进现有药品以及围绕药品和药学的发展进行基础研究，提高创新能力，发展药学

事业的药事组织是（　　）
   A. 生产经营组织　　　B. 科研组织
   C. 药学社团组织　　　D. 医疗机构
   E. 药事管理行政组织

3. 主要功能是通过给患者采购药品、调配处方、配制制剂、提供用药咨询等活动，以保证合理用药的药事组织是（　　）
   A. 生产经营组织　　　B. 科研组织
   C. 药学社团组织　　　D. 医疗机构组织
   E. 药事管理行政组织

4. 具有学术性、公益性、非营利性的法人社会团体是（　　）

A. 中国药学会

B. 中国执业药师协会

C. 中国医药教育协会

D. 医疗机构药事管理与药物治疗学委员会

E. 国家中药品种保护审评委员会

5. 具有全国性、行业性、非营利性的社会组织是（　　）

A. 中国药学会

B. 中国执业药师协会

C. 中国医药教育协会

D. 医疗机构药事管理与药物治疗学委员会

E. 国家中药品种保护审评委员会

6. 下列哪个不是执业药师资格认证中心的职责（　　）

A. 承担执业药师资格考试相关工作

B. 组织开展执业药师资格考试命审题工作

C. 承担执业药师认证注册管理工作

D. 指导地方执业药师资格认证相关工作

E. 组织制定分类管理制度

7. 负责制定和修订国家药品标准的是（　　）

A. 中国食品药品检定研究院

B. 国家药品监督管理局药品评价中心

C. 国家药品监督管理局食品药品审核查验中心

D. 国家药典委员会

E. 国家中药品种保护审评委员会

8. 负责食品、药品、医疗器械、化妆品的检验检测工作的机构是（　　）

A. 中国食品药品检定研究院

B. 国家药品监督管理局药品评价中心

C. 国家中药品种保护审评委员会

D. 国家药品监督管理局食品药品审核查验中心

E. 国家中药品种保护审评委员会

9. 承担全国药品不良反应、医疗器械不良事件监测与评价技术工作的是（　　）

A. 国家药品监督管理局药品评价中心

B. 国家中药品种保护审评委员会

C. 行政事项受理服务和投诉举报中心

D. 执业药师资格认证中心

E. 国家药品监督管理局食品药品审核查验中心

【B 型题】

（第 10～12 题备选答案）

A. 药品生产经营组织　　B. 教育科研组织

C. 医疗机构　　　　　　D. 药学社团组织

E. 药品监督管理行政组织

10. 从事药品生产和药品经营的机构是（　　）

11. 负责新药研发和药学人才培养的机构是（　　）

12. 代表国家对药事活动进行监督管理的机构是（　　）

（第 13～16 题备选答案）

A. 国家药典委员会

B. 国家中药品种保护审评委员会

C. 国家药品监督管理局药品审评中心

D. 国家药品监督管理局药品评价中心

E. 国家药品监督管理局食品药品审核查验中心

13. 负责对仿制药质量和疗效一致性评价的技术审评机构是（　　）

14. 负责组织保健食品的技术审查和审评工作的机构是（　　）

15. 参与拟订、调整非处方药目录的机构是（　　）

16. 承担药物临床试验、非临床研究机构资格认定（认证）和研制现场检查的机构是（　　）

（第 17～19 题备选答案）

A. 国家卫生健康委员会　　B. 中医药管理部门

C. 市场监督管理部门　　　D. 工商行政管理部门

E. 工业和信息化管理部门

17. 承担中药材生产扶持项目管理和国家药品储备管理工作的部门是（　　）

18. 负责药品广告监督的部门是（　　）

19. 组织制定国家药物政策和国家基本药物制度的部门是（　　）

（第 20～22 题备选答案）

A. 国家药品监督管理局

B. 中国食品药品检定研究院

C. 省级药品检验机构

D. 省级药品监督管理部门

E. 市级药品监督管理部门

20. 负责药品、医疗器械和化妆品上市后风险管理的部门是（　　）

21. 承担国家药品监管局授权的进口药品口岸检验的部门是（　　）

22. 负责相关复验、技术仲裁的部门是（　　）

【X 型题】

23. 下列机构中属于药学社团组织的是（　　）

A. 中国药学会　　　　B. 中国执业药师协会

C. 中国医药教育协会　D. 中检院

E. FDA

24. 药事组织的类型有哪些（　　）

A. 药品生产经营组织　B. 教育科研组织

C. 医疗机构　　　　　D. 药学社团组织

E. 药品监督管理行政组织

25. 药典委员会的任务和职责为（　　）

A. 组织制定修订国家药品标准

B. 开展药品标准发展战略、管理政策和技术法规研究

C. 承担药品标准信息化建设工作

D. 开展药品标准国际（地区）协调和技术交流

E. 组织编制、修订和编译《中国药典》

26. 国家药品监督管理局的主要职责包括（　　）

A. 拟订政策规划、制定部门规章

B. 负责药品、医疗器械和化妆品标准管理

C. 负责药品、医疗器械和化妆品质量管理

D. 负责组织指导药品、医疗器械和化妆品监督检查

E. 制定国家基本药物目录

（彭　林）

第3章

药学技术人员管理

药学技术人员是指取得中等以上药学类专业学历或依法经过国家有关部门考试合格，取得专业技术职务证书或执业药师资格证书，并从事与药品的研究、生产、经营、使用、检验和管理有关实践活动的技术人员。

第1节 药学专业技术职务的类型及管理

一、药学专业技术职务的类型

在我国实际工作中，药学专业技术职务往往根据职务高低分为初级、中级和高级。

初级专业技术职务：（中）药士、（中）药师。

中级专业技术职务：主管（中）药师。

高级专业技术职务：副主任（中）药师、主任（中）药师。

考点： 药学专业技术职务的类型

二、药学专业技术职务的管理

（一）考试组织

药学专业技术职务实行全国统一组织、统一考试时间、统一考试大纲、统一考试命题、统一合格标准的考试制度，原则上每年进行一次。一般在每年的5~6月份考试。

（二）初、中级专业技术职务以考代评

2001年6月11日之前，已按国家规定取得卫生系列初、中级专业技术职务任职资格的人员，其资格继续有效。6月11日之后，各地、各部门不再进行相应专业技术职务任职资格的考试和评审。通过全国统一考试取得专业技术资格，表明其已具备担任卫生系列相应级别专业技术职务的水平和能力，用人单位根据工作需要，从获得资格证书的人员中择优聘任。

（三）参加报名考试的条件

报名参加药士、药师、主管药师专业技术资格考试的人员，应遵守中华人民共和国的宪法和法律，具备良好的医德医风和敬业精神，同时还应具备以下条件。

1. 参加药士报名考试的条件 取得药学专业中专学历，从事本专业工作满1年。

2. 参加药师报名考试的条件

（1）取得药学专业中专学历，担任药士职务满5年。

（2）取得药学专业大专学历，从事本专业工作满3年。

（3）取得药学专业本科学历，从事本专业工作满1年。

3. 参加主管药师报名考试的条件

（1）取得药学专业中专学历，受聘担任药师职务满7年。

（2）取得药学专业大专学历，从事药师工作满6年。

（3）取得药学专业本科学历，从事药师工作满4年。

（4）取得药学专业硕士学位，从事药师工作满 2 年。

（5）取得药学专业博士学位。

考点： 药士、药师、主管药师报名考试的条件

案例 3-1

　　李某 10 年前中专药学专业毕业，毕业以后一直在某乡镇卫生院从事处方调剂工作，没有参加过初级专业技术职务（药士）考试，现因工作岗位的需要，想报考药师。

问题： 他是否可以直接报考药师？为什么？

　　4. 高级资格的取得　实行考评结合方式，具体办法另行制定。

　　5. 报名　符合条件参加考试的人员，由本人提出申请，经所在单位审核同意，按规定携带有关证明材料到当地考试机构报名，经考试管理机构审核合格后，领取准考证，凭准考证在指定的时间、地点参加考试。

　　6. 不得申请参加考试的情形　有下列情形之一的，不得申请参加药学专业技术资格考试。

（1）医疗事故责任者未满 3 年。

（2）医疗差错责任者未满 1 年。

（3）受到行政处分者在处分时期内。

（4）伪造学历或考试期间有违纪行为未满 2 年。

（5）省级卫生行政部门规定的其他情形。

　　报名条件中有关学历是指经国家教育、卫生行政主管部门认可的正规全日制院校毕业的学历；有关工作年限的要求，是指取得正规学历前后从事本专业工作时间的总和。工作年限计算的截止日期为考试报名年度当年年底。

　　（四）考试命题与培训

　　国家人力资源和社会劳动保障部与国家卫生健康委员会共同负责国家药学专业技术资格考试的政策制定、组织协调等工作。国家卫生健康委员会负责拟定考试大纲和命题，组建国家级题库，组织实施考试工作，管理考试用书，规划考前培训，研究考试办法，拟定合格标准等工作。人力资源和社会劳动保障部负责审定考试大纲和试题，会同国家卫生健康委员会对考试工作进行指导、监督、检查和确定合格标准。

　　（五）考试科目及方式

　　1. 药士考试科目

（1）基础知识：生理学、生物化学、微生物学、天然药物化学、药物化学、药物分析。

（2）相关专业知识：药剂学、药事管理学。

（3）专业知识：药理学。

（4）专业实践能力：医院药学综合知识与技能（总论）、医院药学综合知识与技能（各论）。

　　2. 药师、主管药师考试科目

（1）基础知识：生理学、病理生理学、生物化学、微生物学、天然药物化学、药物化学、药物分析。

（2）相关专业知识：药剂学、药事管理学。

（3）专业知识：药理学。

（4）专业实践能力：医院药学综合知识与技能（总论）、医院药学综合知识与技能（各论）。

　　3. 考试方式　药学专业初、中级资格考试均分 4 个半天进行，考试原则上采用人机对话的方式。参加相应专业考试的人员，必须在 1 个考试年度内通过全部科目的考试，方可获得专业技术资格证书。

　　（六）考试地点

　　考场原则上设在省辖市以上的中心城市或行政专员公署所在地，具有计算机教学设备的高考定点学校或高等院校。

（七）发证

通过药学专业技术资格考试并合格者，由各省、自治区、直辖市人事（职改）部门颁发人力资源和社会保障部统一印制，国家人力资源和社会劳动保障部与国家卫生健康委员会用印的专业技术资格证书。该证书在全国范围内有效。各地在颁发证书时，不得附加任何条件。聘任专业技术职务所需的其他条件按照国家有关规定办理。

（八）继续教育

取得药学专业技术资格的人员，应按照国家有关规定，参加继续医学教育。

（九）资格证书的吊销

有下列情形之一的，由卫生行政管理部门吊销其相应专业技术资格，由发证机关收回其专业技术资格证书，2 年内不得参加卫生系列专业技术资格考试：一是伪造学历和专业技术工作资历证明；二是考试期间有违纪行为；三是国务院卫生、人事行政主管部门规定的其他情形。

> **案例 3-1 分析**
>
> 按照药学专业技术职务资格考试的相关规定，中专药学专业毕业，从事本专业工作满 5 年可以报考药士，担任药士职务满 7 年方可报考药师。因此李某不能直接报考药师。

第 2 节　执业药师及管理

执业药师是指经全国统一考试合格，取得中华人民共和国执业药师职业资格证书（以下简称执业药师职业资格证书）并经注册，在药品生产、经营、使用和其他需要提供药学服务的单位中执业的药学技术人员。执业药师英文译为：Licensed Pharmacist。

考点：执业药师的含义

一、我国执业药师的产生与发展

1994 年 3 月 15 日，国家医药管理局与人事部联合颁发《执业药师资格制度暂行规定》，我国开始实施执业药师资格制度，同年认定了 1385 名执业药师。

1995 年 10 月，进行了首次执业药师资格考试。

1995 年 7 月 5 日，国家中医药管理局与人事部联合颁发《执业中药师资格制度暂行规定》，同年认定了 434 名执业中药师。

1996 年 10 月，进行了首次执业中药师资格考试。

1999 年 4 月 1 日，人事部、国家药品监督管理局以人发〔1999〕34 号文修订印发了《执业药师资格制度暂行规定》和《执业药师资格考试实施办法》，统一了执业药师和执业中药师的管理，明确了执业药师的实施范围是在药品生产、经营、使用单位。

此后，国家药品监督管理局还发布了《执业药师注册管理暂行办法》《执业药师继续教育暂行办法》等配套规章。

为加强对药学技术人员的职业准入管理，进一步规范执业药师的管理权责，促进执业药师队伍建设和发展，根据《药品管理法》和《国家职业资格目录》等有关规定，国家药品监督管理局、国家人力资源和社会保障部在原执业药师资格制度基础上，于 2019 年 3 月 5 日修订颁布了《执业药师职业资格制度规定》和《执业药师职业资格考试实施办法》。

经过 20 多年的发展，我国已经形成了较为完善的执业药师考试、注册及继续教育的工作体系，执业药师数量有了很大的增长，截至 2018 年底全国通过执业药师考试人数已经达到 103 万，他们为保证药品质量，保证公众用药安全有效发挥了重要作用。

二、执业药师的管理

（一）管理部门

国家药品监督管理局与人力资源和社会保障部共同负责全国执业药师资格制度的政策制定，并按照职责分工对该制度的实施进行指导、监督和检查。

各省、自治区、直辖市负责药品监督管理的部门与人力资源和社会保障行政主管部门，按照职责分工负责本行政区域内执业药师职业资格制度的实施与监督管理。

（二）考试管理

1. 考试组织 执业药师职业资格实行全国统一大纲、统一命题、统一组织的考试制度。原则上每年举行一次。

2. 报考条件 凡中华人民共和国公民和获准在我国境内就业的外籍人员，具备以下条件之一者，均可申请参加执业药师职业资格考试。

（1）取得药学类、中药学类专业大专学历，在药学或中药学岗位工作满5年。

（2）取得药学类、中药学类专业大学本科学历或学士学位，在药学或中药学岗位工作满3年。

（3）取得药学类、中药学类专业第二学士学位、研究生班毕业或硕士学位，在药学或中药学岗位工作满1年。

（4）取得药学类、中药学类专业博士学位。

（5）取得药学类、中药学类相关专业相应学历或学位的人员，在药学或中药学岗位工作的年限相应增加1年。

考点：执业药师的报考条件

> **链接** 港、澳、台居民申请执业药师资格考试
>
> 香港、澳门、台湾地区居民申请国家执业药师资格考试、注册、继续教育、执业等活动，参照《执业药师职业资格制度规定》和《执业药师职业资格考试实施办法》办理。

3. 考试管理部门

（1）国家药品监督管理局负责组织拟定考试科目和考试大纲，建立试题库，组织命审题工作，提出考试合格标准建议。

（2）人力资源和社会保障部负责组织审定考试科目、考试大纲，会同国家药品监督管理局对考试工作进行监督、指导并确定合格标准。

（3）国家药品监督管理局与人力资源和社会保障部共同负责执业药师职业资格考试工作，日常管理工作委托国家药品监督管理局执业药师资格认证中心负责，考务工作委托人力资源和社会保障部人事考试中心负责。

各省、自治区、直辖市人力资源和社会保障行政主管部门会同药品监督管理部门负责本地区的考试工作，具体职责分工由各地协商确定。

4. 考试时间 执业药师职业资格考试日期原则上为每年10月。

5. 考试类别及考试科目

（1）考试类别：执业药师职业资格考试分为药学、中药学两个专业类别。

（2）考试科目

1）药学类考试科目为：药学专业知识（一）、药学专业知识（二）、药事管理与法规、药学综合知识与技能四个科目。

2）中药学类考试科目为：中药学专业知识（一）、中药学专业知识（二）、药事管理与法规、中药学综合知识与技能四个科目。

6. 免试条件及免试科目 符合《执业药师职业资格制度规定》报考条件，按照国家有关规定取得药学或医学专业高级职称并在药学岗位工作的，可免试药学专业知识（一）、药学专业知识（二），只参加药事管理与法规、药学综合知识与技能两个科目的考试；取得中药学或中医学专业高级职称并在中药学岗位工作的，可免试中药学专业知识（一）、中药学专业知识（二），只参加药事管理与法规、

中药学综合知识与技能两个科目的考试。

7. 考试周期　考试以 4 年为一个周期,参加全部科目考试的人员须在连续 4 个考试年度内通过全部科目的考试。

免试部分科目的人员须在连续 2 个考试年度内通过应试科目。

> **链接**　对于 2018 年参加执业药师考试人员及部分合格科目的处理
>
> 　　根据新颁布的《执业药师职业资格制度规定》,从 2019 年 3 月 5 日起执业药师资格考试四年为一个周期,那么对已经参加 2018 年度执业药师资格考试,报考全部科目且部分科目合格的大专及以上学历(学位)的应试人员,其 2018 年合格科目考试成绩继续有效,并且按照四年为一个周期顺延至 2021 年。

8. 报名　符合执业药师职业资格考试报考条件的人员,按照当地人事考试机构规定的程序和要求完成报名。参加考试人员凭准考证和有效身份证件在指定的日期、时间和地点参加考试。

中央和国务院各部门及所属单位、中央管理企业的人员,按属地原则报名参加考试。

9. 考点设置　考点原则上设在地级以上城市的大、中专院校或者高考定点学校。

10. 考试与培训分开　凡参与考试工作(包括命题、审题与组织管理等)的人员,不得参加考试,也不得参加或者举办与考试内容相关的培训工作。应考人员参加培训坚持自愿原则。

11. 安全保密　考试实施机构及其工作人员,应当严格执行国家人事考试工作人员纪律规定和考试工作的各项规章制度,遵守考试工作纪律,切实做好试卷命制、印刷、发送和保管等各环节的安全保密工作,严防泄密。

12. 资格证书发放　执业药师职业资格考试合格者,由各省、自治区、直辖市人力资源和社会保障部门颁发执业药师职业资格证书。该证书由人力资源和社会保障部统一印制,国家药品监督管理局与国家人力资源和社会保障部用印,在全国范围内有效。

(三)执业药师注册

1. 执业药师注册管理部门　执业药师实行注册制度。国家药品监督管理局负责执业药师注册的政策制定和组织实施,指导全国执业药师注册管理工作。各省、自治区、直辖市药品监督管理部门负责本行政区域内的执业药师注册管理工作。

2. 执业药师注册　取得执业药师职业资格证书者,应当通过全国执业药师注册管理信息系统向所在地注册管理机构申请注册。经注册后,方可从事相应的执业活动。未经注册者,不得以执业药师身份执业。

3. 申请注册条件　执业药师注册者必须同时具备下列条件。

(1)取得执业药师职业资格证书。

(2)遵纪守法,遵守执业药师职业道德,无不良信息记录。

(3)身体健康,能坚持在执业药师岗位工作。

(4)经所在单位考核同意。

案例 3-2

　　目前由于执业药师需求量较大,执业单位执业药师数量相对不足,因此部分药品生产、经营企业出现执业药师"挂证"现象,严重影响了药品生产、经营质量安全。

问题:对执业药师"挂证"等行为该如何处罚?

4. 注册证书发放　经批准注册者,由执业药师注册管理机构核发国家药品监督管理局统一样式的执业药师注册证。

5. 执业药师变更注册　执业药师变更执业单位、执业范围等应当及时办理变更注册手续。

　　执业药师在同一执业地区变更执业单位或范围的，须到原执业药师注册机构办理变更注册手续，填写"执业药师变更注册登记表"，并提交以下材料：执业药师职业资格证书和执业药师注册证；新执业单位合法开业的证明复印件。

　　执业药师变更执业地区的，须到原执业药师注册机构办理变更注册手续，填写"执业药师变更注册登记表"，并向新执业地区的执业药师注册机构重新申请注册。新的执业药师注册机构在办理执业注册手续时，应收回原执业药师注册证，并发给新的执业药师注册证。

　　6. 执业药师注册的效期及延续　执业药师注册有效期为 5 年。需要延续的，应当在有效期届满30 日前，向所在地注册管理机构提出延续注册申请。

　　7. 执业类别、范围和地区　执业药师按照执业类别、执业范围、执业地区注册。执业类别为药学类、中药学类；执业范围为药品生产、药品经营、药品使用和其他需要提供药学服务的单位；执业地区为省、自治区、直辖市。

　　执业药师只能在一个执业药师注册机构注册，在一个执业单位按照注册的执业类别、执业范围执业。

　　8. 不予注册的情况　有下列情况之一者，不予注册。

　　（1）不具有完全民事行为能力的。

　　（2）因受刑事处罚，自刑罚执行完毕之日到申请注册之日不满 2 年的。

　　（3）受过取消执业药师职业执业资格处分不满 2 年的。

　　（4）国家规定不宜从事执业药师业务的其他情形的。

　　9. 首次申请注册　首次申请注册的人员，须填写"执业药师首次注册申请表"，并提交以下材料。

　　（1）执业药师职业资格证书。

　　（2）身份证明复印件。

　　（3）近期一寸免冠正面半身照片 5 张。

　　（4）县级（含）以上医院出具的本人 6 个月内的健康体检表。

　　（5）执业单位证明。

　　（6）执业单位合法开业的证明复印件。

　　执业药师注册机构须在收到申请之日起 30 个工作日内，对符合条件者予以注册；对不符合条件者不予注册，同时书面通知申请人并说明理由。

　　执业药师注册机构根据申请注册者的执业药师职业资格证书中注明的专业类别进行注册。

　　对不予注册或注销注册持有异议的当事人，可以依法申请行政复议或者向人民法院提起诉讼。

　　持有执业药师职业资格证书的人员，经向注册机构申请注册并取得执业药师注册证后，方可以执业药师身份执业。

　　持有执业药师职业资格证书的人员未经注册，不具有执业药师身份，不得从事执业药师业务活动，其所出具的与执业药师业务有关的证明，均属无效。

　　凡取得执业药师职业资格证书，按规定完成继续教育学分，可保留执业药师资格。取得执业药师职业资格证书一年后申请注册的，除符合本条规定外，还需同时提交载有本人参加继续教育记录的执业药师继续教育登记证书。

　　10. 再次注册　申请再次注册者，须填写"执业药师再次注册申请表"，并提交以下材料。

　　（1）执业药师职业资格证书和执业药师注册证。

　　（2）执业单位考核材料。

　　（3）执业药师继续教育登记证书。

　　（4）县级（含）以上医院出具的本人 6 个月内的健康体检表。

　　11. 注销注册　执业药师注册后如有下列情况之一的，予以注销注册。

　　（1）死亡或被宣告失踪的。

　　（2）受刑事处罚的。

（3）被吊销执业药师职业资格证书的。

（4）受开除行政处分的。

（5）因健康或其他原因不能从事执业药师业务的。

注销注册手续由执业药师所在单位在 30 个工作日内向注册机构申请办理，并填写"执业药师注销注册登记表"。执业药师注册机构经核实后办理注销注册，收回执业药师注册证。

考点：执业药师注册、变更注册的要求

（四）执业药师职责

1. **遵守执业标准**　执业药师应当遵守执业标准和业务规范，以保障和促进公众用药安全有效为基本准则。

2. **遵守国家法律法规**　执业药师必须严格遵守《药品管理法》及国家有关药品研制、生产、经营、使用的各项法规及政策。执业药师对违反《药品管理法》及有关法规、规章的行为或决定，有责任提出劝告、制止、拒绝执行，并向当地负责药品监督管理的部门报告。

3. **监督和管理药品质量**　执业药师在执业范围内负责对药品质量的监督和管理，参与制定和实施药品全面质量管理制度，参与单位对内部违反规定行为的处理工作。

4. **处方审核及调配**　执业药师负责处方的审核及调配，提供用药咨询与信息，指导合理用药，开展治疗药物监测及药品疗效评价等临床药学工作。

5. **公示执业药师注册证**　药品零售企业应当在醒目位置公示执业药师注册证，并对在岗执业的执业药师挂牌明示。执业药师不在岗时，应当以醒目方式公示，并停止销售处方药和甲类非处方药。

执业药师执业时应当按照有关规定佩戴工作牌。

6. **接受继续教育**　执业药师应当按照国家专业技术人员继续教育的有关规定接受继续教育，更新专业知识，提高业务水平。国家鼓励执业药师参加实训培养。

（五）执业药师的监督管理

1. **监督管理实施**　药品监督管理的部门负责按照有关法律、法规和规章的规定，对执业药师配备情况及其执业活动实施监督检查。

2. **监督管理内容**　监督检查时应当查验执业药师注册证、处方审核记录、执业药师挂牌明示、执业药师在岗服务等事项。

执业单位和执业药师应当对药品监督管理部门的监督检查予以协助、配合，不得拒绝、阻挠。

3. **对执业药师的表彰和奖励**

（1）执业药师有下列情形之一的，县级以上人力资源和社会保障部门与负责药品监督管理的部门按规定对其给予表彰和奖励。

1）在执业活动中，职业道德高尚，事迹突出的。

2）对药学工作做出显著贡献的。

3）向患者提供药学服务表现突出的。

4）长期在边远贫困地区基层单位工作且表现突出的。

（2）专业技术人员取得执业药师职业资格，可认定其具备主管药师或主管中药师职称，并可作为申报高一级职称的条件。单位根据工作需要择优聘任。

4. **信用管理**　建立执业药师个人诚信记录，对其执业活动实行信用管理。执业药师的违法违规行为、接受表彰奖励及处分等，作为个人诚信信息由负责药品监督管理的部门及时记入全国执业药师注册管理信息系统；执业药师的继续教育学分，由继续教育管理机构及时记入全国执业药师注册管理信息系统。

5. **违规处罚**

（1）对未按规定配备执业药师的单位，由所在地县级以上负责药品监督管理的部门责令限期配备，并按照相关法律法规给予处罚。

（2）对以不正当手段取得执业药师职业资格证书的，按照国家专业技术人员资格考试违纪违规行为处理规定处理；构成犯罪的，依法追究刑事责任。

（3）以欺骗、贿赂等不正当手段取得执业药师注册证的，由发证部门撤销执业药师注册证，3 年内不予执业药师注册；构成犯罪的，依法追究刑事责任。

严禁执业药师注册证挂靠，持证人注册单位与实际工作单位不符的，由发证部门撤销执业药师注册证，并作为个人不良信息由负责药品监督管理的部门记入全国执业药师注册管理信息系统。买卖、租借执业药师注册证的单位，按照相关法律法规给予处罚。

案例 3-2 分析

　　《药品管理法》及《执业药师职业资格制度规定》等明确了对执业药师及执业单位违规行为的惩罚措施，使基层监管有法可依，对有不良信息记录的执业药师申请注册时，在不良信息记录撤销前，将不予批准注册，通过建立执业药师诚信记录及执业药师大数据管理，对违规企业列入年度重点检查对象，实施跟踪检查或飞行检查，加大对执业药师"挂证"行为打击力度，建立"挂证"行为治理常态化机制。

（六）执业药师的继续教育管理

1. 继续教育的目的　执业药师继续教育的目的是使执业药师保持良好的职业道德，以患者和消费者为中心，开展药学服务；不断提高依法执业能力和业务水平，认真履行职责，维护广大人民群众身体健康，保障公众用药安全、有效、经济、合理。

2. 继续教育的组织与管理

（1）国家药品监督管理局负责全国执业药师继续教育管理工作。

（2）各省、自治区、直辖市药品监督管理部门负责本辖区执业药师继续教育管理工作。

（3）国家药品监督管理局委托局执业药师资格认证中心组织实施全国执业药师继续教育的技术业务工作。

3. 继续教育的实施　各省、自治区、直辖市药品监督管理部门应充分发挥现有药学教育资源的作用，为执业药师提供更多的选择范围和便利条件。

执业药师施教机构应遵循有效、经济、方便的原则，围绕提高执业药师的知识水平和业务能力，适应药学服务的需要，采取灵活多样的形式实施继续教育，倡导开展网络教育。

执业药师可以根据工作需要自主选择继续教育内容、形式和地点。

4. 继续教育的对象、内容与形式

（1）继续教育的对象：执业药师继续教育对象是针对已取得执业药师职业资格证书的人员。

接受继续教育是执业药师的义务和权利。取得执业药师职业资格证书的人员每年须自觉参加继续教育，并完成规定的学分。各有关部门应积极支持、鼓励执业药师参加继续教育。

（2）继续教育的内容：执业药师继续教育的内容要适应执业药师工作岗位的实际需要，注重科学性、先进性、实用性和针对性，适应执业药师提供高质量药学服务的基本要求。主要包括有关法律法规、职业道德和药学、中药学及相关专业知识与技能，并分为必修、选修和自修三类。必修内容是按照《全国执业药师继续教育指导大纲》的要求，执业药师必须进行更新、补充的继续教育内容；选修内容是按照《全国执业药师继续教育指导大纲》的要求，执业药师可以根据需要有选择地进行更新、补充的继续教育内容；自修内容是按照《全国执业药师继续教育指导大纲》的要求，执业药师根据需要在必修、选修内容之外自行选定的与执业活动相关的继续教育内容。

（3）继续教育的形式：执业药师继续教育的形式和手段可根据实际灵活多样，可采取网络教育、远程教育、短期培训、学术会议、函授、刊授、广播、视像媒体技术、业余学习等多种形式。自修的形式可以灵活多样，如参加研讨会、学术会，阅读专业期刊，参加培训，学历教育，讲学，自学，研究性工作计划、报告或总结，调研或考察报告等。

5. 继续教育的学分

（1）执业药师继续教育实行学分制。具有执业药师职业资格的人员每年必须参加执业药师继续教育，并获取规定的学分。

（2）执业药师继续教育实行登记制度，登记内容包括继续教育内容、分类、形式、学分、考核结果、日期、施教机构等。执业药师继续教育登记证书由国家药品监督管理局统一印制，由执业药师本人保存。

（3）执业药师继续教育登记证书是执业药师再次注册的必备证件。注册机构以执业药师继续教育登记证书为依据，考查执业药师接受继续教育的情况。

考点： 执业药师继续教育的内容、形式及学分要求

链接　药师与执业药师的区别

药师和执业药师都是药学专业技术人员，都是人才评价的一种方式，但二者又有着明显的区别。

1. 药师是专业技术职务，执业药师是执业资格，执业资格制度是专业技术职务工作的发展和延伸。

2. 药师考试的组织机构是国家人力资源和社会保障部与国家卫生健康委员会，执业药师考试的组织机构是国家人力资源和社会保障部与国家药品监督管理局。另外二者的考试时间、考试地点、考试科目及考试内容等均不相同。

3. 取得执业药师职业资格证书后，需要在省级药监部门注册登记，而药师不需要注册登记。

4. 药师是药学专业技术职务中的初级职称，以后还可以继续晋升为主管药师、副主任药师、主任药师。执业药师可以被用人单位聘为中级专业技术职务，并享受相应的待遇。执业药师只有一个层级，不能晋升。

5. 执业药师资格制度是国际上的通用做法，一般不和工资待遇相挂钩。而药师是结合我国工资制度设置的专业技术职务评价制度，和工资待遇相挂钩。

第3节　药学职业道德

一、药学职业道德的基本原则

（一）药学职业道德

古代医药业合一，医学职业道德中包含了药德，药学职业化过程中逐渐形成了药学职业道德。现代药学和医学虽然是不同的专业和职业，但它们都属于卫生保健职业，有共同的使命和目标——保障人们的健康和生命安全，维护人类的生存繁衍。因此，药德与医德的基本精神是一致的，在具体原则和规范方面则各有所侧重。

（二）药学职业道德原则

1. 质量第一的原则　药品质量的真伪优劣，直接关系到人们的身心健康和生命安全，关系到人类的生存、繁衍，关系到社会安定和进步。为此，药学技术人员在执业中必须处理好质量和数量、质量和经济利益、质量和品种、质量和速度等的关系，保证生产、经营、使用的药品是符合国家药品质量标准的，坚决不生产、经营、使用假药和劣药。

2. 不伤害原则　药物治疗中伤害带有一定的必然性，因为药物的毒副作用问题具有普遍性。不伤害原则在于培养药师对患者高度负责及保护患者健康和生命的理念。在实践中药师应与医师、护师及患者密切配合，合理用药，保障人体用药安全，尽量避免不必要的药疗伤害。

3. 公正原则　公正原则应体现在人际交往公正和资源分配公正两方面。坚持公正的原则主要落实

在合理协调日益复杂的医患、药患关系，合理解决日趋尖锐的健康权益分配的基本矛盾上。

4. 尊重原则　药患双方交往时应真诚尊重对方的人格。根据我国现行法律法规和价值观念，每一公民都享有以下人格权，即人的生命权、健康权、身体权、姓名权、肖像权、名誉权、荣誉权、隐私权、遗体权及具有人格象征意义的特定纪念物品的财产权等。在实践中须强调药师尊重患者及其家属平等的人格权与尊严，强调对患者一视同仁、平等相待，维护患者用药的合法权益。

考点：药学职业道德原则

二、药学职业道德规范的基本内容

（一）药学职业道德规范及其作用

1. 药学职业道德规范　药学职业道德规范简称药学道德规范，主要是调节医药人员与患者（及其家属）之间、与同事之间、与社会之间的关系的行为准则；是社会对药师、药学人员道德行为期望的基本概括，也是评价药德水平的标准。药学道德规范是药德的职能得以实现的具有决定性意义的环节。任何社会都十分重视药德规范的制定、宣传和推行。

2. 药学道德规范的作用

（1）药学道德规范是进行药学道德评价的直接尺度：药学道德规范是评价药学道德行为的基本准则，用以衡量每一位药学人员，在药学职业活动中的应该与不应该、善与恶、正义与非正义、荣誉与耻辱就是药学道德。对符合药学道德规范的行为，人们给予赞赏、表扬、支持，对违背道德规范的行为将予以谴责、批评。

（2）药学道德规范是进行药德修养的主要内容：提高药学人员的道德修养是建立现代化药业道德秩序的关键。在职业活动中，药学人员以药学道德规范为指导，从知到行、从他律到自律，严格要求自己，从而提供和完善自身药学道德人格。

（3）药学道德规范是实施依法生产、经营、管理药品的保证：由于药品的特殊性，国家对药品的研制、生产、经营、使用实行严格的法律控制。药事法规所禁止的行为，也都是药学道德谴责的不道德行为。药学道德规范的内容较药事法规更广泛，要求更高。政府有关部门和药事单位以药学道德规范教育和提高药学人员素质为出发点，是实施依法治药的重要环节。

（二）药师道德规范的主要内容

1. 药师与患者及其家属的关系

（1）药师必须把患者的健康和安全放在首位。

（2）药师要维护用药者的合法权益。

（3）药师要对患者的利益负责，在患者利益和商业利益之间要做到充分考虑患者利益，要确保患者享有接受安全、有效药物治疗的权利。

（4）药师要为患者保密，必须严守病历中的个人秘密，除非法律要求，不得将患者的病情和治疗泄露给第三者。

（5）药师要公平对待所有患者，尊重他们的生命和尊严，对患者一视同仁，依据各个患者的情况保证合理的药物治疗。

（6）药师应努力完善和拓展自己的专业知识，并应有效地运用这些知识，确保所提供的药学服务中，自己的专业判断力达到最佳水平。

2. 药师与共事的药师、医师、护士之间的关系

（1）药师应与共事的药师及医务人员合作。

（2）药师应加强自信心，在同行中为大家所信赖。

（3）药师绝不能同意或与其他医务人员或他人利用自己职业进行私下的钱财交易和其他剥削性行为。

3. 药师与社会的关系

（1）药师应维护其职业的高尚和荣誉。

（2）药师在任何时候都只能为自己的服务索取公正、合理的报酬。药师绝不能同意在可能妨碍或损害自己正常专业判断力和技能的条件下工作。

（3）药师应加入以发展药学事业为目标的组织，并应为这些组织贡献才能和财力。

（4）药师有服务个人、社区和社会的义务，并应处理好满足患者个人服务需求与满足社会服务需求之间的关系。

（5）药师应采取建立良好职业信誉的方法吸引顾客，禁止采用其他手段吸引顾客。药师不应允许他人将其名字、资格、地址或照片用于面向公众的任何药品广告或表述中。

（三）我国执业药师的道德规范

2006 年 10 月 18 日，中国执业药师协会在中国执业药师论坛第六届年会上发布了《中国执业药师职业道德准则》。2009 年 6 月 5 日，中国执业药师协会对《中国执业药师职业道德准则》进行了修订，内容如下。

1. 救死扶伤，不辱使命　执业药师应当将患者及公众的身体健康和生命安全放在首位，以我们的专业知识、技能和良知，尽心、尽职、尽责为患者及公众提供药品和药学服务。

2. 尊重患者，平等相待　执业药师应当尊重患者或消费者的价值观、知情权、自主权、隐私权，对待患者或消费者应不分年龄、性别、民族、信仰、职业、地位、贫富，一视同仁。

3. 依法执业，质量第一　执业药师应当遵守药品管理法律、法规，恪守职业道德，依法独立执业，确保药品质量和药学服务质量，科学指导用药，保证公众用药安全、有效、经济、适当。

4. 进德修业，珍视声誉　执业药师应当不断学习新知识、新技术，加强道德修养，提高专业水平和执业能力；知荣明耻，正直清廉，自觉抵制不道德行为和违法行为，努力维护职业声誉。

5. 尊重同仁，密切协作　执业药师应当与同仁和医护人员相互理解，相互信任，以诚相待，密切配合，建立和谐的工作关系，共同为药学事业的发展和人类的健康奉献力量。

考点： 我国执业药师的道德规范

（四）药师的宗旨、承诺、誓言、职业道德、口号

2005 年中国药师周大会确定了中国药师的宗旨、承诺、誓言、职业道德等，具体内容如下。

药师的宗旨：药师以人为本，全力维护人民健康。

药师的承诺：关爱人民健康，药师在你身边。

药师的誓言：实事求是，忠实于科学；全心全意，服务于社会；忠于职守，献身于药学；尽职尽责，承诺于人民。

药师的职业道德：以人为本，一视同仁；尊重患者，保护权益；廉洁自律，诚实守信；崇尚科学，开拓创新。

药师的口号：团结进取，求是发展。

考点： 药师的宗旨、承诺、誓言、职业道德、口号

（五）中国药学会会员职业道德公约

2004 年中国药学会制定了会员职业道德公约：保证药品质量，提供合格药品，开展药学服务，全力维护公众用药安全有效；自觉遵纪守法、履行岗位职责、维护合法权益；坚持理论联系实际的优良学风，发扬民主，繁荣学术；拓展知识范围，业务精益求精，提高专业素质；坚持真理，崇尚科学，反对伪科学；遵守学术道德，反对弄虚作假，反对剽窃他人成果；尊重劳动，尊重知识，尊重科学，尊重人才；倡导献身、创新、求实、协作精神，做合格的药学科技工作者。

自测题

选择题

【A型题】

1. 被吊销专业技术资格证书的药学技术人员（　　）年内不得参加卫生系列专业技术资格考试。
   A. 1　　　　　B. 2　　　　　C. 3
   D. 5　　　　　E. 10

2. 我国对药学技术人员实行职业资格准入控制制度的产物是（　　）
   A. 执业药师　　　B. 临床药师
   C. 从业药师　　　D. 药师
   E. 执业医师

3. 执业药师职业资格考试日期原则上为每年(　　)月份。
   A. 1　　　　　B. 3　　　　　C. 5
   D. 10　　　　　E. 12

4. 我国执业药师再次注册的主要依据是（　　）
   A. 参加全国统一考试合格
   B. 取得执业药师资格证书
   C. 完成继续教育学分
   D. 遵守事业道德
   E. 取得执业药师注册证书

5. 参加执业药师考试人员的最低学历应为（　　）以上。
   A. 中专　　　　B. 大专
   C. 本科　　　　D. 硕士研究生
   E. 博士研究生

6. 执业药师注册有效期满，需要延续的，应当在有效期届满（　　）日前，向所在地注册管理机构提出延续注册申请。
   A. 10　　　　　B. 20　　　　　C. 30
   D. 60　　　　　E. 90

7. 执业药师不在岗时，应当以醒目方式公示，并停止销售（　　）
   A. 处方药　　　B. 非处方药
   C. 甲类非处方药　D. 乙类非处方药
   E. 处方药和甲类非处方药

8. 药学专业专科毕业，受聘担任药师满（　　）年可以报考主管药师。
   A. 1　　　　　B. 3　　　　　C. 5
   D. 6　　　　　E. 10

【B型题】

（第9～13题备选答案）
   A. 1年　　　　B. 2年　　　　C. 3年
   D. 4年　　　　E. 5年

9. 取得药学类、中药学类专业大专学历，在药学或中药学岗位工作满（　　）年，方可报考执业药师。

10. 取得药学类、中药学类专业大学本科学历或学士学位，在药学或中药学岗位工作满（　　）年，方可报考执业药师。

11. 取得药学类、中药学类专业第二学士学位、研究生班毕业或硕士学位，在药学或中药学岗位工作满（　　）年，方可报考执业药师。

12. 取得药学类、中药学类相关专业相应学历或学位的人员报考执业药师，在药学或中药学岗位工作的年限相应增加（　　）年。

13. 以欺骗、贿赂等不正当手段取得《执业药师注册证》的，由发证部门撤销《执业药师注册证》，（　　）年内不予执业药师注册。

（第14～17题备选答案）
   A. 1年　　　　B. 2年　　　　C. 3年
   D. 4年　　　　E. 5年

14. 执业药师注册证书有效期为（　　）

15. 执业药师考试以（　　）年为一个周期。

16. 参加执业药师全部科目考试的人员须在连续（　　）个考试年度内通过全部科目的考试。

17. 参加执业药师职业资格考试有免试部分科目的人员须在连续（　　）个考试年度内全部通过应试科目。

（第18～20题备选答案）
   A. 药士　　　　　B. 药师
   C. 主管药师　　　D. 副主任药师
   E. 主任药师

18. 药学专业最高的专业技术职务是（　　）

19. 药学专业中专毕业的学生首先报考的专业技术职务是（　　）

20. 药学专业技术人员取得执业药师职业资格，可认定其具备（　　）职务。

【X型题】

21. 可以办理执业药师变更手续的是（　　）
   A. 执业地区　　　B. 执业单位
   C. 执业岗位　　　D. 执业类别
   E. 执业范围

22. 执业药师的执业领域为（　　）
   A. 其他需要提供药学服务的单位
   B. 药品生产
   C. 药品经营
   D. 药品使用
   E. 药品监督管理

23. 药学职业道德具体原则是（　　）
   A. 救死扶伤的原则　B. 质量第一的原则
   C. 不伤害原则　　　D. 公正原则
   E. 尊重原则

24. 执业药师道德准则是（　　）
   A. 救死扶伤，不辱使命
   B. 尊重患者，平等相待

C. 依法执业，质量第一

D. 进德修业，珍视声誉

E. 尊重同仁，密切协作

25. 执业药师实行注册制度，首次申请注册者必须同时具备（　　）

A. 学历证明

B. 取得执业药师职业资格证书

C. 经执业单位同意

D. 遵纪守法，遵守职业道德

E. 身体健康，能坚持在执业药师岗位工作

26. 执业药师职业资格考试包括（　　）

A. 药学

B. 中药学

C. 临床药学

D. 药品经营与管理

E. 药物制剂技术

27. 药学专业技术职务实行以考代评的是（　　）

A. 药士

B. 药师

C. 主管药师

D. 副主任药师

E. 主任药师

28. 药学专业技术职务实行考评结合的是（　　）

A. 药士

B. 药师

C. 主管药师

D. 副主任药师

E. 主任药师

（查道成）

第4章

药品管理

第1节　药品的概述

一、药品的定义

《药品管理法》规定，"药品是指用于预防、治疗、诊断人的疾病，有目的地调节人的生理机能并规定有适应证或者功能主治、用法和用量的物质，包括中药、化学药和生物制品等"。该定义具有如下含义。

（1）明确了我国《药品管理法》管理的是人用药品，主要用于预防、治疗、诊断人的疾病。而美国、日本、英国等许多国家的药事法规对药品的定义包括了人用药和兽用药。

（2）药品是有目的地调节人的生理功能，并规定有适应证或者功能主治、用法和用量的物质。这就与食品、保健品、毒品等区别开来。食品、保健品、毒品等物质的使用目的和方法显然与药品不同。

（3）该定义明确了我国药品的范畴包括中药、化学药和生物制品等。明确规定传统药和现代药均是药品，这和一些西方国家的规定完全不同。这一规定有利于继承、提高和发扬中医药文化，更有效地开发利用中医药资源为现代医疗保健服务。

考点：药品的含义

二、药品的分类管理

（一）现代药与传统药

《药品管理法》第四条规定，"国家发展现代药和传统药，充分发挥其在预防、医疗和保健中的作用"。

1. **现代药**　是指 19 世纪以来发展起来的，用现代科学方法得到的，并使用现代医学理论和方法筛选确定其药效的物质，包括化学药品、抗生素、生化药品、放射性药品、血清疫苗、血液制品等。

2. **传统药**　是指各国历史上流传下来的药物，主要是动、植物药和矿物药。我国的传统药主要是中药，包括中药材、中药饮片、中成药，还包括各民族药如藏药、蒙药、苗族药等。

（二）新药与仿制药

1. **新药**　根据《国务院关于改革药品医疗器械审评审批制度的意见》（国发〔2015〕44 号）的规定，"新药系指未曾在中国境内外上市销售的药品"。按照物质基础的原创性和新颖性，将新药分为创新药和改良型新药。

2. **仿制药**　仿制药是与原研药具有相同的活性成分、剂型、给药途径和治疗作用的药品。

链接　仿制药质量一致性评价

　　由于过去批准上市的药品没有与原研药一致性评价的强制性要求，有些药品在疗效上与原研药存在一些差距。开展仿制药质量一致性评价，可以使仿制药在质量和疗效上与原研药一致，在临床上可替代原研药，这不仅可以节约医疗费用，同时也可提升我国的仿制药质量和制药行业的整体发展水平，保证公众用药安全有效。

考点：新药的概念

（三）国家基本药物

根据 2009 年国务院发布的《关于建立国家基本药物制度的实施意见》，基本药物是适应基本医疗卫生需求，剂型适宜，价格合理，能够保障供应，公众可公平获得的药品。国家基本药物是国家有关部门从目前临床应用的各种药品中，依照防治必需、安全有效、价格合理，使用方便、中西药并重、基本保障、临床首选的原则遴选出的药品。国家保证其生产和供应，并在临床使用中首选。目的是保障群众基本用药需求，减轻医药费用负担、促进合理用药。

（四）基本医疗保险药品

基本医疗保险药品是指纳入《国家基本医疗保险、工伤保险和生育保险药品目录》的药品，通常又被称作医保药品。这些药品的费用可以全部或部分通过医保部门报销。

《国家基本医疗保险、工伤保险和生育保险药品目录》是基本医疗保险、工伤保险和生育保险基金支付药品费用的标准。目录中的西药和中成药分为"甲类药品"和"乙类药品"，参保人使用"甲类药品"按基本医疗保险规定的支付标准及分担办法支付；"乙类药品"先由参保人自付一定比例后，再按基本医疗保险规定的分担办法支付。

（五）处方药与非处方药

1. 处方药　是指必须凭执业医师或执业助理医师的处方才可调配、购买和使用的药品。

2. 非处方药　是指不需要凭执业医师或执业助理医师的处方即可自行判断、购买和使用的药品。非处方药在美国又称为柜台发售药品（over-the-counter drug），简称 OTC 药。非处方药根据安全性不同，又可分为甲类非处方药和乙类非处方药。

三、药品的特殊性

药品具有商品的一般属性，通过流通渠道进入消费领域，在药品生产和流通过程中，基本经济规律起着主导作用。但是，药品又是极为特殊的商品，人们不能完全按照一般商品的经济规律来对待药品，必须对药品的某些环节进行严格控制，才能保障药品的安全性、有效性及合理地为人类服务。药品作为特殊商品，其特殊性表现在以下四个方面。

1. 专属性　药品的专属性表现在对症治疗，患者患什么病，才能用什么药，不像一般商品那样彼此之间可以互相替代。

2. 两重性　药品的两重性是指药品在防病治病的同时，也会发生不良反应。因此药品管理有方，使用得当，可以治病救人；反之则可危害健康，甚至致命，乃至危害社会。

3. 药品质量的重要性　药品是治病救人的物质，只有符合国家药品质量标准的，才能保证疗效。因此，药品没有质量等级之分，不能像其他商品一样分为一级品、二级品、等外品和次品，上市销售的药品只能是合格品。为此，国家制定了严格的药事管理法律法规，对药品实行严格的监督管理来保证质量。

4. 药品的时限性　人们只有防病治病时才需使用药品，健康人滥用药品有害无益。但是只能药等病，不能病等药。因此，药品生产、经营部门平时应有适当储备。另外，药品具有有效期，一旦过了有效期，就不能再使用，应报废销毁。

考点： 药品的特殊性

四、药品质量特性

药品的质量特性，是指药品满足预防、治疗、诊断人的疾病，有目的地调节人的生理功能的固有特性。药品的质量特性主要表现在以下四个方面。

1. 有效性　药品的有效性，是指在规定的适应证或功能主治、用法和用量的条件下，能满足预防、治疗、诊断人的疾病，有目的地调节人的生理功能的需求。有效性是药品质量的固有特性。我国对药品的有效性按在人体能达到所规定的效应程度，分为"痊愈""显效""有效"。

2. 安全性　药品的安全性，是指按规定的适应证或功能主治、用法和用量使用药品后，人体产生毒副作用的程度。安全性也是药品质量的固有特性。大多数药品均有不同程度的毒副作用，只有在衡量有效性大于毒副作用或可解除、缓解毒副作用的情况下方能使用某种药品。假如某物质对防治疾病非常有效，但对人体可能存在致癌、致畸、致突变，那么该物质仍不能成为药品。

3. 稳定性 药品的稳定性，是指药品在规定的条件下保持其有效性和安全性的能力。规定条件一般是指在规定的有效期内，生产、储存、运输和使用的条件，即药品的各项质量检查指标仍在合格范围内。稳定性也是药品质量的固有特性。某些物质虽然具有预防、治疗、诊断疾病的有效性和安全性，但极易变质、不稳定、不便于运输和储存，也不能作为药品流入医药市场。

4. 均一性 药品的均一性，是指药物制剂的每一单位产品都必须符合有效性、安全性的规定要求。即药剂制剂的每一片、每一支、每一包、每一瓶都具有相同的品质。由于人们在使用药品时是按每单位剂量使用的，若每单位药物含量不均一，就可能造成患者用量的不足或用量过大而中毒，甚至导致死亡。所以，均一性是在制剂过程中形成的药物制剂的固有特性。

考点：药品的质量特性

五、药品标准

（一）药品标准的概念

药品标准是国家对药品质量规格及检验方法所做的技术规定，是药品生产、供应、使用、检验和管理部门共同遵循的法定依据。《药品管理法》明确规定：药品应当按照国家药品标准和经药品监督管理部门核准的生产工艺进行生产。中药饮片应当按照国家药品标准炮制；国家药品标准没有规定的，应当按照省、自治区、直辖市人民政府药品监督管理部门制定的炮制规范炮制。不符合国家药品标准或者不按省、自治区、直辖市人民政府药品监督管理部门制定的炮制规范炮制的，不得出厂、销售。

（二）国家药品标准

国务院药品监督管理部门颁布的《中国药典》和药品标准为国家药品标准。国务院药品监督管理部门会同国务院卫生健康主管部门组织药典委员会，负责国家药品标准的制订和修订。国务院药品监督管理部门设置或者指定的药品检验机构负责标定国家药品标准品、对照品。

1.《中国药典》 《中国药典》由国家药典委员会编撰，由国家药品监督管理局颁布，是国家为保证药品质量、保护人民用药安全而制定的法典。现行版《中国药典》（2020 年版）分为四部出版：一部收载中药 2711 种；二部收载化学药 2712 种；三部收载生物制品 153 种；四部收载通用技术要求 361 个，包括制剂通则、检测方法、指导原则、药用辅料等。

2. 其他药品标准 原中华人民共和国卫生部、国家药品监督管理局颁布的药品标准是补充在同时期该版《中国药典》中未收载的药品或内容，与《中国药典》同属国家标准，也是全国各有关单位必须遵照执行的法定药品标准。

（三）企业标准

企业标准是指制药企业为确保本企业生产的每一批药品都能保证达到国家药品标准的要求而制定的药品质量内控标准。企业标准往往是在国家药品标准基础上建立的更为严格的质量控制标准。

考点：药品标准的概念、药品注册标准

六、药品质量监督管理

（一）药品质量监督管理及其内容

药品质量监督管理是指药品监督管理行政机关依照法律法规的授权，依据相关法律法规的规定，对药品的研制、生产、流通和使用环节进行管理的过程。我国药品质量监督管理的主要内容包括 3 个方面：药品管理、药事组织管理、执业药师管理。具体内容如下。

（1）制订和执行药品标准。

（2）制订国家基本药物。

（3）实行新药审批制度，药品生产、经营和上市许可制度，实施药品注册检验、抽查检验。

（4）开展药品不良反应报告与监测。

（5）药品品种的整顿和淘汰。

（6）对药品生产、经营企业，医疗机构和中药材市场的药品进行检查、抽验，及时处理药品质量问题。

（7）指导药品生产企业和药品经营企业的药品检验机构和人员的业务工作。

（8）调查、处理药品违法行为。

（9）实行处方药和非处方药分类管理等。

（二）药品飞行检查

药品飞行检查是指药品监督管理部门针对药品研制、生产、经营、使用等环节开展的不预先告知的监督检查。2015年6月29日，国家食品药品监督管理总局发布了《药品医疗器械飞行检查办法》，其中明确规定，被检查单位对药品监督管理部门组织实施的药品飞行检查应当予以配合，不得拒绝、逃避或者阻碍。

国家药品监督管理局负责组织实施全国范围内的药品飞行检查。地方各级药品监督管理部门负责组织实施本行政区域的药品飞行检查。

有下列情形之一的，药品监督管理部门可以开展药品飞行检查。

（1）投诉举报或者其他来源的线索表明可能存在质量安全风险的。

（2）检验发现存在质量安全风险的。

（3）药品不良反应或者医疗器械不良事件监测提示可能存在质量安全风险的。

（4）对申报资料真实性有疑问的。

（5）涉嫌严重违反质量管理规范要求的。

（6）企业有严重不守信记录的。

（7）其他需要开展药品飞行检查的情形。

> **链接　飞行检查通报**
>
> 2019年1月25日，国家药品监督管理局官网发布了对甘肃某药业有限公司飞行检查通报。通报显示国家药品监督管理局审核查验中心，基于国家药品经营企业年度检查计划，对甘肃某药业有限公司进行飞行检查。检查发现如下问题。
>
> 1. 企业采购药品时未确定供货单位的合法资格及所购入药品的合法性，未核实供货单位销售人员的合法资格。
>
> 2. 检查发现2017年以来，企业销售给张川县某诊所的中药饮片未开具发票。
>
> 3. 企业2017年度未开展质量管理体系内审。
>
> 4. 企业质量管理部门未实施计算机系统操作权限的审核。
>
> 5. 企业质量负责人兼职采购工作，验收员兼职收货工作。
>
> 药监部门的处理措施如下。
>
> 甘肃某药业有限公司的上述行为严重违反《药品经营质量管理规范》，甘肃省药品监督管理局已依法撤销该企业《药品经营质量管理规范》认证证书，对企业涉嫌违法违规经营行为调查处理。

七、药品质量监督检验

（一）药品质量监督检验的性质

药品质量的优劣是通过药品检验来确定的。国家要进行药品质量监督管理，必须进行药品检验。这种由药品监督管理部门组织实施的药品检验就是药品质量监督检验，它与生产企业进行的药品生产检验或药品经营企业进行的药品验收检验的性质不同。药品质量监督检验的性质如下。

1. 公正性　药品质量监督检验不涉及买卖双方的经济利益，不以营利为目的，具有第三方检验的公正性。

2. 权威性　药品质量监督检验是代表国家对研制、生产、经营、使用的药品质量进行检验。具有比生产或验收检验更高的权威性。

3. **仲裁性**　药品质量监督检验是根据国家的法律规定进行的检验，在法律上具有仲裁性。

（二）药品质量监督检验的类型

药品质量监督检验根据其目的和处理方法的不同，其类型分为抽查性检验、注册检验、委托检验、复核检验（有异议时）、技术仲裁检验及进出口检验等类型。

1. **抽查检验**　是由药品监督管理部门授权的药品检验机构，根据药品监督管理部门抽检计划，对药品生产、经营或使用单位抽出样品实施检验。药品抽查检验分为评价抽验和监督抽验。

（1）评价抽验：是药品监督管理部门为掌握、了解辖区内的药品质量总体水平与状态而进行的抽查检验工作。

（2）监督抽验：是药品监督管理部门在药品监督管理工作中，为保证人民群众用药安全而对监督检查中发现的质量可疑药品所进行的有针对性的抽查检验工作。

药品抽查检验分为国家和省（自治区、直辖市）两级。国家级药品抽验以评价抽验为主；省级药品抽验以监督抽验为主。

抽查检验结果由国家和省级药品监督管理部门发布药品质量公告。国家药品质量公告应当根据药品质量状况及时或定期发布。

2. **注册检验**　是指药品注册审批时的药品检验。包括标准复核和样品检验。

（1）标准复核：是指对申请人申报药品标准中设定项目的科学性、检验方法的可行性、质控指标的合理性等进行的实验室评估。

（2）样品检验：是指药品检验所按照申请人申报或者国家药品监督管理局核定的药品标准对样品进行的检验。

中检院或者经国家药品监督管理局指定的药品检验机构承担以下药品注册检验。

1）创新药。

2）改良型新药（中药除外）。

3）生物制品、放射性药品和按照药品管理的体外诊断试剂。

4）国家药品监督管理局规定的其他药品。

境外生产药品的药品注册检验由中检院组织口岸药品检验机构实施。其他药品的注册检验，由申请人或者生产企业所在地省级药品检验机构承担。

3. **指定检验**　是指国家法律或国务院药品监督管理部门规定，某些药品在销售前或者进口时，指定药品检验机构进行的检验。

4. **复核检验**　是指药品被抽验者对药品检验机构的检验结果有异议而向药品检验机构提出的复核检验。

考点：药品质量监督检验的类型

第2节　处方药与非处方药分类管理

一、药品分类管理的目的与意义

我国《药品管理法》规定，"国家对药品实行处方药与非处方药分类管理制度"。药品分类管理是国际通行的管理办法。它是根据药品的安全性、有效性，依其品种、规格、适应证、剂量及给药途径等的不同，将药品分为处方药和非处方药并作出相应的管理规定。药品实行分类管理的目的和意义有以下几个方面。

1. **规范临床用药行为，保证人民群众用药安全有效**　通过严格处方药的管理，规范非处方药的管理，保证人民群众用药的安全有效。未实行药品分类管理以前，医院药房销售的药品凭处方供应，社会零售药房销售药品，除毒、麻、精、放和戒毒药品实行特殊管理外，其他药品处于自由销售状态，药品在大众媒体的宣传没有明确的限制，加之消费者没有专业知识，自我购买、不合理使用处方药，身体健康和生命安全面临极大威胁。

2. 促进自我保健和自我药疗的实行，有利于合理利用医药资源　实行药品分类管理，为公众从社会零售药店和医院药房自购自用药品及实行自我药疗，提供了安全的基础。"大病去医院小病去药店"，也使公共卫生资源的分配更趋于合理，推动我国医药经济和医药卫生保健事健康快速地发展。

3. 为控制医药费用提供依据，有利于推动医疗制度的改革　实行药品分类管理后，不仅为公众提供了安全有效、质量可靠、使用方便的非处方药，也对减少医药费用、改变公众保健观念起了较大作用。这样既可以维持医疗保险制度的实施，又可通过控制药费来控制医疗费用的快速增长。

二、处方药与非处方药的分类依据及特点

（一）药品分类的依据

国家药品监督管理局于 1999 年 6 月 11 日审议通过《处方药与非处方药分类管理办法（试行）》。办法明确："根据药品品种、规格、适应证、剂量及给药途径不同，对药品分别按处方药与非处方药进行管理。"根据药品的安全性，非处方药分为甲、乙两类。

（二）非处方药目录

国家药品监督管理局负责《国家非处方药药品目录》的遴选、审批、发布和调整工作。《国家非处方药药品目录》的遴选应按照"应用安全、疗效确切、质量稳定、使用方便"的原则进行。非处方药是药品监督管理部门组织专家从我国已上市药品中遴选出，由国家药品监督管理局进行公布。处方药与非处方药的"身份"在某些情况下是可以转换的，从 2004 年起，我国实施处方药与非处方药转换评价工作，并对非处方药目录的遴选实行动态管理。

> **链接**　处方药与非处方药转换
>
> 2019 年 2 月 19 日国家药品监督管理局发布公告，经国家药品监督管理局组织论证和审定，补肾润肺口服液、定坤丹、黄芪精颗粒、金银花软胶囊、小儿柴桂退热颗粒、维生素 B_{12} 滴眼液等 12 种药品由处方药转换为非处方药。

（三）处方药的品种特点

处方药必须凭执业医师或执业助理医师处方才可调配、购买和使用。以下几种情况属于处方药。

（1）新药，其活性或副作用有待进一步观察。

（2）特殊管理的药品，如吗啡类镇痛药及某些镇静催眠药，可产生依赖性。

（3）毒性大的药品，如抗癌药物等。

（4）用于治疗某些不易自我判断的疾病的药品，如治疗心脑血管疾病的药品，须经医师确诊后开出处方并在药师指导下使用。

（5）因使用方法的规定（如注射剂）。

（四）非处方药的品种特点

非处方药不需要凭执业医师或执业助理医师处方即可自行判断、购买和使用。被列为非处方药的药品通常有如下特点。

（1）药品的适应证患者能自行判断。

（2）药品的安全范围大，滥用、误用的潜在可能性小，不致细菌耐药性。

（3）药品的治疗效果确切且可觉察。

（4）在正常条件下储存时药品质量稳定。

（5）药品的包装、标签、说明书内容确切、翔实，易于理解，使用时不需要医药工作人员的指导与监控。

三、处方药与非处方药的管理规定

案例 4-1

　　张先生在某大药房为患病的儿子购买药品。营业人员向其推荐了氨苄西林。张先生的儿子服用后出现了严重的青霉素过敏症状，虽经医院抢救脱险，但实验室检查显示其儿子有血尿症状。张先生与药房交涉无果后，到当地消费者协会投诉药房营业人员推荐药品有误。经调解，由药房支付人道主义慰问金2000元。

问题： 该药店是否违反了国家法律法规？若有，违反了哪一法律法规？其所销售的药品应属于哪一类药品？这类药品的销售有哪些具体规定？

（一）包装、标签和说明书规定

　　1. 专有标识　非处方药的包装上必须印有国家指定的非处方药专有标识。非处方药每个销售基本单元的标签和说明书的正面右上角是专有标识的固定位置。其专有标识图案为椭圆形背景下的 OTC 三个英文字母，分为红和绿两种颜色，红色专有标识用于甲类非处方药，绿色专有标识用于乙类非处方药。

　　2. 标签和说明书　药品的标签和说明书必须经国家药品监督管理局核准。非处方药标签和说明书除符合规定外，用语应当科学、易懂，便于消费者自行判断、选择和使用。

（二）销售规定

　　1. 经营许可　经营处方药、非处方药的批发企业和经营处方药、甲类非处方药的零售企业必须具有药品经营许可证。经省级药品监督管理部门或其授权的药品监督管理部门批准的其他商业企业可以零售乙类非处方药。应设立专门货架或专柜，应有经市级药品监督管理局培训，持证上岗的销售人员。

　　2. 药师配备　经营处方药、甲类非处方药的药品零售企业，应当配备执业药师或者其他依法经资格认定的药学技术人员。经营乙类非处方药的药品零售企业，应当配备经设区的市级药品监督管理机构或者省、自治区、直辖市人民政府药品监督管理部门直接设置的县级药品监督管理机构组织考核合格的业务人员。

　　3. 处方药的销售　药品零售企业应当按照国家药品监督管理局药品分类管理规定的要求，凭处方销售处方药。处方药必须凭执业医师或执业助理医师处方销售、购买和使用，执业药师或药师必须对医师处方进行审核、签字后依据处方正确调配、销售药品；对有配伍禁忌或者超剂量的处方，应当拒绝调配，必要时，经处方医师更正或者重新签字，方可调配。经营处方药和甲类非处方药的药品零售企业，执业药师或者其他依法经资格认定的药学技术人员不在岗时，应当挂牌告知，并停止销售处方药和甲类非处方药。

　　4. 其他规定　药品生产、经营企业不得以搭售、买药品赠药品、买商品赠药品等方式向公众赠送处方药或者甲类非处方药。药品生产、经营企业不得采用邮售、互联网交易等方式直接向公众销售处方药。处方药不得开架自选。

（三）广告管理

　　处方药只能在专业性医药报刊进行广告宣传，非处方药经审批可以在大众传播媒介进行广告宣传。

考点： 处方药与非处方药管理的异同点

案例 4-1 分析

　　该药店违反了《处方药与非处方药分类管理办法（试行）》的规定。其所销售的药品属于处方药，处方药必须凭执业医师或助理执业医师处方在医疗机构药房配制、购买、使用，或凭处方在有许可证的零售药店购买和使用。销售处方药的零售药店必须配备驻店执业药师或药师以上药学技术人员。

第3节 国家基本药物管理

一、基本药物含义及目录

1977年，世界卫生组织首次提出了基本药物的理念，把基本药物定义为最重要的、基本的、不可缺少的、满足人民所必需的药品。公平可及、安全有效、合理使用是基本药物的三个基本目标。

我国从1979年开始引入"基本药物"概念。2009年，《关于建立国家基本药物制度的实施意见》（卫药政发〔2009〕78号）发布，建立基本药物制度被列为深化改革的五项重点改革任务之一。

（一）基本药物的含义

1. **基本药物** 是指适应基本医疗卫生需求、剂型适宜、价格合理、能够保障供应、公众可公平获得的药品。具体来说，"适应基本医疗卫生需求"是指优先满足群众的基本医疗卫生需求，避免贪新求贵；"剂型适宜"是指药品剂型易于生产保存，适合大多数患者临床使用；"价格合理"是指个人承受得起，国家负担得起，同时生产经营企业有合理的利润空间；"能够保障供应"是指生产和配送企业有足够的数量满足群众用药需要；"公众可公平获得"是指人人都有平等获得的权利。

2. **国家基本药物制度** 是为维护人民群众健康、保障公众基本用药权益而确立的一项重大国家医药卫生政策，是国家药品政策的核心和药品供应保障体系的基础，涉及基本药物遴选、生产、流通、使用、定价、报销、监测评价等多个环节。国家基本药物制度首先在政府举办的基层医疗卫生机构实施，主要内容包括国家基本药物目录的遴选调整、生产供应保障、集中招标采购和统一配送、零差率销售、全部配备使用、医保报销、财政补偿、质量安全监管以及绩效评估等相关政策办法。

3. **实行国家基本药物制度意义** 我国幅员辽阔，城乡、地区发展差异大，在全国范围内建立基本药物制度，有利于提高群众获得基本药物的可及性，保证群众基本用药需求；有利于维护群众的基本医疗卫生权益，促进社会公平正义；有利于改变医疗机构"以药补医"的运行机制，体现基本医疗卫生的公益性；有利于规范药品生产流通使用行为，促进合理用药，减轻群众负担。

考点： 基本药物和基本药物制度的概念

（二）国家基本药物目录

2015年2月13日，国家卫生和计划生育委员会修订并发布了《国家基本药物目录管理办法》（国卫药政发〔2015〕52号），旨在巩固完善基本药物制度，建立健全国家基本药物目录遴选调整管理机制。

1. **国家基本药物目录的遴选** 在充分考虑我国现阶段基本国情和基本医疗保障制度保障能力的基础上，按照"防治必需、安全有效、价格合理、使用方便、中西药并重、基本保障、临床首选和基层能够配备"的原则，结合我国用药特点和基层医疗卫生机构配备的要求，参照国际经验，合理确定我国基本药物品种（剂型）和数量。

下列药品不纳入国家基本药物目录遴选范围。

（1）含有国家濒危野生动植物药材的。

（2）主要用于滋补保健作用，易滥用的。

（3）非临床治疗首选的。

（4）因严重不良反应，国家药品监管部门明确规定暂停生产、销售或使用的。

（5）违背国家法律、法规，或不符合伦理要求的。

（6）国家基本药物工作委员会规定的其他情况。

2. **国家基本药物目录的调整** 我国基本药物目录中包括化学药品、生物制品、中成药。国家基本药物目录在保持数量相对稳定的基础上，实行动态管理，原则上3年调整一次。必要时，经国家基本药物工作委员会审核同意，可适时组织调整。调整的品种和数量应当根据以下因素确定。

（1）我国基本医疗卫生需求和基本医疗保障水平变化。

（2）我国疾病谱变化。

（3）药品不良反应监测评价。

（4）国家基本药物应用情况监测和评估。

（5）已上市药品循证医学、药物经济学评价。

（6）国家基本药物工作委员会规定的其他情况。

属于下列情形之一的品种，应当从国家基本药物目录中调出。

（1）药品标准被取消的。

（2）国家药品监管部门撤销其药品批准证明文件的。

（3）发生严重不良反应，经评估不宜再作为国家基本药物使用的。

（4）根据药物经济学评价，可被风险效益比或成本效益比更优的品种所替代的。

（5）国家基本药物工作委员会认为应当调出的其他情形。

3. 现行国家基本药物目录的特点　　现行《国家基本药物目录》（2018 年版）主要是在 2012 年版目录基础上进行调整完善。2018 年版目录具有以下特点。

（1）增加了品种数量：由原来的 520 种增加到 685 种，其中西药 417 种、中成药 268 种（含民族药），能够更好地服务各级各类医疗卫生机构，推动全面配备、优先使用基本药物。

（2）优化了结构：突出常见病、慢性病以及负担重、危害大疾病和公共卫生等方面的基本用药需求，注重儿童等特殊人群用药，新增品种包括了肿瘤用药 12 种、临床急需儿童用药 22 种等。

（3）进一步规范剂型规格：685 种药品涉及剂型 1110 余个、规格 1810 余个，这对于指导基本药物生产流通、招标采购、合理用药、支付报销、全程监管等将具有重要意义。

（4）继续坚持中西药并重：增加了功能主治范围，覆盖更多中医临床症候。

（5）强化了临床必需：这次目录调整新增的药品品种中，有 11 个药品为非医保药品，主要是临床必需、疗效确切的药品，如直接抗病毒药物索磷布韦维帕他韦，专家一致认为可以治愈丙型肝炎，疗效确切。

新版目录发布实施后，将能够覆盖临床主要疾病病种，更好适应基本医疗卫生需求，为进一步完善基本药物制度提供基础支撑，高质量满足人民群众疾病防治基本用药需求。

二、国家基本药物的管理

1. 集中采购、统一配送　　政府举办的医疗卫生机构使用的基本药物，实行省级集中网上公开招标采购。由招标选择的药品生产企业、具有现代物流能力的药品经营企业或具备条件的其他企业统一配送。药品招标采购要坚持"质量优先、价格合理"的原则。

2. 保障生产供应　　完善国家药品储备制度，确保临床必需、不可替代、用量不确定、企业不常生产的基本药物生产供应。

3. 价格管理　　实行基本药物制度的县（市、区），政府举办的基层医疗卫生机构配备使用的基本药物实行零差率销售。基本药物全部纳入基本医疗保障药品报销目录，报销比例明显高于非基本药物。

4. 优先和合理使用　　建立基本药物优先和合理使用制度。政府举办的基层医疗卫生机构全部配备和使用国家基本药物。其他各类医疗机构也要将基本药物作为首选药物并达到一定使用比例。医疗机构要按照国家基本药物临床应用指南和基本药物处方集，加强合理用药管理，确保规范使用基本药物。

5. 质量监督管理　　加强基本药物质量安全监管。完善基本药物生产、配送质量规范，对基本药物定期进行质量抽检，并向社会及时公布抽检结果。加强和完善基本药物不良反应监测，建立健全药品安全预警和应急处置机制，完善药品召回管理制度，保证用药安全。

第 4 节　国家医疗保障制度与国家基本医疗保险药品管理

一、国家医疗保障制度

基本医疗保险是为补偿劳动者因疾病风险造成的经济损失而建立的一项社会保险制度。通过用人单位和个人缴费，建立医疗保险基金，参保人员患病就诊发生医疗费用后，由医疗保险经办机构给予一定的经济补偿，以避免或减轻劳动者因患病、治疗等所带来的经济风险。基本医疗保险是社会保险制度中最重要的险种之一，它与基本养老保险、工伤保险、失业保险、生育保险等共同构成现代社会保险制度。

我国基本医疗保障体系由城镇职工基本医疗保险、城镇居民基本医疗保险、新型农村合作医疗和城乡医疗救助制度共同构成。

1. 城镇职工基本医疗保险　1998 年国务院发布《国务院关于建立城镇职工基本医疗保险制度的决定》（国发〔1998〕44 号），规定城镇所有用人单位，包括企业、机关、事业单位、社会团体、民办非企业单位及其职工，都要参加城镇职工基本医疗保险。

2. 城镇居民基本医疗保险　为解决城镇非从业居民的医疗保障问题，2007 年 7 月，国务院印发《国务院关于开展城镇居民基本医疗保险试点的指导意见》（国发〔2007〕20 号）。规定城镇中不属于城镇职工基本医疗保险制度覆盖范围的中小学阶段的学生（包括职业高中、中专、技校学生）、少年儿童和其他非从业城镇居民，都可自愿参加城镇居民基本医疗保险。

3. 新型农村合作医疗　是以政府资助为主、针对农村居民的一项基本医疗保险制度。所有农村居民都可以家庭为单位自愿参加新型农村合作医疗。

4. 城乡医疗救助制度　是我国多层次医疗保障体系的兜底层次，包括城市医疗救助制度和农村医疗救助制度。由政府财政提供资金，主要是为无力进入基本医疗保险体系以及进入后个人无力承担自付费用的城乡贫困人口提供帮助，使他们能够与其他社会成员一样享有基本医疗保障。

二、国家基本医疗保险药品管理

1. 国家基本医疗保险药品　是指纳入《国家基本医疗保险、工伤保险和生育保险药品目录》（以下简称《药品目录》）的药品。基本医疗保险用药范围通过制定《药品目录》进行管理，符合《药品目录》的药品费用，按照国家规定由基本医疗保险基金支付。《药品目录》实行通用名管理，《药品目录》内药品的同通用名药品自动属于基本医疗保险基金支付范围。

2.《药品目录》的组成　根据 2020 年 7 月 30 日国家医疗保障局发布的《基本医疗保险用药管理暂行办法》，《药品目录》由凡例、西药、中成药、协议期内谈判药品和中药饮片五部分组成。凡例是对《药品目录》的编排格式、名称剂型规范、备注等内容的解释和说明。西药部分，收载化学药品和生物制品。中成药部分，收载中成药和民族药。协议期内谈判药品部分，收载谈判协议有效期内的药品。中药饮片部分，收载基本医疗保险基金予以支付的饮片，并规定不得纳入基本医疗保险基金支付的饮片。省级医疗保障行政部门按国家规定增补的药品单列。

3.《药品目录》的调整　国务院医疗保障行政部门建立完善动态调整机制，原则上每年调整一次。2020 年国家医保局、人力资源和社会保障部组织专家调整制定了《国家基本医疗保险、工伤保险和生育保险药品目录（2020 年）》（以下简称《2020 年药品目录》）。本次目录调整，119 种药品被调入目录，29 种药品被调出目录，最终目录内共计 2800 种药品，其中西药部分 1264 种，中成药部分 1315 种，协议期内谈判药品 221 种。另外，还有基金可以支付的中药饮片 892 种。新调入的 119 种药品中含独家药品 96 种，非独家药品 23 种，这些药品共涉及 31 个临床组别，占所有临床组别的 86%，患者受益面更广泛。

4. 医保药品的分类　国家《药品目录》中的西药和中成药分为"甲类药品"和"乙类药品"。"甲类药品"是临床治疗必需、使用广泛、疗效确切、同类药品中价格或治疗费用较低的药品。"乙类药品"是可供临床治疗选择使用，疗效确切、同类药品中比"甲类药品"价格或治疗费用略高的药品。协议期内谈判药品纳入"乙类药品"管理。各省级医疗保障部门按国家规定纳入《药品目录》的民族药、医疗机构制剂纳入"乙类药品"管理。中药饮片的"甲乙分类"由省级医疗保障行政部门确定。参保人使用"甲类药品"按基本医疗保险规定的支付标准及分担办法支付;使用"乙类药品"按基本医疗保险规定的支付标准,先由参保人自付一定比例后,再按基本医疗保险规定的分担办法支付。"乙类药品"个人先行自付的比例由省级或统筹地区医疗保障行政部门确定。

三、基本医疗保险定点零售药店的管理

(一)定点零售药店和处方外配的定义

定点零售药店是指通过劳动保障行政部门资格审定,并经社会医疗保险经办机构确定,为城镇职工基本医疗保险参保人员提供处方外配和非处方药零售服务的药店。处方外配是指参保人员持定点医疗机构处方,在定点零售药店购药的行为。

(二)定点零售药店应具备的资格与条件

劳动和社会保障部与国家药品监督管理局发布《关于印发城镇职工基本医疗保险定点零售药店管理暂行办法的通知》(劳社部发〔1999〕16号)规定,定点零售药店应具备以下资格与条件。

(1)持有药品经营企业许可证、药品经营企业合格证和营业执照,经药品监督管理部门年检合格。

(2)遵守《药品管理法》及有关法规,有健全和完善的药品质量保证制度,能确保供药安全、有效和服务质量。

(3)严格执行国家、省(自治区、直辖市)规定的药品价格政策,经物价部门监督检查合格。

(4)具备及时供应基本医疗保险用药,24小时提供服务的能力。

(5)能保证营业时间内至少有1名药师在岗,营业人员需经地级以上药品监督管理部门培训合格。

(6)严格执行城镇职工基本医疗保险制度有关政策规定,有规范的内部管理制度,配备必要的管理人员和设备。

(三)定点零售药店申请程序及要求

零售药店向统筹地区人力资源和社会保障行政部门提出书面申请,并提供有关材料,人力资源和社会保障行政部门对零售药店的定点资格进行审查,统筹地区社会保险经办机构在获得定点资格的零售药店范围内确定定点零售药店,统发定点零售药店标牌,并向社会公布。申请材料包括以下内容。

(1)药品经营企业许可证和营业执照副本。

(2)药师以上药学技术人员的职称证明材料。

(3)药品经营品种清单及一年度业务收支情况。

(4)药品监督管理、物价部门监督检查合格的证明材料。

(5)劳动保障部门规定的其他材料。

(四)定点零售药店管理的规定

1. 外配处方管理的规定 定点零售药店应配备专(兼)职管理人员,与社会保险经办机构共同做好各项管理工作。外配处方必须由定点医疗机构医师开具,有医师签名和定点医疗机构盖章。处方经药师审核签字后方可发药,处方须保存2年以上以备核查。对外配处方要分别管理,单独建账。定点零售药店要定期向统筹地区社会保险经办机构报告处方外配服务及费用发生情况。

2. 社会保险经办机构的管理职责 确定定点零售药店,统发定点零售药店标牌,并向社会公布,供参保人员选择购药。掌握定点零售药店处方外配服务情况的检查和费用发生情况,加强对定点零售药店处方外配服务情况的检查和费用的审核。定点零售药店有义务提供与费用审核相关的资料及账目清单。与定点零售药店签订包括服务范围、服务内容、服务质量、药费结算办法及药费审核与控制等内容的协议,明确双方的责任、权利和义务。协议有效期一般为1年。任何一方违反协议,对方均有权解除协议,但须提前通知对方和参保人,并报劳动保障行政部门备案。按照基本医疗保险有关政策规定和与定点零售药店签订的协议,按时足额结算费用。对违反规定的费用,社会保险经办机

构不予支付。

3. 劳动保障行政部门的管理职责 对零售药店的定点资格进行审查；组织药品监督管理、物价、医药行业主管部门等有关部门，加强对定点零售药店处方外配服务和管理的监督检查；对定点零售药店的资格进行年度审核，对违反规定的定点零售药店，人力资源和社会保障部门可视不同情况，责令其限期改正，或取消其定点资格。

链接 医保卡变"购物卡"，监管部门重拳出击

走进很多医保定点药店时可以发现，一边是排列整齐的药品，一边是包装精美的保健品，甚至还充斥着大量的卫生纸、牙膏等日用品。医保卡俨然成了"购物卡"。

2018 年 11 月 27 日国家医疗保障局办公室、财政部办公厅联合印发《欺诈骗取医疗保障基金行为举报奖励暂行办法》，明确指出盗刷医疗保障身份凭证，为参保人员套取现金或购买营养保健品、化妆品、生活用品等非医疗物品为欺诈骗保行为。而且，举报骗保最高可获得 10 万元奖励资金。

四、基本医疗保险定点医院管理

1. 基本医疗保险定点医疗机构 根据《城镇职工基本医疗保险定点医疗机构管理暂行办法》（劳社部发〔1999〕14 号）的规定，基本医疗保险定点医疗机构，是指经统筹地区劳动保障行政部门审查，并经社会保险经办机构确定的，为城镇职工基本医疗保险参保人员提供医疗服务的医疗机构。

2. 社会保险经办机构的管理职责 社会保险经办机构要与定点医疗机构签订包括服务人群、服务范围、服务内容、服务质量、医疗费用结算办法、医疗费用支付标准以及医疗费用审核与控制等内容的协议，明确双方的责任、权利和义务。协议的有效期一般为 1 年。任何一方违反协议，对方均有权解除协议，但须提前 3 个月通知对方和有关参保人，并报统筹地区劳动保障行政部门备案。

社会保险经办机构要加强对定点医疗机构参保人员医疗费用的检查和审核。定点医疗机构有义务提供审核医疗费用所需的全部诊治资料及账目清单。

社会保险经办机构要按照基本医疗保险的有关政策规定与定点医疗机构签订协议，按时足额与定点医疗机构结算医疗费用。对不符合规定的医疗费用，社会保险经办机构不予支付。

3. 劳动保障行政部门的管理职责 劳动保障行政部门要会同卫生、物价等有关部门加强对定点医疗机构服务和管理情况的监督检查。对违反规定的定点医疗机构，劳动保障行政部门可视不同情况，责令其限期改正，或通报卫生行政部门给予批评，或取消定点资格。

4. 其他管理规定 参保人员应在选定的定点医疗机构就医，并可自主决定在定点医疗机构购药或持处方到定点零售药店购药。

除急诊和急救外，参保人员在非选定的定点医疗机构就医发生的费用，不得由基本医疗保险基金支付。

参保人员在不同等级的定点医疗机构就医，个人负担医疗费用的比例可有所差别，以鼓励参保人员到基层定点医疗机构就医。

定点医疗机构应配备专（兼）职管理人员，与社会保险经办机构共同做好定点医疗服务管理工作。对基本医疗保险参保人员的医疗费用要单独建账，并按要求及时、准确地向社会保险经办机构提供参保人员医疗费用的发生情况等有关信息。

第 5 节 国家药品储备制度

一、药品储备制度的制定及意义

（一）发展历程

国家储备药品是指国家为了维护公众的身体健康、保证紧急需要而平时储备管理的，在国内发生

重大灾情、疫情及其他突发事件时国务院规定的部门可以紧急调用的药品。

为保证灾情、疫情及突发事故发生后对药品和医疗器械的紧急需要得到满足，人民身体健康得到维护，早在 20 世纪 70 年代初，国家就建立了中央一级储备、静态管理的国家药品储备制度。多年来，国家医药储备在满足灾情、疫情及突发事故对药品和医疗器械的紧急需要方面，发挥了重要作用。但由于种种原因，此后的国家医药储备数量开始减少、救急水平有所下降，该体制已很难适应保证灾情、疫情及突发事故等的紧急需要。1997 年，国务院发布的《国务院关于改革和加强医药储备管理工作的通知》（国发〔1997〕23 号）更好地适应了社会主义市场经济的发展需要，提高了国家医药储备能力和管理工作水平。2001 年《药品管理法》第四十三条规定："国家实行药品储备制度。"至此，《药品管理法》以法律的形式把药品储备制度作为一项法定制度确定下来。2019 年新修订的《药品管理法》第九十二条规定，"国家实行药品储备制度，建立中央和地方两级药品储备。发生重大灾情、疫情或者其他突发事件时，依照《中华人民共和国突发事件应对法》的规定，可以紧急调用药品。"

药品储备管理工作是关系到人民生命健康、社会稳定的重要工作。建立药品储备制度有利于维护人民身体健康和安全。

（二）药品储备制度的意义

药品储备制度的意义深远而重大。我国是一个自然灾害频繁的国家，洪灾、震灾多次发生，"非典""禽流感""新冠肺炎"等传染疾病更是接踵而至。突发事件具有偶然暴发的特征，临时加赶药品以救急并不现实，因此必须防患于未然。应急药品是应急体系建立的物质基础，药品储备制度能够防患于未然，使政府能在紧急情况下做到有备无患。另一方面，药品是具备有效期的产品，如果要求每个医院都做到"小而全"的储备，无疑将造成全国性医药资源的巨大浪费。因此，建立中央与地方两级医药储备制度，能更有利于药品在更大区域范围内的动态储备；不仅减少浪费，提升了灵活性，更有利于资源的合理利用；也只有这样，才能做到全面安排，统筹兼顾，政令通畅，反应敏捷。

二、药品储备制度的主要内容

依据 1997 年国务院发出的《国务院关于改革和加强医药储备管理工作的通知》（国发〔1997〕23 号），我国药品储备制度内容如下。

1. 中央与地方两级医药储备制度 自 1997 年起，在中央统一政策、统一规划、统一组织实施的原则下，我国实行中央与地方两级医药储备制度，实行动态储备、有偿调用的体制。中央医药储备主要负责储备重大灾情、疫情及重大突发事故和战略储备所需的特种、专项药品及医疗器械。地方医药储备主要负责储备地区性或一般灾情、疫情及突发事故和地方常见病、多发病防治所需的药品和医疗器械。

2. 中央和地方分别落实储备资金 中央和地方两级医药储备所需资金分别由国务院及各省、自治区、直辖市人民政府负责落实。

3. 中央和地方储备措施 国家药品监督管理局和省、自治区、直辖市药品监督管理部门分别负责中央与地方医药储备的组织实施工作。由国家药品监督管理局根据规划指定的药品生产经营企业承担中央医药储备任务，由省、自治区、直辖市药品监督管理指定的药品生产经营企业承担地方医药储备任务。中央医药储备的药品和医疗器械品种和数量，由国务院有关部门和有关单位确定；地方医药储备的药品和医疗器械品种、数量，省、自治区、直辖市药品监督管理部门参照中央医药储备的药品和医疗器械品种、数量，结合当地具体情况确定，并报国家药品监督管理局备案。承担医药储备任务的企业，按照科学、合理的储备周期，制定相应的轮换办法，在确保储备品种和数量的前提下，及时对储备药品进行轮换。

4. 应急措施 国内发生重大灾情、疫情及其他突发事件时，国务院规定的部门可以紧急调用企业药品。当国内发生重大灾情、疫情及其他突发事件时，由于不可预见或不可抗力，国家和药品生产、经营企业及全社会都有责任及时有效保证灾区的救灾防疫和疾病治疗所需的药品供应。为了在突发事件时有序地组织防疫工作，国务院规定的部门可以紧急调用有关的药品生产、经营企业的药品，企业不得以任何方式拒绝调用。

考点：药品储备制度的意义

第6节　药品不良反应报告与监测管理

药品不良反应报告和监测是指药品不良反应的发现、报告、评价和控制的过程。《药品管理法》明确规定："国家建立药物警戒制度，对药品不良反应及其他与用药有关的有害反应进行监测、识别、评估和控制。"2011年5月4日，卫生部发布了《药品不良反应报告和监测管理办法》，自2011年7月1日起施行。

建立药品不良反应报告制度的主要目的是进一步了解药品的不良反应情况，及时发现新的、严重药品不良反应，以便国家药品监督管理部门及时对有关药品加强管理，避免同类药品引起相同不良反应的事件重复发生，及时、有效控制药品风险，保障公众用药安全。

一、药品不良反应的含义

1. 药品不良反应（adverse drug reaction，ADR）　是指合格药品在正常用法用量下出现的与用药目的无关的有害反应。

上述定义的含义如下。

（1）药品不良反应是质量合格的药品引起的，不包括假药及质量不合格药品。

（2）在给药途径及剂量正常的情况下出现的。超剂量用药、错误给药、患者不遵守医嘱及药品滥用而引起的药品不良反应和不良事件，不属此列。

2. 新的药品不良反应　是指药品说明书中未载明的不良反应。说明书中已有描述，但不良反应发生的性质、程度、后果或者频率与说明书描述不一致或者更严重的，按照新的药品不良反应处理。

3. 严重药品不良反应　是指因使用药品引起以下损害情形之一的反应。

（1）导致死亡。

（2）危及生命。

（3）致癌、致畸、致出生缺陷。

（4）导致显著的或者永久的人体伤残或者器官功能的损伤。

（5）导致住院或住院时间延长。

（6）导致其他重要医学事件，如不进行治疗可能出现上述所列情况的。

4. 药品群体不良事件　是指同一药品在使用过程中，在相对集中的时间、区域内，对一定数量人群的身体健康或者生命安全造成损害或者威胁，需要予以紧急处置的事件。其中同一药品，是指同一生产企业生产的同一药品名称、同一剂型、同一规格的药品。

考点：药品不良反应有关概念

二、药品不良反应的分类

根据药品不良反应与药理作用的关系，可将药品不良反应分为以下四类。

1. A型药品不良反应　反应的发生与剂量有关，与药品本身药理作用的加强或延长有关，一般发生率较高，容易预测，死亡率也低；包括副作用、毒副作用、后遗效应、继发反应等，如阿托品引起的口干等。

2. B型药品不良反应　与药品本身的药理作用无关，一般发生率较低，但死亡率较高；具体在哪个患者身上发生难以预测，有时皮肤试验阴性者也会发生，包括变态反应、特异质反应等，如青霉素的变态反应等。

3. C药品型不良反应　潜伏期长、用药与反应出现时间关系尚不清楚的药品不良反应。临床表现主要有致癌、致畸、致突变反应，或者药品提高常见病发病率的反应等，如妊娠期服用己烯雌酚，可导致子代女婴至青春期后患阴道腺癌的风险增加。

4. 药品相互作用引起的不良反应 合并用药致药效或药动力学方面的改变，一般可预测。

考点：药品不良反应的分类

三、药品不良反应报告与处置

（一）管理机构与职责

1. 行政机构 国家药品监督管理局主管全国药品不良反应报告和监测工作，省、自治区、直辖市药品监督管理部门负责本行政区域内药品不良反应报告和监测的管理工作。

（1）国家药品监督管理局主要职责

1）与卫生行政部门共同制定药品不良反应报告和监测的管理规定和政策，并监督实施。

2）与卫生行政部门联合组织开展全国范围内影响较大并造成严重后果的药品群体不良事件的调查和处理，并发布相关信息。

3）对已确认发生严重药品不良反应或者药品群体不良事件的药品依法采取紧急控制措施，作出行政处理决定，并向社会公布。

4）通报全国药品不良反应报告和监测情况。

5）组织检查药品生产、经营企业的药品不良反应报告和监测工作的开展情况，并与卫生部联合组织检查医疗机构的药品不良反应报告和监测工作的开展情况。

（2）省、自治区、直辖市药品监督管理部门主要职责

1）根据本办法与同级卫生行政部门共同制定本行政区域内药品不良反应报告和监测的管理规定，并监督实施。

2）与同级卫生行政部门联合组织开展本行政区域内发生的影响较大的药品群体不良事件的调查和处理，并发布相关信息。

3）对已确认发生严重药品不良反应或者药品群体不良事件的药品依法采取紧急控制措施，作出行政处理决定，并向社会公布。

4）通报本行政区域内药品不良反应报告和监测情况。

5）组织检查本行政区域内药品生产、经营企业的药品不良反应报告和监测工作的开展情况，并与同级卫生行政部门联合组织检查本行政区域内医疗机构的药品不良反应报告和监测工作的开展情况。

6）组织开展本行政区域内药品不良反应报告和监测的宣传、培训工作。

2. 技术机构 国家药品不良反应监测中心负责全国药品不良反应报告和监测的技术工作，省级药品不良反应监测机构负责本行政区域内的药品不良反应报告和监测的技术工作。

国家药品不良反应监测中心负责全国药品不良反应报告和监测的技术工作，并履行以下主要职责：

（1）承担国家药品不良反应报告和监测资料的收集、评价、反馈和上报，以及全国药品不良反应监测信息网络的建设和维护。

（2）制定药品不良反应报告和监测的技术标准和规范，对地方各级药品不良反应监测机构进行技术指导。

（3）组织开展严重药品不良反应的调查和评价，协助有关部门开展药品群体不良事件的调查。

（4）发布药品不良反应警示信息。

（5）承担药品不良反应报告和监测的宣传、培训、研究和国际交流工作。

（二）报告主体

《药品不良反应报告和监测管理办法》规定，药品生产企业（包括进口药品的境外制药厂商）、药品经营企业、医疗机构应当按照规定报告所发现的药品不良反应。

药品生产、经营企业和医疗机构应当建立药品不良反应报告和监测管理制度。药品生产企业应当设立专门机构并配备专职人员，药品经营企业和医疗机构应当设立或者指定机构并配备专（兼）职人员，承担本单位的药品不良反应报告和监测工作。

从事药品不良反应报告和监测的工作人员应当具有医学、药学、流行病学或者统计学等相关专业知识，具备科学分析评价药品不良反应的能力。

考点：药品不良反应报告主体

（三）报告与处置要求

1. 基本要求　药品生产、经营企业和医疗机构获知或者发现可能与用药有关的不良反应，应当通过国家药品不良反应监测信息网络报告；不具备在线报告条件的，应当通过纸质报表报所在地药品不良反应监测机构，由所在地药品不良反应监测机构代为在线报告。报告内容应当真实、完整、准确。

各级药品不良反应监测机构应当对本行政区域内的药品不良反应报告和监测资料进行评价和管理。

药品生产、经营企业和医疗机构应当配合药品监督管理部门、卫生行政部门和药品不良反应监测机构对药品不良反应或者群体不良事件的调查，并提供调查所需的资料。

药品生产、经营企业和医疗机构应当建立并保存药品不良反应报告和监测档案。

2. 个例药品不良反应报告与处置　药品生产、经营企业和医疗机构应当主动收集药品不良反应，获知或者发现药品不良反应后应当详细记录、分析和处理，填写"药品不良反应/事件报告表"并报告。

（1）报告范围：新药监测期内的国产药品应当报告该药品的所有不良反应；其他国产药品，报告新的和严重的不良反应。进口药品自首次获准进口之日起5年内，报告该进口药品的所有不良反应；满5年的，报告新的和严重的不良反应。

（2）报告时限：药品生产、经营企业和医疗机构发现或者获知新的、严重的药品不良反应应当在15日内报告，其中死亡病例须立即报告；其他药品不良反应应当在30日内报告。有随访信息的，应当及时报告。

（3）报告程序：个人发现新的或者严重的药品不良反应，可以向主治医师报告，也可以向药品生产、经营企业或者当地的药品不良反应监测机构报告，必要时提供相关的病历资料。

（4）药品不良反应的处置：药品生产企业应当对获知的死亡病例进行调查，并在15日内完成调查报告，报药品生产企业所在地的省级药品不良反应监测机构。

设区的市级、县级药品不良反应监测机构应当对收到的药品不良反应报告的真实性、完整性和准确性进行审核。

省级药品不良反应监测机构应当在收到下一级药品不良反应监测机构提交的严重药品不良反应评价意见之日起7个工作日内完成评价工作。对死亡病例，事件发生地和药品生产企业所在地的省级药品不良反应监测机构均应当及时根据调查报告进行分析、评价，必要时进行现场调查，并将评价结果报省级药品监督管理部门和卫生行政部门，以及国家药品不良反应监测中心。

国家药品不良反应监测中心应当及时对死亡病例进行分析、评价，并将评价结果报国家药品监督管理局和卫生部。

3. 不良反应的评价与控制　各有关机构评价与控制措施如下。

（1）药品生产企业：应当对收集到的药品不良反应报告和监测资料进行分析、评价，并主动开展药品安全性研究。药品生产企业对已确认发生严重不良反应的药品，应当通过各种有效途径将药品不良反应、合理用药信息及时告知医务人员、患者和公众；采取修改标签和说明书，暂停生产、销售、使用和召回等措施，减少和防止药品不良反应的重复发生。对不良反应大的药品，应当主动申请注销其批准证明文件。药品生产企业应当将药品安全性信息及采取的措施报所在地省级药品监督管理部门和国家药品监督管理局。

（2）药品经营企业和医疗机构：应当对收集到的药品不良反应报告和监测资料进行分析和评价，并采取有效措施减少和防止药品不良反应的重复发生。

（3）省级药品不良反应监测中心：应当每季度对收到的药品不良反应报告进行综合分析，提取需要关注的安全性信息，并进行评价，提出风险管理建议，及时报省级药品监督管理部门、卫生行政部门和国家药品不良反应监测中心。

（4）省级药品监督管理局：根据分析评价结果，可以采取暂停生产、销售、使用和召回药品等措施，并监督检查，同时将采取的措施通报同级卫生行政部门。

（5）国家药品不良反应监测中心：应当每季度对收到的严重药品不良反应报告进行综合分析，提取需要关注的安全性信息，并进行评价，提出风险管理建议，及时报国家药品监督管理局和国家卫生健康委员会。

（6）国家药品监督管理局：根据药品分析评价结果，可以要求企业开展药品安全性、有效性相关研究。必要时，应当采取责令修改药品说明书，暂停生产、销售、使用和召回药品等措施，对不良反应大的药品，应当撤销药品批准证明文件，并将有关措施及时通报国家卫生健康委员会。

考点：药品不良反应报告范围与时限，评价与控制

四、药物警戒制度

（一）药物警戒的定义

药物警戒（pharmacovigilance）最早由法国科学家于1974年首次提出。2002年，世界卫生组织对"药物警戒"的定义是："发现、评价、理解和预防药品不良作用或其他任何与药物相关问题的科学和活动"。它不仅与药物治疗学、临床药理学、免疫学、毒理学、流行病学等学科相关，而且还与社会学相关。

药物警戒制度是一项国际上通行的制度，是药品全生命周期监管的必需的配套基本制度。药物警戒制度拓展了原来的药品不良反应监测和报告制度，比药品不良反应监测的范围要广，更符合保护公众健康的监管职责履行。

药物警戒体系是一个涵盖药品整个生命周期的全方位药品安全监管体系，除关注狭义上的药品不良反应外，还关注药品误用、滥用、过量使用、药物相互作用、缺乏疗效等其他与药品有关的安全问题。药物警戒核心理念是借助风险管理理念和方法以实现最佳风险效益比，从而达到保障患者用药安全和维护公共卫生安全的目的。

在我国药品安全监管体系中，药品上市前审批与上市后监测分别归属于不同的部门，前者属于药品审评中心，后者则为药品评价中心（国家药品不良反应监测中心）。尽管我国药品不良反应监测与评价体系已经建成，但仍在不断完善。实际上，无论是上市前还是上市后的药品安全性问题，都属于药物警戒的范畴。在跨国药企中，药物警戒部门与质量部、生产部、销售部等平行设立，负责建立、运行和维护本公司的药物警戒体系。近年来，药物警戒在国内也成为一个热点话题，而新版《药品管理法》的出台，为我国药物警戒事业的发展带来了契机。

（二）药物警戒与药品不良反应监测的区别

1. **监测对象不同**　药品不良反应监测的对象是药品不良反应，即是指合格药品在正常用法用量下出现的与用药目的无关的有害反应。而药物警戒监测的对象除了药品不良反应，还包括药物误用、滥用、无效、用法错误、药物相互作用等。

2. **监测时间范围不同**　药物警戒贯穿于药品上市前研究、上市后安全性监测及评价、直至最后的撤市或淘汰的整个药品生命周期，而药品不良反应监测一般在药品上市后进行。

3. **研究方法不同**　药品不良反应监测一般采用自发报告、集中监测、处方事件监测、数据库分析等方法，而药物警戒除了采用这些方法外，还采用临床试验和观察性研究等方法。

第7节　药品召回管理

药品召回制度是国际惯例。《药品召回管理办法》于2007年12月6日经国家食品药品监督管理局局务会审议通过，自公布之日起施行。我国首部药品召回法规的颁布实施，不仅实现了与国际规则的接轨，对我国医药企业的发展和市场规范也产生了深远影响。

一、药品召回的含义

药品召回是指药品生产企业（包括进口药品的境外制药厂商）按照规定的程序收回已上市销售的存在安全隐患的药品。这里的安全隐患，是指由于研发、生产等原因可能使药品具有的危及人体健康和生命安全的不合理危险。

二、药品召回的分级

药品召回分两类、三级。两类即主动召回和责令召回。三级是根据药品安全隐患的严重程度来分的，其中一级召回是指使用该药品可能引起严重健康危害的；二级召回是针对使用该药品可能引起暂时的或者可逆的健康危害的；三级召回是针对使用该药品一般不会引起健康危害，但由于其他原因需要收回的。

三、药品召回的分类

（一）主动召回

1. 召回主体　药品生产企业是药品召回的主体。药品生产企业应当按照《药品召回管理办法》的规定建立和完善药品召回制度，收集药品安全的相关信息，对可能具有安全隐患的药品进行调查、评估，召回存在安全隐患的药品。

药品经营企业、使用单位应当协助药品生产企业履行召回义务，按照召回计划的要求及时传达、反馈药品召回信息，控制和收回存在安全隐患的药品。

2. 主动召回程序（图 4-1）

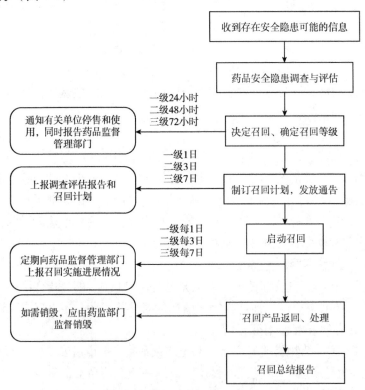

图 4-1　药品主动召回程序

3. 药品安全隐患的调查与评估

（1）药品安全隐患调查：主要内容应当根据实际情况确定，可以包括以下内容。

1）已发生药品不良事件的种类、范围及原因。

2）药品使用是否符合药品说明书、标签规定的适应证、用法用量的要求。

3）药品质量是否符合国家标准，药品生产过程是否符合药品生产质量管理规范等规定，药品生产与批准的工艺是否一致。

4）药品储存、运输是否符合要求。

5）药品主要使用人群的构成及比例。

6）可能存在安全隐患的药品批次、数量及流通区域和范围。

7）其他可能影响药品安全的因素。

（2）药品安全隐患评估：主要包括以下内容。

1）该药品引发危害的可能性，以及是否已经对人体健康造成了危害。

2）对主要使用人群的危害影响。

3）对特殊人群，尤其是高危人群的危害影响，如老年人、儿童、孕妇、肝肾功能不全者、外科患者等。

4）危害的严重与紧急程度。

5）危害导致的后果。

4. 调查评估报告与召回计划

（1）调查评估报告：应当包括以下内容。

1）召回药品的具体情况，包括名称、批次等基本信息。

2）实施召回的原因。

3）调查评估结果。

4）召回分级。

（2）召回计划：应当包括以下内容。

1）药品生产销售情况及拟召回的数量。

2）召回措施的具体内容，包括实施的组织、范围和时限等。

3）召回信息的公布途径与范围。

4）召回的预期效果。

5）药品召回后的处理措施。

6）联系人的姓名及联系方式。

> **链接** 某公司主动召回特定批次盐酸氨溴索注射液
>
> 2017年11月，国家药品监督管理局收到上海某药业有限公司报告，该公司决定在中国范围内对特定批次的盐酸氨溴索注射液实施主动召回。该药品在留样稳定性试验中检测到有关物质的量有偏高的现象，但所有的检测结果都在产品质量标准范围内。该公司决定主动召回在标准范围内出现有关物质含量偏高现象的批次。

（二）责令召回

1. 定义 责令召回是指药品监督管理部门经过调查评估，认为存在安全隐患，药品生产企业应当召回药品而未主动召回的，应当责令药品生产企业召回药品。必要时，药品监督管理部门可以要求药品生产企业、经营企业和使用单位立即停止销售和使用该药品。

2. 责令召回通知书 药品监督管理部门作出责令召回决定后，应当将责令召回通知书送达药品生产企业。通知书包括：召回药品的具体情况，包括名称、批次等基本信息；实施召回的原因；调查评估结果；召回要求，包括范围和时限等。

3. 召回程序和期限 药品生产企业在收到责令召回通知书后，应当按照规定通知药品经营企业和使用单位，制订、提交召回计划，并组织实施。

4. 召回进展报告和效果评价 药品生产企业应当按照规定向药品监督管理部门报告药品召回的相关情况，进行召回药品的后续处理。药品监督管理部门应当按照规定对药品生产企业提交的药品召回总结报告进行审查，并对召回效果进行评价。

与主动召回的审查评价一样，药品监督管理部门认为召回不彻底或者需要采取更为有效的措施的，可要求药品生产企业重新召回或者扩大召回范围。

考点：召回的分类，召回分级，主动召回程序

第8节　药品安全管理

一、药品安全风险的特点、分类及管理的主要措施

（一）药品安全风险的特点、分类

药品安全风险大致有以下几方面特点。

1. 复杂性　药品安全风险存在于药品生命周期的各个环节，受多种因素影响，任何一个环节中出现问题，都会破坏整个药品安全链，另一方面，药品安全风险主体多样化，即风险的承担主体不只是患者，还包括药品生产者、经营者、医生等。

2. 不可预见性　受限于当代的认识水平与人体免疫系统的个体差异，以及有些药品存在蓄积毒性的特点，药品的风险往往难以预计。

3. 不可避免性　由于人类对药品认识的局限性，药品不良反应往往会伴随着治疗作用不可避免地发生，这也是人们必须要承担的药物负面作用。

药品安全风险可分为自然风险和人为风险。药品安全的自然风险，又称"必然风险""固有风险"，是药品的内在属性，属于药品设计风险。药品安全的自然风险是客观存在的，和药品的疗效一样，是由药品本身所决定的，来源于已知或者未知的药品不良反应。药品安全的人为风险，属于"偶然风险"的范畴，是指人为有意或无意违反法律法规而造成的药品安全风险，存在于药品的研制、生产、经营、使用各个环节。人为风险属于药品的制造风险和使用风险，主要来源于不合理用药、用药差错、药品质量问题、政策制度设计及管理不当导致的风险，是我国药品安全风险的关键因素。

考点：药品安全风险分类

（二）药品安全风险管理的主要措施

药品安全风险管理是一系列药物警戒行动和干预，旨在识别、预防和减少药品相关风险，是对药品整个生命周期全面和持续降低风险的过程，旨在实现效益风险最小化，从而保障公众用药安全。

药品安全风险管理是一项非常复杂的社会系统工程，需要全社会共同参与，需要多方合作和充足的资源，需要明确药品研发机构、生产企业、经营企业和使用单位等风险管理主体的责任。在我国，加强药品安全风险管理可以从三个方面着手。

1. 需要健全药品安全监管的各项法律法规　现有的对药品上市前的注册审评、药品上市后的不良反应监测，以及对存在安全隐患的药品实行召回，对已上市药品进行再评价等法律法规，是我国药品安全风险管理的法律基础。应当将风险管理的理念融入立法当中，完善法律法规、规范性文件和指南等，以覆盖药品安全风险管理的全过程，从而对药品整个生命周期中的风险进行全程监控。

2. 要完善药品安全监管的相关组织体系建设　目前国家药品监督管理局下设有药品注册管理司、药品监督管理司、药品评价中心、药品不良反应监测中心等机构，形成了我国药品安全监管的行政和技术支撑体系。

3. 要加强药品研制、生产、经营、使用环节的管理　药品研发机构应当加强药物研究质量管理，监管部门应当严格药品注册管理，避免药品的研发缺陷，做好上市前药品风险管理；药品生产企业应当负起药品整个生命周期的安全性监测和风险管理工作，依据药品上市后的临床应用安全信息及时完善、修订药品的质量标准，监管部门应当加强《药品生产质量管理规范》（GMP）执行的监督管理，防止出现"只审批、不监管；重审批、轻监管"的局面；药品经营企业承担药品流通环节的风险管理责任，制定流通环节的风险管理计划，积极配合有关部门采取药品安全风险干预措施，监管部门应当加强药品流通监管，通过《药品经营质量管理规范》（GSP）的管理对药品流通环节进行药品安全风险控制；使用单位应当承担药品使用过程中的风险管理责任。药品的使用是药品安全风险管理中最重要

的一个环节，使用单位在临床用药过程中应当做好药品安全性事件信息的识别、报告、分析、评价工作，并积极配合有关部门的药品安全风险干预措施，包括药品不良反应监测以及药品召回等，保障用药安全。

链 接　药品安全信息公布

　　《药品管理法》规定，国家实行药品安全信息统一公布制度。国家药品安全总体情况、药品安全风险警示信息、重大药品安全事件及其调查处理信息和国务院确定需要统一公布的其他信息由国务院药品监督管理部门统一公布。任何单位和个人不得编造、散布虚假药品安全信息。

二、我国药品安全管理的目标任务

（一）发展目标

　　2017 年 2 月 21 日，国务院发布了《"十三五"国家药品安全规划》，提出"到 2020 年，药品质量安全水平、药品安全治理能力、医药产业发展水平和人民群众满意度明显提升"的发展目标，具体如下。

　　1. **药品质量进一步提高**　批准上市的新药以解决临床问题为导向，具有明显的疗效；批准上市的仿制药与原研药质量和疗效一致。分期分批对已上市的药品进行质量和疗效一致性评价。2018 年底前，完成《国家基本药物目录（2012 年版）》中 2007 年 10 月 1 日前批准上市的 289 个化学药品仿制药口服固体制剂的一致性评价；鼓励企业对其他已上市品种开展一致性评价。

　　2. **药品医疗器械标准不断提升**　制修订完成国家药品标准 3050 个和医疗器械标准 500 项。

　　3. **审评审批体系逐步完善**　药品医疗器械审评审批制度更加健全，权责更加明晰，流程更加顺畅，能力明显增强，实现按规定时限审评审批。

　　4. **检查能力进一步提升**　依托现有资源，使职业化检查员的数量、素质满足检查需要，加大检查频次。

　　5. **监测评价水平进一步提高**　药品不良反应和医疗器械不良事件报告体系以及以企业为主体的评价制度不断完善，监测评价能力达到国际先进水平，药品定期安全性更新报告评价率达到100%。

　　6. **检验检测和监管执法能力得到增强**　药品医疗器械检验检测机构达到国家相应建设标准。实现各级监管队伍装备配备标准化。

　　7. **执业药师服务水平显著提高**　每万人口执业药师数超过 4 人，所有零售药店主要管理者具备执业药师资格、营业时有执业药师指导合理用药。

（二）主要任务

《"十三五"国家药品安全规划》提出的主要任务有如下。

（1）加快推进仿制药质量和疗效一致性评价。

（2）深化药品医疗器械审评审批制度改革。鼓励具有临床价值的新药和临床急需仿制药研发上市，对具有明显临床价值的创新药及防治艾滋病、恶性肿瘤、重大传染病、罕见病等疾病的临床急需药品，实行优先审评审批。全面提高药品审批标准，创新药突出临床价值，改良型新药体现改良优势，仿制药要与原研药质量和疗效一致。

（3）健全法规标准体系。

（4）加强全过程监管。严格规范研制生产经营使用行为；全面强化现场检查和监督抽验；加大执法办案和信息公开力度。

（5）全面加强能力建设。如形成智慧监管能力；提升基层监管保障能力等。

自测题

选择题

【A型题】

1. 下列不属于《药品管理法》所规定的药品是（　　）
   - A. 中药材
   - B. 化学原料药
   - C. 血清、疫苗
   - D. 医疗器械
   - E. 诊断药品

2. 国家对药品实行分类管理制度，将药品分为（　　）
   - A. 特殊药品和一般药品
   - B. 中药和化学药
   - C. 处方药和非处方药
   - D. 内服药和外用药
   - E. 传统药与现代药

3. 非处方药英文缩写为（　　）
   - A. APC
   - B. OTC
   - C. GSP
   - D. Rx
   - E. SOP

4. 药品作为特殊商品的特征不包括（　　）
   - A. 两重性
   - B. 专属性
   - C. 高利润性
   - D. 时限性
   - E. 质量重要性

5. 关于药品安全风险和药品安全风险管理措施的说法，错误的是（　　）
   - A. 药品内在属性决定药品具有不可避免的药品安全风险
   - B. 不合理药用、用药差错是导致药品安全风险的主要因素
   - C. 药品生产企业应负担起药品整个生命周期的安全检测和风险管理工作
   - D. 实施药品安全风险管理的有效措施是，要从药品注册环节消除各种药品安全风险因素
   - E. 加强药品安全风险管理需要健全药品安全监督的各项法律法规

6. 基本医疗保险用药范围的管理方式是（　　）
   - A. 通过制定单病种最高付费来管理
   - B. 通过控制医生用药行为来管理
   - C. 通过控制药品价格来管理
   - D. 通过制定《药品目录》进行管理
   - E. 通过制定定点医疗机构处方集来管理

7. 根据《国家基本药物目录管理办法》，从国家基本药物目录中调出的情形不包括（　　）
   - A. 药品标准被取消的
   - B. 发生不良反应的
   - C. 国家药品监督管理部门撤销其药品批准证明文件的
   - D. 根据药物经济学评价，可被风险效益比更优的品种所替代的
   - E. 根据药物经济学评价，可被成本效益比更优的品种所替代的

8. 《药品召回管理办法》将一级召回界定为（　　）
   - A. 使用该药品可能引起严重健康危害的
   - B. 使用该药品可能引起暂时的健康危害的

   - C. 使用该药品可能引起可逆的健康危害的
   - D. 使用该药品可能引起暂时的或者可逆的健康危害的
   - E. 使用该药品可能引起轻微健康危害的

9. 药品生产企业在作出药品一级召回决定后，应在（　　）内通知有关药品经营企业、使用单位停止销售和使用。
   - A. 12小时
   - B. 24小时
   - C. 36小时
   - D. 48小时
   - E. 72小时

10. 药品不良反应是指合格药品（　　）
    - A. 使用后出现的与用药目的无关的或意外的有害反应
    - B. 在正常用法用量下出现的与用药目的无关的有害反应
    - C. 在正常用量下出现的与用药目的无关的或意外的有害反应
    - D. 在正常用法用量下出现的与用药目的无关的或意外的有害反应
    - E. 在正常用量下出现的与用药目的无关的有害反应

【B型题】

（第11～13题备选答案）
- A. 新药
- B. 城镇职工基本医疗保险药品
- C. 国家基本药物
- D. 处方药
- E. 非处方药

11. 依据"防治必需、安全有效、价格合理、使用方便、中西药并重、基本保障、临床首选"的原则遴选（　　）

12. 未曾在中国境内外上市销售的药品属（　　）

13. 必须凭执业医师或执业助理医师的处方才可调配、购买和使用（　　）

（第14～17题备选答案）
- A. 药品不良反应
- B. 新的药品不良反应
- C. 严重药品不良反应
- D. A型药品不良反应
- E. B型药品不良反应

《药品不良反应报告和监测管理办法》规定

14. （　　）是指药品说明书中未载明的不良反应。

15. （　　）是可导致住院或住院时间延长的反应。

16. （　　）是指合格药品在正常用法用量下出现的与用药目的无关的有害反应。

17. （　　）为药理作用增强所致，常和剂量有关，可以预测，发生率高而死亡率低。

（第18～20题备选答案）
- A. 药品召回制度
- B. 药品不良反应报告与监测制度
- C. 国家基本药物制度
- D. 药品分类管理制度
- E. 国家储备制度

18. 为应对国内发生重大灾情、疫情及其他突发事件的是

（　　　）

19. 为维护人民群众健康、保障公众基本用药权益的是
（　　　）

20. 为防止"药害"悲剧重演的是（　　　）

【X型题】

21. 药品质量监督检验的类型包括（　　　）
    A. 进出口药品检验　　　　B. 技术仲裁检验
    C. 复核检验　　　　　　　D. 委托检验
    E. 抽查性检验

22. 我国国家药品标准包括（　　　）
    A.《中国药典》
    B. 国家药品监督管理局批准的药品注册标准
    C. 卫生部颁布的药品标准
    D. 与药品质量指标、生产工艺和检验方法相关的技术
       指导原则和规范
    E.《中国药典》增补本

23. 下列属于药品的是（　　　）
    A. 天麻饮片　　　　　　　B. 青霉素原料
    C. 化学试剂　　　　　　　D. 强化维生素
    E. 直接接触药品的包装材料

24. 药品质量特性包括（　　　）
    A. 有效性　　　　　　　　B. 安全性
    C. 稳定性　　　　　　　　D. 多样性
    E. 均一性

25. 药品作为特殊商品的特征包括（　　　）
    A. 时限性　　　　　　　　B. 质量的重要性
    C. 专属性　　　　　　　　D. 品种多样性
    E. 两重性

26. 药品检验机构药品检验的性质包括（　　　）
    A. 权威性　　　　　　　　B. 仲裁性
    C. 准确性　　　　　　　　D. 公正性
    E. 全面性

27. 国家基本药物制度政策框架主要包括（　　　）
    A. 国家基本药物目录遴选调整管理、保障基本药物生
       产供应
    B. 合理制定基本药物价格及零差率销售、促进基本药
       物优先和合理使用
    C. 完善基本药物的医保报销政策、加强基本药物质量
       安全监管
    D. 健全完善基本药物制度绩效评估
    E. 国家基本药物制度可随意变更

28.《药品不良反应报告和监测管理办法》适用于中华人
   民共和国境内的（　　　）
    A. 药品生产企业　　　　　B. 药品经营企业
    C. 医疗卫生机构　　　　　D. 药品不良反应监测机构
    E. 药品监督管理部门

29. 药品安全风险的特点包括（　　　）
    A. 复杂性　　　　　　　　B. 不可预见性
    C. 不可避免性　　　　　　D. 不可控制性
    E. 重要性

30. 关于药品储备制度说法正确的是（　　　）
    A. 药品储备制度能够防患于未然
    B. 我国实行中央与地方两级医药储备制度
    C. 我国药品储备实行动态储备、有偿调用
    D. 制定药品生产经营企业承担医药储备任务
    E. 由药品监督管理局承担储备任务

（陈建东）

第5章

药品法制管理

药品是人类用于预防、治疗、诊断疾病的特殊商品。药品质量直接关系到人民群众的身体健康、生命安全和生活质量，因此大多数国家采用法律的手段管理药品及其相关活动。例如，美国的《联邦食品、药品和化妆品法案》、日本的《药事法》等。药品的特殊性质和用途决定着其应成为受法律管理最严格的商品。我国也参考和借鉴国外的有关法规，制定药品管理法，实施药品法制管理。

第1节 制定和实施《药品管理法》的意义

一、《药品管理法》的制定

1949年中华人民共和国成立以来，党和政府十分关心人民的身体健康，在注重发展我国医药卫生事业的同时，制订了一系列有关药政管理的办法、规定和条例，建立了中央、省、地区和大部分县的药政、药检机构，加强了对药品生产、经营、使用等各个环节的监督管理。20世纪70年代末、80年代初，改革开放初期，药品市场处于萌芽期，药品监管需求应势而生。催生药品监管需求的主要因素有药品行业管理体制、经济体制改革。随着经济体制改革帷幕的拉开，药品经济活动日益频繁，而直接控制型的政府管理方式效率较低，需要采取规范化、效率更高的监管方式。但是，药品管理制度匮乏，监管工作缺乏制度依据。当时的药品管理法律体系以行政法规和部门规章为主，缺少对违法行为的处罚条款，导致一些重大药品违法行为未受到法律制裁。

1984年9月20日，第六届全国人民代表大会常务委员会第七次会议审议通过了第一部法律位阶的药品管理基本法：《药品管理法》，本法从建立监管机构、设立行政审批制度、建立国家药品标准、法律责任体系等多方位全面回应了药品质量管理现状对监管工作提出的需求，确认了政府监管机构的法律地位、法定职权和法律责任。

二、《药品管理法》的修订与修正

（一）2001年第一次修订

20世纪90年代，随着市场经济体系正式建立，药品监管体制发生了重大变化，一些实践中行之有效的药品监管制度未能法制化，《药品管理法》逐渐无法适应市场经济环境下的药品监管工作要求。2001年2月28日第九届全国人民代表大会常务委员会第二十次会议修订通过《药品管理法》，自2001年12月1日起施行，共十章106条。2001年修订的《药品管理法》确认了专设监督管理部门的药品监管体制，监督管理权责从卫生行政部门转到药品监督管理部门。在法条的内容上，药品监管内容、监管程序、监管方式、监管责任等方面都有较大变动，体现了从药品质量安全单一重心转为质量安全和经济行为并重的监管理念。例如，简化开办药品生产企业、经营企业审批程序，变"两证一照"为"一证一照"；将质量管理规范认证制度法定化，进一步完善了认证的监督检查制度；建立处方药与非处方药分类管理制度等。

（二）2013年、2015年两次修正

为了适应市场经济体制改革深入推进的历史潮流，2013年和2015年，立法部门又两次修正了《药品管理法》，集中体现了放松市场经济性行为管制的监管趋势。其中，2013年修改了《药品管理法》

第十三条，下放了药品生产企业接受委托生产药品的批准权，由国务院药品监督管理部门或国务院药品监督管理部门授权的省、自治区、直辖市政府药品监督管理部门修改为省、自治区、直辖市政府药品监督管理部门。2015 年的修正，则改革了"先证后照"企业证照审批制度，删除了"凭药品生产许可证到工商行政管理部门办理登记注册"、"凭药品经营许可证到工商行政管理部门办理登记注册"的内容。据此，药品企业可以先照后证、先证后照或证照并行。同时，还对药品价格管理制度进行了比较大的改革，删去了第五十五条关于实行政府定价、政府指导价的相关规定，只保留了关于市场调节价的规定，体现了尊重市场规律的价格监管理念，即基本放弃政府为主导的药品定价体系，转为市场体系定价为主。

（三）2019 年第二次修订

随着我国社会经济及药品产业的快速发展，2001 年版《药品管理法》与党中央、国务院对药品安全的新要求，与人民群众对药品安全的新期待，与药品监管工作和产业发展面临的新形势等都存在一定差距，鼓励创新的措施不多，违法行为处罚的力度不够，科学监管手段相对滞后，已逐渐不能适应监管和发展需要。为适应新要求、新期待、新形势，进一步完善药品安全治理体系，提升药品安全治理能力，2019 年 8 月 26 日第十三届全国人民代表大会常务委员会第十二次会议第二次修订、表决通过《药品管理法》，于 2019 年 12 月 1 日起施行，共十二章 155 条。

三、《药品管理法》的实施意义

《药品管理法》是我国第一部由国家立法机关按照立法程序，制定、颁布的综合性药品管理法律，较以往的药政管理法规具有更高的法律地位和法律效力。《药品管理法》的颁布与实施，结束了没有药品管理法律的历史，使药品监督管理工作进入法制化阶段。《药品管理法》是我国药品监管的基本法律，对规范药品研究、生产经营和使用活动，加强药品监督管理，促进药品产业健康发展，维护公众健康权益，具有极其重要的作用。其实施意义主要体现在以下四个方面。

（一）提高药品监督管理的法律地位，加大执法力度

《药品管理法》是国家关于药品管理工作的法律，是药品研制、生产、经营、使用、检验、进出口和监督管理的依据。由于行政法规、规章的法律地位和效力没有法律高，有的单位和人员对此重视不够，在执行过程中往往打了折扣，影响了药品监督管理工作。将行政法规、规章上升为国家法律，以法律的形式确立药品监督管理工作的地位，必将增强人们的法律意识和重视程度，有利于规范行为，加大守法、执法的力度。

（二）使药品监督管理工作有法可依，依法办事

以前公布的药品管理法规、规章只规定了应该怎么做，而没有规定法律责任和法律制裁，许多严重违法事件缺乏法律依据，处理起来束手无策。制定、颁布药品管理法律，明确规定法律责任，使药品管理法规更加完善，使药品监督管理工作有法可依，依法办事。

（三）提高人民群众对药品质量监督管理的法律意识

以前的法规、规章，一般由上级管理部门发到下级管理机关，仅供药品监督管理人员学习、执行，广大人民群众很难见到。由于人民群众不了解药品管理法规，也就起不到监督作用。而制定颁布法律后，通过新闻媒介宣传、出版社出版、新华书店发行，使大家了解、熟悉了《药品管理法》的内容，就能发挥人民群众的监督作用。

（四）有利于和国际药品管理工作接轨，增强竞争力

我国已加入世贸组织，药品研制、生产、经营、使用，以及国际贸易活动必将扩大业务范围。我国制定《药品管理法》，将管理药品的各项活动用法律形式固定下来，必将促进对药品的管理。如我国《药品管理法》明确规定，国家实行处方药与非处方药分类管理，实施认证管理，对药品生产、经营、使用的单位要求配备依法经过资格认证的人员等，其目的就是为了使其适应新的形势要求，增强国际竞争力，提高效益，使药品研制、生产、经营、使用、检验、监督管理等活动在法律的保

护和制约下健康发展。

考点：《药品管理法》的实施意义、修订情况

第2节 《药品管理法》(2019年修订)的主要内容

《药品管理法》2019年修订是在2001年修订18年之后进行的一次全面的大修，这次全面修改体现了"四个最新"。第一个新，就是把药品管理和人民的健康紧密地结合起来，紧跟全世界药品发展的理念，在立法目的里面就明确规定了要保护和促进公众健康，在总则中提出药品管理应当以人民健康为中心。第二个新，就是坚持风险管理，将风险管理理念贯穿于药品研制、生产、经营、使用、上市后管理等各个环节，坚持社会共治。第三个新，新在坚持新发展时期的问题导向，针对药品管理发展过程中存在的问题，坚持问题导向，回应社会关切，坚决贯彻"四个最严"的原则。第四个新，就是新在发挥法律的最高权威作用，围绕提高药品质量系统地对药品管理做出规定。根据我国药品行业发展的实践需要，全面系统性地对药品管理制度进行了规定。

新修订的《药品管理法》体现监管使命、管理原则、监管目标、监管机制、监管方式的深刻变革，也体现了最严谨的标准、最严格的监管、最严厉的处罚、最严肃的问责"四个最严"精神，健全了覆盖药品研制、生产、经营、使用全过程的法律制度。

2001年版《药品管理法》共十章：第一章总则；第二章药品生产企业管理；第三章药品经营企业管理；第四章医疗机构的药剂管理；第五章药品管理；第六章药品包装的管理；第七章药品价格和广告的管理；第八章药品监督；第九章法律责任；第十章附则。这样的篇章结构反映出仿制药时代的药品立法特点：一是药品监管以生产为核心。如第二章即为"药品生产企业管理"。二是突出企业管理而不是行为管理。如药品生产企业管理、药品经营企业管理的章节名。

2019年修订版《药品管理法》共十二章：第一章总则、第二章药品研制和注册、第三章药品上市许可持有人、第四章药品生产、第五章药品经营、第六章医疗机构药事管理、第七章药品上市后管理、第八章药品价格和广告、第九章药品储备和供应、第十章监督管理、第十一章法律责任、第十二章附则。在篇章结构上具有以下特点：一是按照药品全生命周期进行篇章结构设计，从研制监管到使用监管。二是突出了药品上市许可持有人，其对药品全生命周期管理依法承担相应法律责任。三是增加了药品储备与供应，与2019年修订版《药品管理法》所确立的药品管理目标之一"可及"紧密相连。四是增加了药品上市后管理，与"放管服"改革以及全球药品风险管理趋势相适应，强化药品风险的持续管理、递进管理。2019年修订版《药品管理法》的篇章结构设计体现了新时代药品监管工作规律，有利于鼓励药物研制创新，有利于强化各方主体责任，有利于全生命周期监管，有利于落实药品供应保障，有利于保障公众用药安全、有效和可及。

考点：新《药品管理法》的篇章改变

一、总　　则

第一条　为了加强药品管理，保证药品质量，保障公众用药安全和合法权益，保护和促进公众健康，制定本法。

第二条　在中华人民共和国境内从事药品研制、生产、经营、使用和监督管理活动，适用本法。

本法所称药品，是指用于预防、治疗、诊断人的疾病，有目的地调节人的生理机能并规定有适应证或者功能主治、用法和用量的物质，包括中药、化学药和生物制品等。

第三条　药品管理应当以人民健康为中心，坚持风险管理、全程管控、社会共治的原则，建立科学、严格的监督管理制度，全面提升药品质量，保障药品的安全、有效、可及。

第四条　国家发展现代药和传统药，充分发挥其在预防、医疗和保健中的作用。

国家保护野生药材资源和中药品种，鼓励培育道地中药材。

第五条　国家鼓励研究和创制新药，保护公民、法人和其他组织研究、开发新药的合法权益。

第六条　国家对药品管理实行药品上市许可持有人制度。药品上市许可持有人依法对药品研制、生产、经营、使用全过程中药品的安全性、有效性和质量可控性负责。

第七条　从事药品研制、生产、经营、使用活动，应当遵守法律、法规、规章、标准和规范，保证全过程信息真实、准确、完整和可追溯。

第八条　国务院药品监督管理部门主管全国药品监督管理工作。国务院有关部门在各自职责范围内负责与药品有关的监督管理工作。国务院药品监督管理部门配合国务院有关部门，执行国家药品行业发展规划和产业政策。

省、自治区、直辖市人民政府药品监督管理部门负责本行政区域内的药品监督管理工作。设区的市级、县级人民政府承担药品监督管理职责的部门（以下称药品监督管理部门）负责本行政区域内的药品监督管理工作。县级以上地方人民政府有关部门在各自职责范围内负责与药品有关的监督管理工作。

第九条　县级以上地方人民政府对本行政区域内的药品监督管理工作负责，统一领导、组织、协调本行政区域内的药品监督管理工作以及药品安全突发事件应对工作，建立健全药品监督管理工作机制和信息共享机制。

第十条　县级以上人民政府应当将药品安全工作纳入本级国民经济和社会发展规划，将药品安全工作经费列入本级政府预算，加强药品监督管理能力建设，为药品安全工作提供保障。

第十一条　药品监督管理部门设置或者指定的药品专业技术机构，承担依法实施药品监督管理所需的审评、检验、核查、监测与评价等工作。

第十二条　国家建立健全药品追溯制度。国务院药品监督管理部门应当制定统一的药品追溯标准和规范，推进药品追溯信息互通互享，实现药品可追溯。

国家建立药物警戒制度，对药品不良反应及其他与用药有关的有害反应进行监测、识别、评估和控制。

第十三条　各级人民政府及其有关部门、药品行业协会等应当加强药品安全宣传教育，开展药品安全法律法规等知识的普及工作。

新闻媒体应当开展药品安全法律法规等知识的公益宣传，并对药品违法行为进行舆论监督。有关药品的宣传报道应当全面、科学、客观、公正。

第十四条　药品行业协会应当加强行业自律，建立健全行业规范，推动行业诚信体系建设，引导和督促会员依法开展药品生产经营等活动。

第十五条　县级以上人民政府及其有关部门对在药品研制、生产、经营、使用和监督管理工作中做出突出贡献的单位和个人，按照国家有关规定给予表彰、奖励。

新《药品管理法》总则共 15 条，主要从药品管理的使命、原则、政策、制度、职责、义务方面及本法适用范围进行规定。保护和促进公众健康，是当今国际社会所公认的药品监管部门的使命。总则的第一条从立法目的方面明确了加强药品管理工作的最终目的是保护和促进公众健康，昭示了所有药品利益相关者共同的使命担当。

第二条进行了修改，2001 年版提出：在中华人民共和国境内从事药品的研制、生产、经营、使用和监督管理的单位或者个人，必须遵守本法。2019 年版修订为：在中华人民共和国境内从事药品研制、生产、经营、使用和监督管理活动，适用本法。强调用法律规范药事活动。同时将旧版里附则的药品的含义解释，移至此处，并进行了修改：药品包括中药、化学药和生物制品等，分为清晰简单的三大类；而 2001 年版为：药品包括中药材、中药饮片、中成药、化学原料药及其制剂、抗生素、生化药品、放射性药品、血清、疫苗、血液制品和诊断药品等。

第三条是《药品管理法》新增的，提出了药品管理应以人民健康为中心的新理念，明确了我国药品管理的三大基本原则：风险管理、全程管控、社会共治的原则；贯彻落实了党中央有关药品安全"四个最严"要求，要求通过建立科学、严格的监督管理制度，全面提升药品质量，保障药品的安全、有效、可及。风险管理原则是全球药品管理的第一原则。药品领域风险来源多样，没有绝对安全的药品，只有不断地防控各种风险，才能实现保护和促进公众健康的目的。如2019年修订版《药品管理法》第十二条规定国家建立健全药品追溯制度、建立药物警戒制度均贯彻了风险管理原则。全程管控原则是风险管理原则在空间方面的安排。保障药品安全，需要实现从实验室到医院的全程管控，包括药品研制、生产、经营、使用等方面全程管控。如2019年修订版《药品管理法》第六、七条分别从产品全程管控方面、信息全程管控方面明确了药品的全程管控。社会共治原则是风险管理原则在空间方面的另一安排。保障药品安全是所有药品利益相关者的共同利益。多年来，在药品领域，基本构建了企业主责、政府监管、行业自律、社会协同、公众参与、媒体监督、法治保障的药品安全共治格局。2019年修订版《药品管理法》第八至十五条通过明确各级政府、部门、行业协会、新闻媒体在药品管理方面的职责或法定义务，全面贯穿了社会共治原则。地方政府应对本行政区域内的药品监督管理工作负责、加强药品安全工作，行业协会应加强行业自律的责任，新闻媒体应开展药品安全知识的公益宣传并进行舆论监督的责任的规定是本次修订新增内容。

　　2019年修订版《药品管理法》总则部分的三大基本制度：上市许可持有人制度、药品追溯制度和药物警戒制度，属于深入贯彻党中央对药品管理"四个最严"要求的创新性的管理制度。药品上市许可持有人制度是2019年修订版《药品管理法》的一项核心制度。药物警戒制度是本次修订的一大亮点，也是一项与国际接轨的制度。药物警戒制度是国际社会药品管理的重要创新制度，是对药品风险管理理论的深化认识。药物警戒制度替代了2001年版中规定的药品不良反应监测和报告制度。药物警戒制度是一项贯穿药品全生命周期的制度。药物警戒范围包括临床试验阶段和上市后阶段，甚至可以包括非临床研究阶段。药物警戒的对象不仅仅是药品不良反应，还包括其他与用药有关的有害反应，如用药差错、质量问题等。在我国进入创新药全球同步研发、同步上市的崭新历史阶段后，药物警戒制度必须配套跟进，以便有效控制风险。

　　2019年修订版《药品管理法》总则的第四、五条，在两个方面体现了国家药品行业和产业发展的政策导向和价值导向：鼓励培育道地药材、研究和创制新药。保护中药品种、培育道地中药材是新增内容，体现了国家近年来对传统药的重视。

考点：药品管理的原则、制度

链接　2019年修订版《药品管理法》与药品领域的改革

　　2015年8月，国务院印发《国务院关于改革药品医疗器械审评审批制度的意见》；2017年10月，中共中央办公厅、国务院办公厅印发《关于深化审评审批制度改革鼓励药品医疗器械创新的意见》，围绕"创新、质量、效率、体系、能力"五大主题，提出鼓励药物研发创新、开展药品上市许可持有人制度试点、改革临床试验管理、加快上市审评审批等一系列具有历史性、创新性意义的重大改革措施。几年来，药品监管改革创新有力推进，取得显著成效。2019年修订版《药品管理法》将行之有效的改革措施固化为法律成果，鼓励研制和创新新药，为深入推进药品领域改革奠定了更为坚实的法律基础。

二、药品研发和注册

　　第十六条　国家支持以临床价值为导向、对人的疾病具有明确或者特殊疗效的药物创新，鼓励具有新的治疗机理、治疗严重危及生命的疾病或者罕见病、对人体具有多靶向系统性调节干预功能等的新药研制，推动药品技术进步。

　　国家鼓励运用现代科学技术和传统中药研究方法开展中药科学技术研究和药物开发，建立和完善符合中药特点的技术评价体系，促进中药传承创新。

　　国家采取有效措施，鼓励儿童用药品的研制和创新，支持开发符合儿童生理特征的儿童用药品新品种、剂型和规格，对儿童用药品予以优先审评审批。

第十七条　从事药品研制活动，应当遵守药物非临床研究质量管理规范、药物临床试验质量管理规范，保证药品研制全过程持续符合法定要求。

药物非临床研究质量管理规范、药物临床试验质量管理规范由国务院药品监督管理部门会同国务院有关部门制定。

第十八条　开展药物非临床研究，应当符合国家有关规定，有与研究项目相适应的人员、场地、设备、仪器和管理制度，保证有关数据、资料和样品的真实性。

第十九条　开展药物临床试验，应当按照国务院药品监督管理部门的规定如实报送研制方法、质量指标、药理及毒理试验结果等有关数据、资料和样品，经国务院药品监督管理部门批准。国务院药品监督管理部门应当自受理临床试验申请之日起六十个工作日内决定是否同意并通知临床试验申办者，逾期未通知的，视为同意。其中，开展生物等效性试验的，报国务院药品监督管理部门备案。

开展药物临床试验，应当在具备相应条件的临床试验机构进行。药物临床试验机构实行备案管理，具体办法由国务院药品监督管理部门、国务院卫生健康主管部门共同制定。

第二十条　开展药物临床试验，应当符合伦理原则，制定临床试验方案，经伦理委员会审查同意。

伦理委员会应当建立伦理审查工作制度，保证伦理审查过程独立、客观、公正，监督规范开展药物临床试验，保障受试者合法权益，维护社会公共利益。

第二十一条　实施药物临床试验，应当向受试者或者其监护人如实说明和解释临床试验的目的和风险等详细情况，取得受试者或者其监护人自愿签署的知情同意书，并采取有效措施保护受试者合法权益。

第二十二条　药物临床试验期间，发现存在安全性问题或者其他风险的，临床试验申办者应当及时调整临床试验方案、暂停或者终止临床试验，并向国务院药品监督管理部门报告。必要时，国务院药品监督管理部门可以责令调整临床试验方案、暂停或者终止临床试验。

第二十三条　对正在开展临床试验的用于治疗严重危及生命且尚无有效治疗手段的疾病的药物，经医学观察可能获益，并且符合伦理原则的，经审查、知情同意后可以在开展临床试验的机构内用于其他病情相同的患者。

第二十四条　在中国境内上市的药品，应当经国务院药品监督管理部门批准，取得药品注册证书；但是，未实施审批管理的中药材和中药饮片除外。实施审批管理的中药材、中药饮片品种目录由国务院药品监督管理部门会同国务院中医药主管部门制定。

申请药品注册，应当提供真实、充分、可靠的数据、资料和样品，证明药品的安全性、有效性和质量可控性。

第二十五条　对申请注册的药品，国务院药品监督管理部门应当组织药学、医学和其他技术人员进行审评，对药品的安全性、有效性和质量可控性以及申请人的质量管理、风险防控和责任赔偿等能力进行审查；符合条件的，颁发药品注册证书。

国务院药品监督管理部门在审批药品时，对化学原料药一并审评审批，对相关辅料、直接接触药品的包装材料和容器一并审评，对药品的质量标准、生产工艺、标签和说明书一并核准。

本法所称辅料，是指生产药品和调配处方时所用的赋形剂和附加剂。

第二十六条　对治疗严重危及生命且尚无有效治疗手段的疾病以及公共卫生方面急需的药品，药物临床试验已有数据显示疗效并能预测其临床价值的，可以附条件批准，并在药品注册证书中载明相关事项。

第二十七条　国务院药品监督管理部门应当完善药品审评审批工作制度，加强能力建设，建立健全沟通交流、专家咨询等机制，优化审评审批流程，提高审评审批效率。

批准上市药品的审评结论和依据应当依法公开，接受社会监督。对审评审批中知悉的商业秘密应当保密。

第二十八条　药品应当符合国家药品标准。经国务院药品监督管理部门核准的药品质量标准高于国家药品标准的，按照经核准的药品质量标准执行；没有国家药品标准的，应当符合经核准的药品质量标准。

国务院药品监督管理部门颁布的《中国药典》和药品标准为国家药品标准。

国务院药品监督管理部门会同国务院卫生健康主管部门组织药典委员会，负责国家药品标准的制定和修订。

国务院药品监督管理部门设置或者指定的药品检验机构负责标定国家药品标准品、对照品。

第二十九条 列入国家药品标准的药品名称为药品通用名称。已经作为药品通用名称的，该名称不得作为药品商标使用。

2001 年版《药品管理法》第二章即为"药品生产企业管理"，与药品全生命周期管理的自然逻辑不符。药品研发和注册是药品安全的源头，源头管不好、管不住，系统性、区域性风险就会加大。为有利于全生命周期监管，2019 年修订版《药品管理法》按照药品全生命周期进行篇章结构设计，第二章为"药品研发和注册"。药品管理的庄严使命是保护和促进公众健康，2019 年修订版《药品管理法》第十六条规定明确药品研制导向、促进中药传承创新、优先审评审批儿童用药；第二十三条规定通过拓展使用临床试验药物，从制度安排上鼓励研发创新，保障药品的可及性，以促进公众健康。

我国是医药大国，但还不是医药强国；人多，需求大，市场也大；医药产业在国民经济和社会发展中有着举足轻重的地位，发展提升的空间很大。2019 年修订版把一些支持鼓励的政策性措施，用法律形式固定下来；鼓励创新，既促进药品可及性，又推动了医药产业进步。

为保障药品安全，需从研制环节开始切实实施全程管控，因此 2019 年修订版《药品管理法》第十七条规定从事药品研制活动，应当遵守药物非临床研究质量管理规范、药物临床试验质量管理规范；并在第十八、十九条进一步明确了相关要求。

总则中规定，国家鼓励研究和创制新药。为鼓励创新，加快新药上市，增加和完善了多个条款，增加了多项制度举措。过去临床试验审批是批准制，新修订后改为默示许可制，临床试验机构的认证管理调整为备案管理(第十九条规定)，以提高临床试验的审批效率。第二十五条第二款规定了 3 个"一并"，即国务院药品监督管理部门在审评审批药品的时候，将化学原料药、相关的辅料和直接接触药品的包装材料和容器调整为与制剂一并审评审批，同时对药品质量标准、生产工艺、标签和说明书也一并核准。原料药关联审评制度，原料药与制剂一并审评审批，有利于加快新药上市。第二十六条规定对于治疗严重危及生命且尚无有效治疗手段的疾病，以及公共卫生方面急需的药品，临床试验已有数据显示疗效，并且能够预测临床价值的可以附条件审批；附条件审批的制度缩短了临床试验的研制时间，使那些急需治疗的患者能第一时间用上新药，提高了临床急需药品的可及性。

药物临床试验机构备案管理制度、药物临床试验默示许可制度、生物等效性试验备案制度（第十九条）、临床试验伦理审查制度（第二十条）、拓展性临床试验制度、优先审评制度、附条件审批制度、关联审评制度是研制注册环节的创新制度，这些制度通过优化临床试验管理、创新审评机制、优化审评流程等，有助于缩短临床试验开始时间、加速创新药上市速度；体现了新药品管理法鼓励发展，全力服务和支持医药产业健康成长的特点。

为贯彻药品管理风险管理的原则，第二十一、二十二条对临床试验实施时的风险告知、发现风险的及时处理进行了具体的规定。第二十二条建立了临床试验随时叫停的风险控制机制。

第二十四条规定在中国境内上市的药品，应经批准取得药品注册证书，是新增条目；而 2001 年版规定：药品进口需经审查批准取得进口药品注册证书。第二十五条明确了对申请注册的药品审评要求。第二十七条明确了药品审评审批工作要求。

第二十八条规定了药品应当符合国家药品标准，构建了药品标准体系，明确了执行标准要求遵循相对高标准原则，体现了"四个最严"精神中"最严谨的标准"的要求。

考点：药品研发、注册的要求

三、药品上市许可持有人

第三十条　药品上市许可持有人是指取得药品注册证书的企业或者药品研制机构等。

药品上市许可持有人应当依照本法规定，对药品的非临床研究、临床试验、生产经营、上市后研究、不良反应监测及报告与处理等承担责任。其他从事药品研制、生产、经营、储存、运输、使用等活动的单位和个人依法承担相应责任。

药品上市许可持有人的法定代表人、主要负责人对药品质量全面负责。

第三十一条　药品上市许可持有人应当建立药品质量保证体系，配备专门人员独立负责药品质量管理。

药品上市许可持有人应当对受托药品生产企业、药品经营企业的质量管理体系进行定期审核，监督其持续具备质量保证和控制能力。

第三十二条　药品上市许可持有人可以自行生产药品，也可以委托药品生产企业生产。

药品上市许可持有人自行生产药品的，应当依照本法规定取得药品生产许可证；委托生产的，应当委托符合条件的药品生产企业。药品上市许可持有人和受托生产企业应当签订委托协议和质量协议，并严格履行协议约定的义务。

国务院药品监督管理部门制定药品委托生产质量协议指南，指导、监督药品上市许可持有人和受托生产企业履行药品质量保证义务。

血液制品、麻醉药品、精神药品、医疗用毒性药品、药品类易制毒化学品不得委托生产；但是，国务院药品监督管理部门另有规定的除外。

第三十三条　药品上市许可持有人应当建立药品上市放行规程，对药品生产企业出厂放行的药品进行审核，经质量受权人签字后方可放行。不符合国家药品标准的，不得放行。

第三十四条　药品上市许可持有人可以自行销售其取得药品注册证书的药品，也可以委托药品经营企业销售。药品上市许可持有人从事药品零售活动的，应当取得药品经营许可证。

药品上市许可持有人自行销售药品的，应当具备本法第五十二条规定的条件；委托销售的，应当委托符合条件的药品经营企业。药品上市许可持有人和受托经营企业应当签订委托协议，并严格履行协议约定的义务。

第三十五条　药品上市许可持有人、药品生产企业、药品经营企业委托储存、运输药品的，应当对受托方的质量保证能力和风险管理能力进行评估，与其签订委托协议，约定药品质量责任、操作规程等内容，并对受托方进行监督。

第三十六条　药品上市许可持有人、药品生产企业、药品经营企业和医疗机构应当建立并实施药品追溯制度，按照规定提供追溯信息，保证药品可追溯。

第三十七条　药品上市许可持有人应当建立年度报告制度，每年将药品生产销售、上市后研究、风险管理等情况按照规定向省、自治区、直辖市人民政府药品监督管理部门报告。

第三十八条　药品上市许可持有人为境外企业的，应当由其指定的在中国境内的企业法人履行药品上市许可持有人义务，与药品上市许可持有人承担连带责任。

第三十九条　中药饮片生产企业履行药品上市许可持有人的相关义务，对中药饮片生产、销售实行全过程管理，建立中药饮片追溯体系，保证中药饮片安全、有效、可追溯。

第四十条　经国务院药品监督管理部门批准，药品上市许可持有人可以转让药品上市许可。受让方应当具备保障药品安全性、有效性和质量可控性的质量管理、风险防控和责任赔偿等能力，履行药品上市许可持有人义务。

2019 年修订版《药品管理法》总则第六条提出：国家对药品管理实行药品上市许可持有人制度。第三章"药品上市许可持有人"，对持有人的条件、权利、义务、责任等做出了全面系统的规定。新引进的药品上市许可持有人制度有一个重大的好处，就是从制度设计上鼓励创新。上市许可持有人制度，是拥有药品技术的药品研发机构和生产企业，通过提出药品上市许可的申请，获得药品注册证书，以其自己的名义将产品投向市场，药品全生命周期承担责任的一项制度。药品上市许可持有人制度能让有能力创新出新药品的科研机构获得产品上市后的巨大收益，能够鼓励科研人员更积极地投入药品研发并享受合理报酬。

总则规定药品上市许可持有人依法对药品研制、生产、经营、使用全过程中药品的安全性、有效性和质量可控性负责。本章的第三十条明确了药品上市许可持有人的条件，规定了其应承担的主体责任。第三十一条提出了药品上市许可持有人应建立药品质量保证体系，对应了总则中对质量可控性负责的要求。第三十二至三十九条分别从生产、上市放行、销售、储存、运输、上市后管理等方面对药品上市许可持有人的权利、义务、责任等做了具体的规定。在生产环节，应建立质量管理体系，保证生产全过程持续合法合规。委托生产的，应当委托有条件的药品生产企业，签订相关的协议，对药品生产企业出厂放行进行审核。在流通环节，规定持有人应当建立追溯制度，保证药品可追溯。委托销售的，要委托符合条件的药品经营企业。委托仓储运输的，要对受托方能力进行评估，同时明确药品质量责任和操作规程，对受托方进行监督。在上市后管理方面，持有人应制定风险管理计划，开展药品上市后研究，应建立年度报告制度，每年向药品监管部门提交药品生产销售、上市后研究、风险管理等情况。药品上市许可持有人除要具备质量管理、风险防控能力之外，还要具备赔偿能力。对于境外的上市许可持有人，明确指定中国境内的企业法人履行持有人义务，承担连带责任。第四十条规定药品上市许可持有人经批准可以转让药品上市许可。

考点： 药品上市许可持有人的责任和义务

链接　药品上市许可持有人制度的起源

以往，我国药品研发机构无法获得药品批准文号，药品上市许可必须与生产许可"捆绑"，一定程度上制约了药品行业的创新发展；药品上市前后全生命周期安全性、有效性保证责任主体不明。2016年国务院办公厅印发了《药品上市许可持有人制度试点方案》。在北京、天津、上海等10省（市）开展试点。2017年，国务院印发《关于深化审评审批制度改革鼓励药品医疗器械创新的意见》（简称《意见》），提出及时总结药品上市许可持有人制度试点经验，力争早日在全国推开。2018年试点效果调研评估显示试点工作取得积极成效。为贯彻《意见》要求，结合试点经验，有关部门研究起草《药品管理法（修正草案）》，提出国家实行药品上市许可持有人制度。

四、药品生产

第四十一条　从事药品生产活动，应当经所在地省、自治区、直辖市人民政府药品监督管理部门批准，取得药品生产许可证。无药品生产许可证的，不得生产药品。

药品生产许可证应当标明有效期和生产范围，到期重新审查发证。

第四十二条　从事药品生产活动，应当具备以下条件。

（一）有依法经过资格认定的药学技术人员、工程技术人员及相应的技术工人；

（二）有与药品生产相适应的厂房、设施和卫生环境；

（三）有能对所生产药品进行质量管理和质量检验的机构、人员及必要的仪器设备；

（四）有保证药品质量的规章制度，并符合国务院药品监督管理部门依据本法制定的药品生产质量管理规范要求。

第四十三条　从事药品生产活动，应当遵守药品生产质量管理规范，建立健全药品生产质量管理体系，保证药品生产全过程持续符合法定要求。

药品生产企业的法定代表人、主要负责人对本企业的药品生产活动全面负责。

第四十四条　药品应当按照国家药品标准和经药品监督管理部门核准的生产工艺进行生产。生产、检验记录应当完整准确，不得编造。

中药饮片应当按照国家药品标准炮制；国家药品标准没有规定的，应当按照省、自治区、直辖市人民政府药品监督管理部门制定的炮制规范炮制。省、自治区、直辖市人民政府药品监督管理部门制定的炮制规范应当报国务院药品监督管理部门备案。不符合国家药品标准或者不按照省、自治区、直辖市人民政府药品监督管理部门制定的炮制规范炮制的，不得出厂、销售。

第四十五条　生产药品所需的原料、辅料，应当符合药用要求、药品生产质量管理规范的有关要求。

生产药品，应当按照规定对供应原料、辅料等的供应商进行审核，保证购进、使用的原料、辅料等符合前款规定要求。

第四十六条　直接接触药品的包装材料和容器，应当符合药用要求，符合保障人体健康、安全的标准。

对不合格的直接接触药品的包装材料和容器，由药品监督管理部门责令停止使用。

第四十七条　药品生产企业应当对药品进行质量检验。不符合国家药品标准的，不得出厂。

药品生产企业应当建立药品出厂放行规程，明确出厂放行的标准、条件。符合标准、条件的，经质量受权人签字后方可放行。

第四十八条　药品包装应当适合药品质量的要求，方便储存、运输和医疗使用。

发运中药材应当有包装。在每件包装上，应当注明品名、产地、日期、供货单位，并附有质量合格的标志。

第四十九条　药品包装应当按照规定印有或者贴有标签并附有说明书。

标签或者说明书应当注明药品的通用名称、成分、规格、上市许可持有人及其地址、生产企业及其地址、批准文号、产品批号、生产日期、有效期、适应证或者功能主治、用法、用量、禁忌、不良反应和注意事项。标签、说明书中的文字应当清晰，生产日期、有效期等事项应当显著标注，容易辨识。

麻醉药品、精神药品、医疗用毒性药品、放射性药品、外用药品和非处方药的标签、说明书，应当印有规定的标志。

第五十条　药品上市许可持有人、药品生产企业、药品经营企业和医疗机构中直接接触药品的工作人员，应当每年进行健康检查。患有传染病或者其他可能污染药品的疾病的，不得从事直接接触药品的工作。

第四章药品生产是药品生命周期的第二个环节，共十条。新药品管理法的主要变化是：①取消了对《药品生产质量管理规范》的认证要求，增加了"建立健全药品生产质量管理体系，保证药品生产全过程持续符合法定要求"的规定；②从出厂放行、检验记录、原辅料供应商审核方面，强化了药品质量的全程风险管控，如第四十四条增加了"检验记录应当完整准确，不得编造"的规定，第四十五条增加了"生产药品，应当按照规定对供应原料、辅料等的供应商进行审核"的规定，第四十七条增加了"药品生产企业应当建立药品出厂放行规程"的规定；③将直接接触药品人员的健康检查、药品包装和说明书的要求移至本章，从生产源头上保证药品质量。

考点：药品生产活动、工作人员、包装标签的有关规定

五、药 品 经 营

第五十一条　从事药品批发活动，应当经所在地省、自治区、直辖市人民政府药品监督管理部门批准，取得药品经营许可证。从事药品零售活动，应当经所在地县级以上地方人民政府药品监督管理部门批准，取得药品经营许可证。无药品经营许可证的，不得经营药品。

药品经营许可证应当标明有效期和经营范围，到期重新审查发证。

药品监督管理部门实施药品经营许可，除依据本法第五十二条规定的条件外，还应当遵循方便群众购药的原则。

第五十二条　从事药品经营活动应当具备以下条件。

（一）有依法经过资格认定的药师或者其他药学技术人员；

（二）有与所经营药品相适应的营业场所、设备、仓储设施和卫生环境；

（三）有与所经营药品相适应的质量管理机构或者人员；

（四）有保证药品质量的规章制度，并符合国务院药品监督管理部门依据本法制定的药品经营质量管理规范要求。

第五十三条　从事药品经营活动，应当遵守药品经营质量管理规范，建立健全药品经营质量管理体系，保证药品经营全过程持续符合法定要求。

国家鼓励、引导药品零售连锁经营。从事药品零售连锁经营活动的企业总部，应当建立统一的质量管理制度，对所属零售企业的经营活动履行管理责任。

药品经营企业的法定代表人、主要负责人对本企业的药品经营活动全面负责。

第五十四条　国家对药品实行处方药与非处方药分类管理制度。具体办法由国务院药品监督管理部门会同国务院卫生健康主管部门制定。

第五十五条　药品上市许可持有人、药品生产企业、药品经营企业和医疗机构应当从药品上市许可持有人或者具有药品生产、经营资格的企业购进药品；但是，购进未实施审批管理的中药材除外。

第五十六条　药品经营企业购进药品，应当建立并执行进货检查验收制度，验明药品合格证明和其他标识；不符合规定要求的，不得购进和销售。

第五十七条　药品经营企业购销药品，应当有真实、完整的购销记录。购销记录应当注明药品的通用名称、剂型、规格、产品批号、有效期、上市许可持有人、生产企业、购销单位、购销数量、购销价格、购销日期及国务院药品监督管理部门规定的其他内容。

第五十八条　药品经营企业零售药品应当准确无误，并正确说明用法、用量和注意事项；调配处方应当经过核对，对处方所列药品不得擅自更改或者代用。对有配伍禁忌或者超剂量的处方，应当拒绝调配；必要时，经处方医师更正或者重新签字，方可调配。

药品经营企业销售中药材，应当标明产地。

依法经过资格认定的药师或者其他药学技术人员负责本企业的药品管理、处方审核和调配、合理用药指导等工作。

第五十九条　药品经营企业应当制定和执行药品保管制度，采取必要的冷藏、防冻、防潮、防虫、防鼠等措施，保证药品质量。

药品入库和出库应当执行检查制度。

第六十条　城乡集市贸易市场可以出售中药材，国务院另有规定的除外。

第六十一条　药品上市许可持有人、药品经营企业通过网络销售药品，应当遵守本法药品经营的有关规定。具体管理办法由国务院药品监督管理部门会同国务院卫生健康主管部门等部门制定。

疫苗、血液制品、麻醉药品、精神药品、医疗用毒性药品、放射性药品、药品类易制毒化学品等国家实行特殊管理的药品不得在网络上销售。

第六十二条　药品网络交易第三方平台提供者应当按照国务院药品监督管理部门的规定，向所在地省、自治区、直辖市人民政府药品监督管理部门备案。

第三方平台提供者应当依法对申请进入平台经营的药品上市许可持有人、药品经营企业的资质等进行审核，保证其符合法定要求，并对发生在平台的药品经营行为进行管理。

第三方平台提供者发现进入平台经营的药品上市许可持有人、药品经营企业有违反本法规定行为的，应当及时制止并立即报告所在地县级人民政府药品监督管理部门；发现严重违法行为的，应当立即停止提供网络交易平台服务。

第六十三条　新发现和从境外引种的药材，经国务院药品监督管理部门批准后，方可销售。

第六十四条　药品应当从允许药品进口的口岸进口，并由进口药品的企业向口岸所在地药品监督管理部门备案。海关凭药品监督管理部门出具的进口药品通关单办理通关手续。无进口药品通关单的，海关不得放行。

口岸所在地药品监督管理部门应当通知药品检验机构按照国务院药品监督管理部门的规定对进口药品进行抽查检验。

允许药品进口的口岸由国务院药品监督管理部门会同海关总署提出，报国务院批准。

第六十五条　医疗机构因临床急需进口少量药品的，经国务院药品监督管理部门或者国务院授权的省、自治区、直辖市人民政府批准，可以进口。进口的药品应当在指定医疗机构内用于特定医疗目的。

个人自用携带入境少量药品，按照国家有关规定办理。

第六十六条　进口、出口麻醉药品和国家规定范围内的精神药品，应当持有国务院药品监督管理部门颁发的进口准许证、出口准许证。

第六十七条　禁止进口疗效不确切、不良反应大或者因其他原因危害人体健康的药品。

第六十八条　国务院药品监督管理部门对下列药品在销售前或者进口时，应当指定药品检验机构进行检验；未经检验或者检验不合格的，不得销售或者进口：

（一）首次在中国境内销售的药品；

（二）国务院药品监督管理部门规定的生物制品；

（三）国务院规定的其他药品。

第五章药品经营是药品生命周期的第三个环节，共 18 条。2019 年修订版《药品管理法》取消了《药品经营质量管理规范》的认证要求，规定：建立健全药品经营质量管理体系，保证药品经营全过程持续符合法定要求。在经营活动方面，第五十三条为新增条目，提出：国家鼓励、引导药品零售连锁经营。在零售药品方面，第五十八条的新增内容"依法经过资格认定的药师或者其他药学技术人员负责本企业的药品管理、处方审核和调配、合理用药指导等工作"；强化药学技术人员对用药安全的责任。第六十一、六十二条针对人民群众关注的网络销售药品、药品网络交易第三方平台提供者作出了具体规定，明确提出：国家实行特殊管理的药品不得在网络上销售。第六十四至六十八条为保障人民群众用药的可及性和安全性，对药品进口作出了具体规定，取消了原来须经审查批准发给进口药品注册证书的要求，规定由进口药品的企业向口岸所在地药品监督管理部门备案，取得进口药品通关单。同时明确提出：医疗机构因临床急需进口少量药品的，经批准，可以进口。个人自用携带入境少量药品，按照国家有关规定办理。

考点： 药品经营和购销活动、药品分类管理的有关规定

六、医疗机构的药事管理

第六十九条　医疗机构应当配备依法经过资格认定的药师或者其他药学技术人员，负责本单位的药品管理、处方审核和调配、合理用药指导等工作。非药学技术人员不得直接从事药剂技术工作。

第七十条　医疗机构购进药品，应当建立并执行进货检查验收制度，验明药品合格证明和其他标识；不符合规定要求的，不得购进和使用。

第七十一条　医疗机构应当有与所使用药品相适应的场所、设备、仓储设施和卫生环境，制定和执行药品保管制度，采取必要的冷藏、防冻、防潮、防虫、防鼠等措施，保证药品质量。

第七十二条　医疗机构应当坚持安全有效、经济合理的用药原则，遵循药品临床应用指导原则、临床诊疗指南和药品说明书等合理用药，对医师处方、用药医嘱的适宜性进行审核。

医疗机构以外的其他药品使用单位，应当遵守本法有关医疗机构使用药品的规定。

第七十三条　依法经过资格认定的药师或者其他药学技术人员调配处方，应当进行核对，对处方所列药品不得擅自更改或者代用。对有配伍禁忌或者超剂量的处方，应当拒绝调配；必要时，经处方医师更正或者重新签字，方可调配。

第七十四条　医疗机构配制制剂，应当经所在地省、自治区、直辖市人民政府药品监督管理部门批准，取得医疗机构制剂许可证。无医疗机构制剂许可证的，不得配制制剂。

医疗机构制剂许可证应当标明有效期，到期重新审查发证。

第七十五条 医疗机构配制制剂，应当有能够保证制剂质量的设施、管理制度、检验仪器和卫生环境。

医疗机构配制制剂，应当按照经核准的工艺进行，所需的原料、辅料和包装材料等应当符合药用要求。

第七十六条 医疗机构配制的制剂，应当是本单位临床需要而市场上没有供应的品种，并应当经所在地省、自治区、直辖市人民政府药品监督管理部门批准；但是，法律对配制中药制剂另有规定的除外。

医疗机构配制的制剂应当按照规定进行质量检验；合格的，凭医师处方在本单位使用。经国务院药品监督管理部门或者省、自治区、直辖市人民政府药品监督管理部门批准，医疗机构配制的制剂可以在指定的医疗机构之间调剂使用。

医疗机构配制的制剂不得在市场上销售。

第六章医疗机构的药事管理，属于药品生命周期的第四个环节：使用环节，共8条。由于医疗机构使用药品较多，病情复杂，为保障公众用药的安全性、有效性，第六十九条补充规定：医疗机构应当配备依法经过资格认定的药师或者其他药学技术人员，负责本单位的药品管理、处方审核和调配、合理用药指导等工作。第七十二条新增规定：医疗机构应当坚持安全有效、经济合理的用药原则，遵循药品临床应用指导原则、临床诊疗指南和药品说明书等合理用药，对医师处方、用药医嘱的适宜性进行审核。为保障医疗机构供应的药品质量，第七十一条补充规定：医疗机构应当有与所使用药品相适应的场所、设备、仓储设施和卫生环境。在医疗机构制剂生产方面，根据国家现行监管要求，第七十四条修改为只需经药品监督管理部门批准，取得医疗机构制剂许可证。为鼓励中药制剂发展，第七十六条补充规定：法律对医疗机构配制中药制剂另有规定的不需经药品监督管理部门批准。

考点：医疗机构制剂、处方调配、合理用药的有关规定

七、药品上市后管理

第七十七条 药品上市许可持有人应当制定药品上市后风险管理计划，主动开展药品上市后研究，对药品的安全性、有效性和质量可控性进行进一步确证，加强对已上市药品的持续管理。

第七十八条 对附条件批准的药品，药品上市许可持有人应当采取相应风险管理措施，并在规定期限内按照要求完成相关研究；逾期未按照要求完成研究或者不能证明其获益大于风险的，国务院药品监督管理部门应当依法处理，直至注销药品注册证书。

第七十九条 对药品生产过程中的变更，按照其对药品安全性、有效性和质量可控性的风险和产生影响的程度，实行分类管理。属于重大变更的，应当经国务院药品监督管理部门批准，其他变更应当按照国务院药品监督管理部门的规定备案或者报告。

药品上市许可持有人应当按照国务院药品监督管理部门的规定，全面评估、验证变更事项对药品安全性、有效性和质量可控性的影响。

第八十条 药品上市许可持有人应当开展药品上市后不良反应监测，主动收集、跟踪分析疑似药品不良反应信息，对已识别风险的药品及时采取风险控制措施。

第八十一条 药品上市许可持有人、药品生产企业、药品经营企业和医疗机构应当经常考察本单位所生产、经营、使用的药品质量、疗效和不良反应。发现疑似不良反应的，应当及时向药品监督管理部门和卫生健康主管部门报告。具体办法由国务院药品监督管理部门会同国务院卫生健康主管部门制定。

对已确认发生严重不良反应的药品，由国务院药品监督管理部门或者省、自治区、直辖市人民政府药品监督管理部门根据实际情况采取停止生产、销售、使用等紧急控制措施，并应当在五日内组织鉴定，自鉴定结论作出之日起十五日内依法作出行政处理决定。

第八十二条　药品存在质量问题或者其他安全隐患的，药品上市许可持有人应当立即停止销售，告知相关药品经营企业和医疗机构停止销售和使用，召回已销售的药品，及时公开召回信息，必要时应当立即停止生产，并将药品召回和处理情况向省、自治区、直辖市人民政府药品监督管理部门和卫生健康主管部门报告。药品生产企业、药品经营企业和医疗机构应当配合。

药品上市许可持有人依法应当召回药品而未召回的，省、自治区、直辖市人民政府药品监督管理部门应当责令其召回。

第八十三条　药品上市许可持有人应当对已上市药品的安全性、有效性和质量可控性定期开展上市后评价。必要时，国务院药品监督管理部门可以责令药品上市许可持有人开展上市后评价或者直接组织开展上市后评价。

经评价，对疗效不确切、不良反应大或者因其他原因危害人体健康的药品，应当注销药品注册证书。

已被注销药品注册证书的药品，不得生产或者进口、销售和使用。

已被注销药品注册证书、超过有效期等的药品，应当由药品监督管理部门监督销毁或者依法采取其他无害化处理等措施。

第七章药品上市后管理是新增章节，共 7 条，关注药品全生命周期的上市后再评价、风险管控，确保药品质量、用药安全有效。第七十七至七十八条规定要求药品上市许可持有人在药品上市后进行风险管理、开展研究，进一步确证药品的安全性、有效性和质量可控性。第七十九条对药品生产过程中的变更，要求药品上市许可持有人全面评估、验证变更事项对药品安全性、有效性和质量可控性的影响。第八十、八十三条要求药品上市许可持有人开展药品上市后不良反应监测、上市后评价，对经评价疗效不确切、不良反应大或者因其他原因危害人体健康的药品，注销药品注册证书，不得生产或者进口、销售和使用。第八十一、八十二条要求考察所生产、经营、使用的药品质量、疗效和不良反应，对已确认发生严重不良反应的药品采取紧急控制措施，对存在质量问题或者其他安全隐患的药品应当立即停止销售并召回已销售的药品。

考点：药品不良反应报告、召回的有关规定

八、药品价格和广告

第八十四条　国家完善药品采购管理制度，对药品价格进行监测，开展成本价格调查，加强药品价格监督检查，依法查处价格垄断、哄抬价格等药品价格违法行为，维护药品价格秩序。

第八十五条　依法实行市场调节价的药品，药品上市许可持有人、药品生产企业、药品经营企业和医疗机构应当按照公平、合理和诚实信用、质价相符的原则制定价格，为用药者提供价格合理的药品。

药品上市许可持有人、药品生产企业、药品经营企业和医疗机构应当遵守国务院药品价格主管部门关于药品价格管理的规定，制定和标明药品零售价格，禁止暴利、价格垄断和价格欺诈等行为。

第八十六条　药品上市许可持有人、药品生产企业、药品经营企业和医疗机构应当依法向药品价格主管部门提供其药品的实际购销价格和购销数量等资料。

第八十七条　医疗机构应当向患者提供所用药品的价格清单，按照规定如实公布其常用药品的价格，加强合理用药管理。具体办法由国务院卫生健康主管部门制定。

第八十八条　禁止药品上市许可持有人、药品生产企业、药品经营企业和医疗机构在药品购销中给予、收受回扣或者其他不正当利益。

禁止药品上市许可持有人、药品生产企业、药品经营企业或者代理人以任何名义给予使用其药品的医疗机构的负责人、药品采购人员、医师、药师等有关人员财物或者其他不正当利益。禁止医疗机构的负责人、药品采购人员、医师、药师等有关人员以任何名义收受药品上市许可持有人、药品生产企业、药品经营企业或者代理人给予的财物或者其他不正当利益。

第八十九条　药品广告应当经广告主所在地省、自治区、直辖市人民政府确定的广告审查机关批

准；未经批准的，不得发布。

第九十条　药品广告的内容应当真实、合法，以国务院药品监督管理部门核准的药品说明书为准，不得含有虚假的内容。

药品广告不得含有表示功效、安全性的断言或者保证；不得利用国家机关、科研单位、学术机构、行业协会或者专家、学者、医师、药师、患者等的名义或者形象作推荐、证明。

非药品广告不得有涉及药品的宣传。

第九十一条　药品价格和广告，本法未作规定的，适用《中华人民共和国价格法》、《中华人民共和国反垄断法》、《中华人民共和国反不正当竞争法》、《中华人民共和国广告法》等的规定。

第八章药品价格和广告，新药品管理法主要做了以下修改：第八十四条为新增条目，主要针对人民群众关注的药品价格高的问题，提出国家完善药品采购管理制度，对药品价格进行监测，加强药品价格监督检查，从采购、成本源头到市场，管控药价；第八十五、八十六、八十八条补充规定了药品上市许可持有人在药品价格管理方面义务、责任和要求；第八十九条删去了药品广告批准文号的要求；第九十一条为新增条目，为强化药品价格和广告管理，明确提出如新法未作规定的，适用我国《中华人民共和国价格法》、《中华人民共和国反垄断法》、《中华人民共和国反不正当竞争法》、《中华人民共和国广告法》等的规定。

考点：药品广告的相关规定和要求

九、药品储备和供应

第九十二条　国家实行药品储备制度，建立中央和地方两级药品储备。

发生重大灾情、疫情或者其他突发事件时，依照《中华人民共和国突发事件应对法》的规定，可以紧急调用药品。

第九十三条　国家实行基本药物制度，遴选适当数量的基本药物品种，加强组织生产和储备，提高基本药物的供给能力，满足疾病防治基本用药需求。

第九十四条　国家建立药品供求监测体系，及时收集和汇总分析短缺药品供求信息，对短缺药品实行预警，采取应对措施。

第九十五条　国家实行短缺药品清单管理制度。具体办法由国务院卫生健康主管部门会同国务院药品监督管理部门等部门制定。

药品上市许可持有人停止生产短缺药品的，应当按照规定向国务院药品监督管理部门或者省、自治区、直辖市人民政府药品监督管理部门报告。

第九十六条　国家鼓励短缺药品的研制和生产，对临床急需的短缺药品、防治重大传染病和罕见病等疾病的新药予以优先审评审批。

第九十七条　对短缺药品，国务院可以限制或者禁止出口。必要时，国务院有关部门可以采取组织生产、价格干预和扩大进口等措施，保障药品供应。

药品上市许可持有人、药品生产企业、药品经营企业应当按照规定保障药品的生产和供应。

第九章药品储备和供应为新增章节，体现了国家对紧急调用药品、短缺药品情况的重视。第九十三条为新增条目，强调国家实行基本药物制度，以满足疾病防治基本用药需求。第九十四至九十七条均为新增条目，通过建立供求监测体系、清单管理和停止生产报告制度及鼓励研制生产、限制出口、组织生产、价格干预和扩大进口等措施保障短缺药品的供应。

十、监　督　管　理

第九十八条　禁止生产（包括配制，下同）、销售、使用假药、劣药。

有下列情形之一的，为假药。

（一）药品所含成分与国家药品标准规定的成分不符；

（二）以非药品冒充药品或者以他种药品冒充此种药品；

（三）变质的药品；

（四）药品所标明的适应证或者功能主治超出规定范围。

有下列情形之一的，为劣药。

（一）药品成分的含量不符合国家药品标准；

（二）被污染的药品；

（三）未标明或者更改有效期的药品；

（四）未注明或者更改产品批号的药品；

（五）超过有效期的药品；

（六）擅自添加防腐剂、辅料的药品；

（七）其他不符合药品标准的药品。

禁止未取得药品批准证明文件生产、进口药品；禁止使用未按照规定审评、审批的原料药、包装材料和容器生产药品。

第九十九条　药品监督管理部门应当依照法律、法规的规定对药品研制、生产、经营和药品使用单位使用药品等活动进行监督检查，必要时可以对为药品研制、生产、经营、使用提供产品或者服务的单位和个人进行延伸检查，有关单位和个人应当予以配合，不得拒绝和隐瞒。

药品监督管理部门应当对高风险的药品实施重点监督检查。

对有证据证明可能存在安全隐患的，药品监督管理部门根据监督检查情况，应当采取告诫、约谈、限期整改以及暂停生产、销售、使用、进口等措施，并及时公布检查处理结果。

药品监督管理部门进行监督检查时，应当出示证明文件，对监督检查中知悉的商业秘密应当保密。

第一百条　药品监督管理部门根据监督管理的需要，可以对药品质量进行抽查检验。抽查检验应当按照规定抽样，并不得收取任何费用；抽样应当购买样品。所需费用按照国务院规定列支。

对有证据证明可能危害人体健康的药品及其有关材料，药品监督管理部门可以查封、扣押，并在七日内作出行政处理决定；药品需要检验的，应当自检验报告书发出之日起十五日内作出行政处理决定。

第一百零一条　国务院和省、自治区、直辖市人民政府的药品监督管理部门应当定期公告药品质量抽查检验结果；公告不当的，应当在原公告范围内予以更正。

第一百零二条　当事人对药品检验结果有异议的，可以自收到药品检验结果之日起七日内向原药品检验机构或者上一级药品监督管理部门设置或者指定的药品检验机构申请复验，也可以直接向国务院药品监督管理部门设置或者指定的药品检验机构申请复验。受理复验的药品检验机构应当在国务院药品监督管理部门规定的时间内作出复验结论。

第一百零三条　药品监督管理部门应当对药品上市许可持有人、药品生产企业、药品经营企业和药物非临床安全性评价研究机构、药物临床试验机构等遵守药品生产质量管理规范、药品经营质量管理规范、药物非临床研究质量管理规范、药物临床试验质量管理规范等情况进行检查，监督其持续符合法定要求。

第一百零四条　国家建立职业化、专业化药品检查员队伍。检查员应当熟悉药品法律法规，具备药品专业知识。

第一百零五条　药品监督管理部门建立药品上市许可持有人、药品生产企业、药品经营企业、药物非临床安全性评价研究机构、药物临床试验机构和医疗机构药品安全信用档案，记录许可颁发、日常监督检查结果、违法行为查处等情况，依法向社会公布并及时更新；对有不良信用记录的，增加监督检查频次，并可以按照国家规定实施联合惩戒。

第一百零六条　药品监督管理部门应当公布本部门的电子邮件地址、电话，接受咨询、投诉、举报，并依法及时答复、核实、处理。对查证属实的举报，按照有关规定给予举报人奖励。

药品监督管理部门应当对举报人的信息予以保密，保护举报人的合法权益。举报人举报所在单位的，该单位不得以解除、变更劳动合同或者其他方式对举报人进行打击报复。

  第一百零七条 国家实行药品安全信息统一公布制度。国家药品安全总体情况、药品安全风险警示信息、重大药品安全事件及其调查处理信息和国务院确定需要统一公布的其他信息由国务院药品监督管理部门统一公布。药品安全风险警示信息和重大药品安全事件及其调查处理信息的影响限于特定区域的，也可以由有关省、自治区、直辖市人民政府药品监督管理部门公布。未经授权不得发布上述信息。

  公布药品安全信息，应当及时、准确、全面，并进行必要的说明，避免误导。

  任何单位和个人不得编造、散布虚假药品安全信息。

  第一百零八条 县级以上人民政府应当制定药品安全事件应急预案。药品上市许可持有人、药品生产企业、药品经营企业和医疗机构等应当制定本单位的药品安全事件处置方案，并组织开展培训和应急演练。

  发生药品安全事件，县级以上人民政府应当按照应急预案立即组织开展应对工作；有关单位应当立即采取有效措施进行处置，防止危害扩大。

  第一百零九条 药品监督管理部门未及时发现药品安全系统性风险，未及时消除监督管理区域内药品安全隐患的，本级人民政府或者上级人民政府药品监督管理部门应当对其主要负责人进行约谈。

  地方人民政府未履行药品安全职责，未及时消除区域性重大药品安全隐患的，上级人民政府或者上级人民政府药品监督管理部门应当对其主要负责人进行约谈。

  被约谈的部门和地方人民政府应当立即采取措施，对药品监督管理工作进行整改。

  约谈情况和整改情况应当纳入有关部门和地方人民政府药品监督管理工作评议、考核记录。

  第一百一十条 地方人民政府及其药品监督管理部门不得以要求实施药品检验、审批等手段限制或者排斥非本地区药品上市许可持有人、药品生产企业生产的药品进入本地区。

  第一百一十一条 药品监督管理部门及其设置或者指定的药品专业技术机构不得参与药品生产经营活动，不得以其名义推荐或者监制、监销药品。

  药品监督管理部门及其设置或者指定的药品专业技术机构的工作人员不得参与药品生产经营活动。

  第一百一十二条 国务院对麻醉药品、精神药品、医疗用毒性药品、放射性药品、药品类易制毒化学品等有其他特殊管理规定的，依照其规定。

  第一百一十三条 药品监督管理部门发现药品违法行为涉嫌犯罪的，应当及时将案件移送公安机关。

  对依法不需要追究刑事责任或者免予刑事处罚，但应当追究行政责任的，公安机关、人民检察院、人民法院应当及时将案件移送药品监督管理部门。

  公安机关、人民检察院、人民法院商请药品监督管理部门、生态环境主管部门等部门提供检验结论、认定意见以及对涉案药品进行无害化处理等协助的，有关部门应当及时提供，予以协助。

  第十章监督管理共 16 条。第九十八条明确提出禁止生产、销售、使用假药、劣药，并对假劣药做出了详细、明确的规定，删除了旧法中按假劣药论处的描述，并将被污染的药品从假药修改为劣药。2019 年修订版《药品管理法》补充了禁止使用假劣药的规定。第九十九条补充规定了延伸检查，对高风险的药品实施重点监督检查，对有证据证明可能存在安全隐患的采取措施、进行处理。第一百条有关抽查检验，补充规定抽样应当购买样品。第一百零三条补充规定对药物非临床安全性评价研究机构、药物临床试验机构等遵守药物非临床研究质量管理规范、药物临床试验质量管理规范等情况进行检查。第一百零四条为新增条目，明确了国家建立职业化、专业化药品检查员队伍，进一步体现了最严格监管的要求。第一百零五条为新增条目，要求药品上市许可持有人及药品研究、生产、经营单位建立药品安全信用档案，体现了对行业职业道德的重视。第一百零六条为新增条目，旨在通过药品监管部门接受咨询、投诉、举报，鼓励人民群众参与药品监督管理。第一百零七、一百零八、一百零九条为新增条目，从药品安全信息公布、安全事件应急处理、安全风险防范等方面明确了各管理部门的职责，以使药品安全管理责任落实。第一百一十二条对国家特殊管理药品补充了新的一类：药品类易制毒化学品，以加强该类药的管理、减少安全风险。第一百一十三条为新增条目，特别强调药品监督管理部门应将涉嫌犯罪的药品违法案件移送公安机关，体现了国家严格监管的要求。

考点：假劣药的分类、监管要求

十一、法律责任

第一百一十四条　违反本法规定，构成犯罪的，依法追究刑事责任。

第一百一十五条　未取得药品生产许可证、药品经营许可证或者医疗机构制剂许可证生产、销售药品的，责令关闭，没收违法生产、销售的药品和违法所得，并处违法生产、销售的药品（包括已售出和未售出的药品，下同）货值金额十五倍以上三十倍以下的罚款；货值金额不足十万元的，按十万元计算。

第一百一十六条　生产、销售假药的，没收违法生产、销售的药品和违法所得，责令停产停业整顿，吊销药品批准证明文件，并处违法生产、销售的药品货值金额十五倍以上三十倍以下的罚款；货值金额不足十万元的，按十万元计算；情节严重的，吊销药品生产许可证、药品经营许可证或者医疗机构制剂许可证，十年内不受理其相应申请；药品上市许可持有人为境外企业的，十年内禁止其药品进口。

第一百一十七条　生产、销售劣药的，没收违法生产、销售的药品和违法所得，并处违法生产、销售的药品货值金额十倍以上二十倍以下的罚款；违法生产、批发的药品货值金额不足十万元的，按十万元计算，违法零售的药品货值金额不足一万元的，按一万元计算；情节严重的，责令停产停业整顿直至吊销药品批准证明文件、药品生产许可证、药品经营许可证或者医疗机构制剂许可证。

生产、销售的中药饮片不符合药品标准，尚不影响安全性、有效性的，责令限期改正，给予警告；可以处十万元以上五十万元以下的罚款。

第一百一十八条　生产、销售假药，或者生产、销售劣药且情节严重的，对法定代表人、主要负责人、直接负责的主管人员和其他责任人员，没收违法行为发生期间自本单位所获收入，并处所获收入百分之三十以上三倍以下的罚款，终身禁止从事药品生产经营活动，并可以由公安机关处五日以上十五日以下的拘留。

对生产者专门用于生产假药、劣药的原料、辅料、包装材料、生产设备予以没收。

第一百一十九条　药品使用单位使用假药、劣药的，按照销售假药、零售劣药的规定处罚；情节严重的，法定代表人、主要负责人、直接负责的主管人员和其他责任人员有医疗卫生人员执业证书的，还应当吊销执业证书。

第一百二十条　知道或者应当知道属于假药、劣药或者本法第一百二十四条第一款第一项至第五项规定的药品，而为其提供储存、运输等便利条件的，没收全部储存、运输收入，并处违法收入一倍以上五倍以下的罚款；情节严重的，并处违法收入五倍以上十五倍以下的罚款；违法收入不足五万元的，按五万元计算。

第一百二十一条　对假药、劣药的处罚决定，应当依法载明药品检验机构的质量检验结论。

第一百二十二条　伪造、变造、出租、出借、非法买卖许可证或者药品批准证明文件的，没收违法所得，并处违法所得一倍以上五倍以下的罚款；情节严重的，并处违法所得五倍以上十五倍以下的罚款，吊销药品生产许可证、药品经营许可证、医疗机构制剂许可证或者药品批准证明文件，对法定代表人、主要负责人、直接负责的主管人员和其他责任人员，处二万元以上二十万元以下的罚款，十年内禁止从事药品生产经营活动，并可以由公安机关处五日以上十五日以下的拘留；违法所得不足十万元的，按十万元计算。

第一百二十三条　提供虚假的证明、数据、资料、样品或者采取其他手段骗取临床试验许可、药品生产许可、药品经营许可、医疗机构制剂许可或者药品注册等许可的，撤销相关许可，十年内不受理其相应申请，并处五十万元以上五百万元以下的罚款；情节严重的，对法定代表人、主要负责人、直接负责的主管人员和其他责任人员，处二万元以上二十万元以下的罚款，十年内禁止从事药品生产经营活动，并可以由公安机关处五日以上十五日以下的拘留。

第一百二十四条　违反本法规定，有下列行为之一的，没收违法生产、进口、销售的药品和违法所得以及专门用于违法生产的原料、辅料、包装材料和生产设备，责令停产停业整顿，并处违法生产、进口、销售的药品货值金额十五倍以上三十倍以下的罚款；货值金额不足十万元的，按十万元计算；情节严重的，吊销药品批准证明文件直至吊销药品生产许可证、药品经营许可证或者医疗机构制剂许可证，对法定代表人、主要负责人、直接负责的主管人员和其他责任人员，没收违法行为发生期间自本单位所获收入，并处所获收入百分之三十以上三倍以下的罚款，十年直至终身禁止从事药品生产经营活动，并可以由公安机关处五日以上十五日以下的拘留。

（一）未取得药品批准证明文件生产、进口药品；

（二）使用采取欺骗手段取得的药品批准证明文件生产、进口药品；

（三）使用未经审评审批的原料药生产药品；

（四）应当检验而未经检验即销售药品；

（五）生产、销售国务院药品监督管理部门禁止使用的药品；

（六）编造生产、检验记录；

（七）未经批准在药品生产过程中进行重大变更。

销售前款第一项至第三项规定的药品，或者药品使用单位使用前款第一项至第五项规定的药品的，依照前款规定处罚；情节严重的，药品使用单位的法定代表人、主要负责人、直接负责的主管人员和其他责任人员有医疗卫生人员执业证书的，还应当吊销执业证书。

未经批准进口少量境外已合法上市的药品，情节较轻的，可以依法减轻或者免予处罚。

第一百二十五条　违反本法规定，有下列行为之一的，没收违法生产、销售的药品和违法所得以及包装材料、容器，责令停产停业整顿，并处五十万元以上五百万元以下的罚款；情节严重的，吊销药品批准证明文件、药品生产许可证、药品经营许可证，对法定代表人、主要负责人、直接负责的主管人员和其他责任人员处二万元以上二十万元以下的罚款，十年直至终身禁止从事药品生产经营活动。

（一）未经批准开展药物临床试验；

（二）使用未经审评的直接接触药品的包装材料或者容器生产药品，或者销售该类药品；

（三）使用未经核准的标签、说明书。

第一百二十六条　除本法另有规定的情形外，药品上市许可持有人、药品生产企业、药品经营企业、药物非临床安全性评价研究机构、药物临床试验机构等未遵守药品生产质量管理规范、药品经营质量管理规范、药物非临床研究质量管理规范、药物临床试验质量管理规范等的，责令限期改正，给予警告；逾期不改正的，处十万元以上五十万元以下的罚款；情节严重的，处五十万元以上二百万元以下的罚款，责令停产停业整顿直至吊销药品批准证明文件、药品生产许可证、药品经营许可证等，药物非临床安全性评价研究机构、药物临床试验机构等五年内不得开展药物非临床安全性评价研究、药物临床试验，对法定代表人、主要负责人、直接负责的主管人员和其他责任人员，没收违法行为发生期间自本单位所获收入，并处所获收入百分之十以上百分之五十以下的罚款，十年直至终身禁止从事药品生产经营等活动。

第一百二十七条　违反本法规定，有下列行为之一的，责令限期改正，给予警告；逾期不改正的，处十万元以上五十万元以下的罚款。

（一）开展生物等效性试验未备案；

（二）药物临床试验期间，发现存在安全性问题或者其他风险，临床试验申办者未及时调整临床试验方案、暂停或者终止临床试验，或者未向国务院药品监督管理部门报告；

（三）未按照规定建立并实施药品追溯制度；

（四）未按照规定提交年度报告；

（五）未按照规定对药品生产过程中的变更进行备案或者报告；

（六）未制定药品上市后风险管理计划；

（七）未按照规定开展药品上市后研究或者上市后评价。

第一百二十八条 除依法应当按照假药、劣药处罚的外，药品包装未按照规定印有、贴有标签或者附有说明书，标签、说明书未按照规定注明相关信息或者印有规定标志的，责令改正，给予警告；情节严重的，吊销药品注册证书。

第一百二十九条 违反本法规定，药品上市许可持有人、药品生产企业、药品经营企业或者医疗机构未从药品上市许可持有人或者具有药品生产、经营资格的企业购进药品的，责令改正，没收违法购进的药品和违法所得，并处违法购进药品货值金额二倍以上十倍以下的罚款；情节严重的，并处货值金额十倍以上三十倍以下的罚款，吊销药品批准证明文件、药品生产许可证、药品经营许可证或者医疗机构执业许可证；货值金额不足五万元的，按五万元计算。

第一百三十条 违反本法规定，药品经营企业购销药品未按照规定进行记录，零售药品未正确说明用法、用量等事项，或者未按照规定调配处方的，责令改正，给予警告；情节严重的，吊销药品经营许可证。

第一百三十一条 违反本法规定，药品网络交易第三方平台提供者未履行资质审核、报告、停止提供网络交易平台服务等义务的，责令改正，没收违法所得，并处二十万元以上二百万元以下的罚款；情节严重的，责令停业整顿，并处二百万元以上五百万元以下的罚款。

第一百三十二条 进口已获得药品注册证书的药品，未按照规定向允许药品进口的口岸所在地药品监督管理部门备案的，责令限期改正，给予警告；逾期不改正的，吊销药品注册证书。

第一百三十三条 违反本法规定，医疗机构将其配制的制剂在市场上销售的，责令改正，没收违法销售的制剂和违法所得，并处违法销售制剂货值金额二倍以上五倍以下的罚款；情节严重的，并处货值金额五倍以上十五倍以下的罚款；货值金额不足五万元的，按五万元计算。

第一百三十四条 药品上市许可持有人未按照规定开展药品不良反应监测或者报告疑似药品不良反应的，责令限期改正，给予警告；逾期不改正的，责令停产停业整顿，并处十万元以上一百万元以下的罚款。

药品经营企业未按照规定报告疑似药品不良反应的，责令限期改正，给予警告；逾期不改正的，责令停产停业整顿，并处五万元以上五十万元以下的罚款。

医疗机构未按照规定报告疑似药品不良反应的，责令限期改正，给予警告；逾期不改正的，处五万元以上五十万元以下的罚款。

第一百三十五条 药品上市许可持有人在省、自治区、直辖市人民政府药品监督管理部门责令其召回后，拒不召回的，处应召回药品货值金额五倍以上十倍以下的罚款；货值金额不足十万元的，按十万元计算；情节严重的，吊销药品批准证明文件、药品生产许可证、药品经营许可证，对法定代表人、主要负责人、直接负责的主管人员和其他责任人员，处二万元以上二十万元以下的罚款。药品生产企业、药品经营企业、医疗机构拒不配合召回的，处十万元以上五十万元以下的罚款。

第一百三十六条 药品上市许可持有人为境外企业的，其指定的在中国境内的企业法人未依照本法规定履行相关义务的，适用本法有关药品上市许可持有人法律责任的规定。

第一百三十七条 有下列行为之一的，在本法规定的处罚幅度内从重处罚。

（一）以麻醉药品、精神药品、医疗用毒性药品、放射性药品、药品类易制毒化学品冒充其他药品，或者以其他药品冒充上述药品；

（二）生产、销售以孕产妇、儿童为主要使用对象的假药、劣药；

（三）生产、销售的生物制品属于假药、劣药；

（四）生产、销售假药、劣药，造成人身伤害后果；

（五）生产、销售假药、劣药，经处理后再犯；

（六）拒绝、逃避监督检查，伪造、销毁、隐匿有关证据材料，或者擅自动用查封、扣押物品。

第一百三十八条　药品检验机构出具虚假检验报告的，责令改正，给予警告，对单位并处二十万元以上一百万元以下的罚款；对直接负责的主管人员和其他直接责任人员依法给予降级、撤职、开除处分，没收违法所得，并处五万元以下的罚款；情节严重的，撤销其检验资格。药品检验机构出具的检验结果不实，造成损失的，应当承担相应的赔偿责任。

第一百三十九条　本法第一百一十五条至第一百三十八条规定的行政处罚，由县级以上人民政府药品监督管理部门按照职责分工决定；撤销许可、吊销许可证件的，由原批准、发证的部门决定。

第一百四十条　药品上市许可持有人、药品生产企业、药品经营企业或者医疗机构违反本法规定聘用人员的，由药品监督管理部门或者卫生健康主管部门责令解聘，处五万元以上二十万元以下的罚款。

第一百四十一条　药品上市许可持有人、药品生产企业、药品经营企业或者医疗机构在药品购销中给予、收受回扣或者其他不正当利益的，药品上市许可持有人、药品生产企业、药品经营企业或者代理人给予使用其药品的医疗机构的负责人、药品采购人员、医师、药师等有关人员财物或者其他不正当利益的，由市场监督管理部门没收违法所得，并处三十万元以上三百万元以下的罚款；情节严重的，吊销药品上市许可持有人、药品生产企业、药品经营企业营业执照，并由药品监督管理部门吊销药品批准证明文件、药品生产许可证、药品经营许可证。

药品上市许可持有人、药品生产企业、药品经营企业在药品研制、生产、经营中向国家工作人员行贿的，对法定代表人、主要负责人、直接负责的主管人员和其他责任人员终身禁止从事药品生产经营活动。

第一百四十二条　药品上市许可持有人、药品生产企业、药品经营企业的负责人、采购人员等有关人员在药品购销中收受其他药品上市许可持有人、药品生产企业、药品经营企业或者代理人给予的财物或者其他不正当利益的，没收违法所得，依法给予处罚；情节严重的，五年内禁止从事药品生产经营活动。

医疗机构的负责人、药品采购人员、医师、药师等有关人员收受药品上市许可持有人、药品生产企业、药品经营企业或者代理人给予的财物或者其他不正当利益的，由卫生健康主管部门或者本单位给予处分，没收违法所得；情节严重的，还应当吊销其执业证书。

第一百四十三条　违反本法规定，编造、散布虚假药品安全信息，构成违反治安管理行为的，由公安机关依法给予治安管理处罚。

第一百四十四条　药品上市许可持有人、药品生产企业、药品经营企业或者医疗机构违反本法规定，给用药者造成损害的，依法承担赔偿责任。

因药品质量问题受到损害的，受害人可以向药品上市许可持有人、药品生产企业请求赔偿损失，也可以向药品经营企业、医疗机构请求赔偿损失。接到受害人赔偿请求的，应当实行首负责任制，先行赔付；先行赔付后，可以依法追偿。

生产假药、劣药或者明知是假药、劣药仍然销售、使用的，受害人或者其近亲属除请求赔偿损失外，还可以请求支付价款十倍或者损失三倍的赔偿金；增加赔偿的金额不足一千元的，为一千元。

第一百四十五条　药品监督管理部门或者其设置、指定的药品专业技术机构参与药品生产经营活动的，由其上级主管机关责令改正，没收违法收入；情节严重的，对直接负责的主管人员和其他直接责任人员依法给予处分。

药品监督管理部门或者其设置、指定的药品专业技术机构的工作人员参与药品生产经营活动的，依法给予处分。

第一百四十六条　药品监督管理部门或者其设置、指定的药品检验机构在药品监督检验中违法收取检验费用的，由政府有关部门责令退还，对直接负责的主管人员和其他直接责任人员依法给予处分；情节严重的，撤销其检验资格。

第一百四十七条　违反本法规定，药品监督管理部门有下列行为之一的，应当撤销相关许可，对直接负责的主管人员和其他直接责任人员依法给予处分。

（一）不符合条件而批准进行药物临床试验；

（二）对不符合条件的药品颁发药品注册证书；

（三）对不符合条件的单位颁发药品生产许可证、药品经营许可证或者医疗机构制剂许可证。

第一百四十八条　违反本法规定，县级以上地方人民政府有下列行为之一的，对直接负责的主管人员和其他直接责任人员给予记过或者记大过处分；情节严重的，给予降级、撤职或者开除处分。

（一）瞒报、谎报、缓报、漏报药品安全事件；

（二）未及时消除区域性重大药品安全隐患，造成本行政区域内发生特别重大药品安全事件，或者连续发生重大药品安全事件；

（三）履行职责不力，造成严重不良影响或者重大损失。

第一百四十九条　违反本法规定，药品监督管理等部门有下列行为之一的，对直接负责的主管人员和其他直接责任人员给予记过或者记大过处分；情节较重的，给予降级或者撤职处分；情节严重的，给予开除处分。

（一）瞒报、谎报、缓报、漏报药品安全事件；

（二）对发现的药品安全违法行为未及时查处；

（三）未及时发现药品安全系统性风险，或者未及时消除监督管理区域内药品安全隐患，造成严重影响；

（四）其他不履行药品监督管理职责，造成严重不良影响或者重大损失。

第一百五十条　药品监督管理人员滥用职权、徇私舞弊、玩忽职守的，依法给予处分。查处假药、劣药违法行为有失职、渎职行为的，对药品监督管理部门直接负责的主管人员和其他直接责任人员依法从重给予处分。

第一百五十一条　本章规定的货值金额以违法生产、销售药品的标价计算；没有标价的，按照同类药品的市场价格计算。

本章规定药品管理的法律责任、共38条，较2001年版《药品管理法》新增了10条，体现了最严格监管的要求。第一百一十四条为新增条目，明确了所有违反本法的规定，构成犯罪的，依法追究刑事责任。本章较2001年版最大的变化是加大了对违法行为处罚力度，新增了法律责任的范围。如第一百一十五条规定：未取得药品生产许可证生产药品的，处违法生产的药品货值金额十五倍以上三十倍以下的罚款；货值金额不足十万元的，按十万元计算。而2001年版相同情况规定：处违法生产的药品货值金额二倍以上五倍以下的罚款。第一百一十六至一百二十一条主要涉及生产、销售、使用、储运假劣药的处罚，也是明显加大了处罚力度；尤其是第一百一十九条新增了使用假药、劣药的药品使用单位的处罚规定，增加了药品使用单位的法律责任，以利于更严格地控制假劣药的流通。新增的法律责任包括：第一百二十四条未经批准在药品生产过程中进行重大变更，第一百二十五条使用未经核准的标签、说明书，第一百二十七条未按照规定建立并实施药品追溯制度、未制定药品上市后风险管理计划，都体现了国家对药品安全监管的重视。第一百三十条对药品购销、零售和处方调配的规定，是新增条目，对法律责任的规定深入到企业日常可能影响用药安全的经营活动。第一百三十一条有关药品网络交易、第一百三十四条有关不良反应监测和报告、第一百三十五条有关药品召回、第一百四十三条有关药品安全信息的法律责任规定均是新增的条目，与2019年修订版《药品管理法》的新要求及监管新形势对应。尤其是第一百三十七条关于从重处罚的新条目，对应了国家对药品实施最严格管理的要求，也对应了人民群众非常关心的孕产妇、儿童及生物制品用药安全问题。

考点：涉及假劣药的法律责任，药品研制、生产、经营活动的法律责任

十二、附　则

第一百五十二条　中药材种植、采集和饲养的管理，依照有关法律、法规的规定执行。

第一百五十三条　地区性民间习用药材的管理办法，由国务院药品监督管理部门会同国务院中医

药主管部门制定。

第一百五十四条 中国人民解放军和中国人民武装警察部队执行本法的具体办法，由国务院、中央军事委员会依据本法制定。

第一百五十五条 本法自 2019 年 12 月 1 日起施行。

附则的变化，新增了第一百五十三条有关地区性民间习用药材的管理，删去了国家对预防性生物制品的流通实行特殊管理条目（与总则关于药品包括生物制品的规定对应），删去了对药品生产企业和经营企业的解释，将药品、辅料等的解释移至第一、二十五条。

自测题

一、选择题

【A 型题】

1. 《药品管理法》规定，直接接触药品的包装容器和材料，应当符合（　　）
   A. 卫生要求
   B. 药用要求
   C. 化学纯要求
   D. 无菌要求
   E. 洁净要求

2. 按照《药品管理法》的规定：变质的药品属于（　　）
   A. 假药
   B. 劣药
   C. 不合要求的药品
   D. 不合格的药品
   E. 次品

3. 发运中药材应当有包装。在每件包装上，应当注明（　　），并附有质量合格标志。
   A. 品名、产地、日期、供货单位
   B. 品名、产地、调出单位、发往单位
   C. 品名、产地、日期、质量等级
   D. 品名、日期、调出单位、质量等级
   E. 品名、产地、日期、发出单位

4. 药品广告的审查批准机关是（　　）
   A. 国家药品监督管理局
   B. 广告主所在地省、自治区、直辖市人民政府确定的广告审查机关
   C. 广告主所在地省级工商行政管理局
   D. 广告主所在地省卫生健康委员会
   E. 广告主所在地省级药品监督管理局

5. 《药品管理法》适用范围是在中国境内从事（　　）活动。
   A. 药品研制、生产、经营、使用、广告
   B. 药品研制、经营、使用、检验、监督
   C. 药品研制、生产、经营、使用、监督管理
   D. 药品研制、生产、经营、使用、检验
   E. 药品研制、生产、经营、使用、监督

6. 药品上市许可持有人依法对药品研制、生产、经营、使用全过程中药品的（　　）负责。
   A. 安全性、有效性和经济性
   B. 安全性、有效性和质量可控性
   C. 安全性、有效性和质量合格

D. 疗效、毒性和质量
E. 疗效、安全和质量

7. 《药品管理法》规定，医疗机构配制的制剂应当是本单位（　　）
   A. 临床需要而市场上没有供应的品种
   B. 临床需要而市场供应不多的品种
   C. 临床需要而市场没有供应或供应不足的品种
   D. 临床、科研需要而市场没有供应或供应不足的品种
   E. 临床需要而市场供应不足的品种

8. 从事生产、销售假药的，情节严重的，除吊销许可证，（　　）不受理其相应申请。
   A. 10 年内
   B. 8 年内
   C. 5 年内
   D. 终身
   E. 3 年内

9. 现行版《药品管理法》规定，主管全国药品监督管理工作的是（　　）
   A. 国务院药品监督部门
   B. 国务院卫生行政部门
   C. 国务院产品质量监督部门
   D. 国务院药品监督管理部门
   E. 国务院市场监督管理部门

10. 在中国境内上市的药品，应当经国务院药品监督管理部门批准，取得（　　）
    A. 新药证书
    B. 药品批准文号
    C. 进口药品注册证
    D. 医药产品注册证
    E. 药品注册证书

11. 从事药品经营活动，应当具备的条件不包括（　　）
    A. 依法经过资格认定的药学技术人员
    B. 依法经过资格认定的药师
    C. 保证药品质量的规章制度
    D. 依法经过资格认定的主管药师
    E. 与所经营药品相适应的营业场所

12. 《药品管理法》规定不得在网络上销售的国家实行特殊管理的药品不包括（　　）
    A. 疫苗
    B. 抗癌药
    C. 麻醉药品
    D. 精神药品
    E. 医疗用毒性药品

13. 对短缺药品，有权限制或禁止出口的机关是（ ）
    A. 国家食品药品监督管理局
    B. 卫生部
    C. 国家海关总署
    D. 国务院
    E. 国家药品监督管理局

14. 生产药品，应当按照规定对原料、辅料等的（ ）进行审核，以保证其符合药用要求。
    A. 生产单位　　　　　B. 质量
    C. 供应商　　　　　　D. 检验单位
    E. 采购合同

15. 药品管理应当以（ ）为中心，坚持风险管理、全程管控、社会共治的原则，建立科学、严格的监督管理制度。
    A. 人民健康　　　　　B. 药品质量
    C. 药品安全　　　　　D. 药品疗效
    E. 临床应用

16. 国家建立（ ）制度，对药品不良反应及其他与用药有关的有害反应进行监测、识别、评估和控制。
    A. 药品不良反应监测　B. 药品风险预警
    C. 药品评价　　　　　D. 药物警戒
    E. 药物不良反应报告

17. （ ）颁布的《中国药典》和药品标准为国家药品标准。
    A. 国务院
    B. 国务院药品监督管理部门
    C. 国家药品监督管理部门
    D. 国家食品药品监督管理部门
    E. 国务院药品技术管理部门

18. 药品上市许可持有人、药品生产企业、药品经营企业委托储存、运输药品的，应当对受托方的（ ）进行评估。
    A. 质量保证能力　　　B. 风险管理
    C. 质量管理能力　　　D. 风险防控能力

    E. 质量保证能力和风险管理能力

【X 型题】

19. 《药品管理法》规定：药品应当按照（ ）进行生产。
    A. 国家药品标准
    B. 国家药典
    C. 经药品监督管理部门核准的生产工艺
    D. 厂家批准的生产工艺
    E. 地方药品标准

20. 药品生产企业应当建立药品出厂放行规程，明确出厂放行的（ ）
    A. 人员　　　　　　　B. 质量
    C. 时间　　　　　　　D. 标准
    E. 条件

21. 药品上市许可持有人、药品生产企业、药品经营企业和医疗机构应当从（ ）购进药品。
    A. 药品上市许可持有人
    B. 具有药品生产资格的企业
    C. 药品生产企业
    D. 具有药品经营资格的企业
    E. 药品经营企业

22. 药品经营企业零售药品应当准确无误，并正确说明（ ）
    A. 药理作用　　　　　B. 剂型特点
    C. 用法　　　　　　　D. 用量
    E. 注意事项

23. 从事药品研制、生产、经营、使用活动，应当遵守法律、法规、规章、标准和规范，保证全过程信息（ ）
    A. 真实　　　　　　　B. 准确
    C. 完整　　　　　　　D. 可追溯
    E. 科学

二、简答题

1. 简述制定和实施药品管理法的意义。
2. 简述属于假药、劣药的情形。

（肖　兰）

第6章

药品研发和注册管理

第1节　药品注册概述

随着社会的进步和发展，世界上许多国家都建立了药品审批制度，即一种物质如果作为药品来使用，就必须通过相关部门的审批，这种审批主要关注该物质防病治病的有效性和安全性及质量的可控性。只有通过审批，获得药品批准证明文件，该物质才具有药品的属性，才能批量生产进而在市场上销售。在我国，这种审批制度就是药品注册制度。由于中药的特殊性，我国对部分中药材和中药饮片未实施药品注册制度，这是我国药品注册管理中的特例。

我国药品注册管理起步相对较晚，在我国药品监管法律法规体系逐步形成的过程中，针对药品注册管理的有关法规也经历了不断的补充和完善，并逐渐成为药品监管法律法规体系的一个重要分支，构成了独立的药品注册管理法规体系。2002 年国家药品监督管理部门发布了《药品注册管理办法（试行）》，于 2005 年进行了修订，2007 年 7 月再次修订，最新的《药品注册管理办法》已于 2020 年 1 月 15 日经国家市场监督管理总局 2020 年第 1 次局务会议审议通过，自 2020 年 7 月 1 日起施行。

一、药品注册概念

（一）药品注册

药品注册是指药品注册申请人依照法定程序和相关要求提出药物临床试验、药品上市许可、再注册等申请以及补充申请，药品监督管理部门基于法律法规和现有科学认知进行安全性、有效性和质量可控性等审查，决定是否同意其申请的活动。

（二）药品注册申请人

药品注册申请人（以下简称申请人）是指提出药品注册申请并承担相应法律责任的企业或者药品研制机构。境外申请人应当指定中国境内的企业法人办理相关药品注册事项。

（三）药品上市许可持有人

药品上市许可持有人（以下简称持有人）是指取得药品注册证书的企业或者药品研制机构等。药品上市许可持有人应当依照《药品管理法》的规定，对药品的非临床研究、临床试验、生产经营、上市后研究、不良反应监测及报告与处理等承担责任。

考点： 药品注册、药品上市许可持有人的概念

二、药品注册管理的意义

在药物发展的历史上曾发生过多起由于药品审批管理不严而造成的"药害"事件，如 1937 年发生在美国的磺胺酏剂事件，107 人死亡，其中多数是儿童；1960 年席卷全欧洲的沙利度胺事件，导致 46 个使用沙利度胺的国家中约有一万多名畸形儿出生，上述悲剧都是由于对上市药品的安全性和有效性缺乏科学、系统评价所致。药品注册管理是药品监督管理的一项重要制度，它是控制药品这一特殊商品市场准入的前置性管理制度。实行药品注册管理，有利于切实保障上市药品的安全性、有效性和质量可控性，保障公众用药安全。

我国《药品注册管理办法》明确规定，国家对临床急需的短缺药品、防治重大传染病和罕见病等疾病的创新药和改良型新药、儿童用药品新品种、疾病预防控制急需的疫苗和创新疫苗等具有明显临

床价值的药品实行特殊审评审批制度，这使得一些符合条件的药品研发企业可以通过优先审评审批程序或特别审批程序获得药品上市许可。缩短了药品研发企业排队等待时间，降低了研发成本，促进了研发成果转化。因此，实行药品注册管理，有利于激发新药研发者的积极性和创造性，推动我国未来医药创新发展。

三、药品注册申请

药品注册申请包括药物临床试验申请、药品上市许可申请、药品上市后注册事项变更的补充申请以及再注册申请等。

（一）药物临床试验申请

根据《药品管理法》的规定，开展药物临床试验，应当按照国务院药品监督管理部门的规定如实报送研制方法、质量指标、药理及毒理试验结果等有关数据、资料和样品，经国务院药品监督管理部门批准后方可实施药物临床试验。因此，药品注册申请人完成支持药物临床试验的药学、药理毒理学等研究后，应当向国家药品监督管理局提出药物临床试验申请。

（二）药品上市许可申请

根据《药品管理法》的规定，在中国境内上市的药品，应当经国务院药品监督管理部门批准，取得药品注册证书。药品注册申请人在完成支持药品上市注册的药学、药理毒理学和药物临床试验等研究，确定质量标准，完成商业规模生产工艺验证，并做好接受药品注册核查检验的准备后，向国家药品监管局提出药品上市许可申请。

（三）补充申请

补充申请是指药物临床试验申办者或药品上市许可持有人，欲变更某些原批准的事项或者内容的，向国家药品监督管理部门提出的注册申请。例如，药物临床试验被责令暂停后，申办者拟继续开展药物临床试验的，应当在完成整改后提出恢复药物临床试验的补充申请，经审查同意后方可继续开展药物临床试验。又例如，药品上市许可持有人欲进行药品生产过程中的重大变更，应当以补充申请方式申报，经批准后才能实施。

（四）再注册申请

再注册申请是指药品批准证明文件有效期满后，药品注册申请人拟继续生产或者进口该药品的注册申请。药品注册证书有效期为五年，申请人应在有效期届满前六个月申请药品再注册。

四、药品注册分类

根据《药品注册管理办法》，药品注册按照中药、化学药和生物制品等进行分类注册管理。

（一）化学药品注册分类

化学药品注册按照化学药创新药、化学药改良型新药、仿制药等进行分类。根据 2016 年 3 月 9 日国家药品监督管理部门发布的《化学药品注册分类工作改革方案》，化学药品新注册分类共分为 5 个类别，其中 1 类为创新药、2 类为改良型新药、3 类和 4 类为仿制药，5 类为进口药，详见表 6-1。

表 6-1 化学药品注册分类

注册类别	释　义
1 类	境内外均未上市的创新药
2 类	境内外均未上市的改良型新药
2.1 类	含有用拆分或者合成等方法制得的已知活性成分的光学异构体，或者对已知活性成分成酯，或者对已知活性成分成盐（包括含有氢键或配位键的盐），或者改变已知盐类活性成分的酸根、碱基或金属元素，或者形成其他非共价键衍生物（如络合物、螯合物或包合物），且具有明显临床优势的原料药及其制剂
2.2 类	含有已知活性成分的新剂型（包括新的给药系统）、新处方工艺、新给药途径，且具有明显临床优势的制剂
2.3 类	含有已知活性成分的新复方制剂，且具有明显临床优势
2.4 类	含有已知活性成分的新适应证的制剂
3 类	境内申请人仿制境外上市但境内未上市原研药品的药品

注册类别	释　义
4 类	境内申请人仿制已在境内上市原研药品的药品
5 类	境外上市的药品申请在境内上市
5.1 类	境外上市的原研药品（包括原料药及其制剂）申请在境内上市
5.2 类	境外上市的非原研药品（包括原料药及其制剂）申请在境内上市

考点：化学药品注册分类

（二）中药、天然药物注册分类

中药是指在我国传统医药理论指导下使用的药用物质及其制剂。天然药物是指在现代医药理论指导下使用的天然药用物质及其制剂。中药注册按照中药创新药、中药改良型新药、古代经典名方中药复方制剂、同名同方药等进行分类。

（三）生物制品注册分类

生物制品包括治疗用生物制品和预防用生物制品两大类。生物制品注册按照生物制品创新药、生物制品改良型新药、已上市生物制品（含生物类似药）等进行分类。

第 2 节　药物的研究与注册管理

一、新药的定义

新药是指化学结构、药品组分和药理作用不同于现有药品的药物。根据《国务院关于改革药品医疗器械审评审批制度的意见》（国发〔2015〕44 号）的规定，新药系指未曾在中国境内外上市销售的药品。按照物质基础的原创性和新颖性，将新药分为创新药和改良型新药。

新药研发是一项动态系统的巨大工程，需要经历以下几个阶段：①药物发现；②药物临床前研究；③药物临床研究；④药物上市后研究。

二、药物的临床前研究与 GLP

（一）药物的临床前研究

药物的临床前研究是指为申请药品注册而进行的药物非人体的研究，亦称为非临床研究，用于评价药物的安全性，确定一个新的化合物是否具备进入临床试验的条件。药物临床前研究包括：药物的合成工艺、提取方法、理化性质及纯度、剂型选择、处方筛选、制备工艺、检验方法、质量指标、稳定性、药理、毒理、动物药代动力学研究等。临床前研究的内容可以概括为以下 3 个方面。

1. 文献研究　包括药品名称及其命名依据，证明性文件，立题目的与依据，对主要研究结果的总结及评价等。

2. 药学研究　包括药物的合成工艺、提取方法、理化性质及纯度、剂型选择、处方筛选、制备工艺、检验方法、质量指标、稳定性研究等。中药制剂还包括原药材的来源、加工及炮制等的研究；生物制品还包括菌毒种、细胞株、生物组织等起始原材料的来源、质量标准、保存条件、生物学特征、遗传稳定性及免疫学的研究等。

3. 药理毒理研究　亦称安全性评价研究。非临床安全性评价研究是为评价药物安全性，在实验室条件下用实验系统进行的试验，包括安全药理学试验、单次给药毒性试验、重复给药毒性试验、生殖毒性试验、遗传毒性试验、致癌性试验、局部毒性试验、免疫原性试验、依赖性试验、毒代动力学试验以及与评价药物安全性有关的其他试验。

考点：药物临床前研究的内容

（二）《药物非临床研究质量管理规范》

《药物非临床研究质量管理规范》（GLP）是药物进行临床前研究必须遵循的基本准则。其内容包括药物非临床研究中对药物安全性评价的实验设计、操作、记录、报告、监督等一系列行为和实验室的规范要求，是从源头上提高新药研究质量，确保人民群众用药安全的根本性措施。现行《药物非临床研究质量管理规范》于 2017 年 6 月 20 日经国家药品监督管理局审议通过，自 2017 年 9 月 1 日起施行。

GLP 适用于为申请药品注册而进行的药物非临床安全性评价研究。药物非临床安全性评价研究的相关活动应当遵守本规范。以注册为目的的药物代谢、生物样本分析等其他药物临床前相关研究活动，参照本规范执行。

现行《药物非临床研究质量管理规范》共 12 章 50 条。包括总则、术语及其定义、组织机构和人员、设施、仪器设备和实验材料、实验系统、标准操作规程、研究工作的实施、质量保证、资料档案、委托方和附则。

GLP 与硬件有关的主要规定有：研究机构应当建立完善的组织管理体系，配备机构负责人、质量保证部门和相应的工作人员。研究机构应当根据所从事的非临床安全性评价研究的需要建立相应的设施，并确保设施的环境条件满足工作的需要。各种设施应当布局合理、运转正常，并具有必要的功能划分和区隔，有效地避免可能对研究造成的干扰。研究机构应当根据研究工作的需要配备相应的仪器设备，其性能应当满足使用目的，放置地点合理，并定期进行清洁、保养、测试、校准、确认或者验证等，以确保其性能符合要求。受试物和对照品的使用和管理应当加以管理，实验室的试剂和溶液等均应当贴有标签，标明品名、浓度、贮存条件、配制日期及有效期等。研究中不得使用变质或者过期的试剂和溶液。

GLP 与软件有关的主要规定有：研究机构应当制定与其业务相适应的标准操作规程，以确保数据的可靠性。专题负责人应当确保研究所有的资料，包括试验方案的原件、原始数据、标本、相关检测报告、留样受试物和对照品、总结报告的原件以及研究有关的各种文件，在研究实施过程中或者研究完成后及时归档，最长不超过两周，按标准操作规程的要求整理后，作为研究档案予以保存。

三、药物的临床研究与 GCP

（一）药物的临床研究

开展药物临床试验，应当按照国务院药品监督管理部门的规定如实报送研制方法、质量指标、药理及毒理试验结果等有关数据、资料和样品，经国务院药品监督管理部门批准。其中，开展生物等效性试验的，报国务院药品监督管理部门备案。

药物临床试验是指以药品上市注册为目的，为确定药物安全性与有效性在人体开展的药物研究。药物临床试验分为 I 期临床试验、II 期临床试验、III 期临床试验、IV 期临床试验以及生物等效性试验。根据药物特点和研究目的，研究内容包括临床药理学研究、探索性临床试验、确证性临床试验和上市后研究。

1. **I 期临床试验**　初步的临床药理学及人体安全性评价试验。观察人体对于新药的耐受程度和药代动力学，为制订给药方案提供依据。I 期临床试验的最低病例数（试验组）要求为 20～30 例。

2. **II 期临床试验**　治疗作用初步评价阶段。其目的是初步评价药物对目标适应证患者的治疗作用和安全性，也包括为 III 期临床试验研究设计和给药剂量方案的确定提供依据。II 期临床试验的最低病例数（试验组）要求为 100 例。

3. **III 期临床试验**　治疗作用确证阶段。其目的是进一步验证药物对目标适应证患者的治疗作用和安全性，评价利益与风险关系，最终为药物注册申请的审查提供充分的依据。III 期临床试验的最低病例数（试验组）要求为 300 例。

4. **IV 期临床试验**　新药上市后应用研究阶段。其目的是考察在广泛使用条件下的药物的疗效和不良反应，评价在普通或者特殊人群中使用的利益与风险关系以及改进给药剂量等。IV 期临床试验的最低病例数（试验组）要求为 2000 例。

5. 生物等效性试验   生物等效性试验是指用生物利用度研究的方法，以药代动力学参数为指标，比较同一种药物的相同或者不同剂型的制剂，在相同的试验条件下，其活性成分吸收程度和速度有无统计学差异的人体试验，一般为18~24例。

罕见病、特殊病种等情况，要求减少临床试验病例数或者免做临床试验的，应当在申请临床试验时提出，并经国家药品监督管理局审查批准。

考点： 临床试验分期及最低病例数要求

（二）《药物临床试验质量管理规范》

《药物临床试验质量管理规范》（GCP），是药物临床试验全过程的质量标准，包括方案设计、组织实施、监查、稽查、记录、分析、总结和报告，是药物临床试验全过程的技术要求，也是药品监督管理部门、卫生健康主管部门对药物临床试验监督管理的主要依据。实施GCP的目的在于保证药物临床试验过程规范，数据和结果的科学、真实、可靠，保护受试者的权益和安全。

2003年国家食品药品监督管理局发布施行了《药物临床试验质量管理规范》。2020年，为深化药品审评审批制度改革，鼓励创新，进一步推动我国药物临床试验规范研究和提升质量，国家药品监督管理局会同国家卫生健康委员会对其进行了修订。现行版《药物临床试验质量管理规范》（2020年第57号）已于2020年4月23日发布，自2020年7月1日起施行。本规范适用于为申请药品注册而进行的药物临床试验。药物临床试验的相关活动应当遵守本规范。

现行《药物临床试验质量管理规范》共9章83条，包括总则、术语及其定义、伦理委员会、研究者、申办者、试验方案、研究者手册、必备文件管理、附则。

1. 伦理委员会   伦理委员会指由医学、药学及其他背景人员组成的委员会，其职责是通过独立地审查、同意、跟踪审查试验方案及相关文件、获得和记录受试者知情同意所用的方法和材料等，确保受试者的权益、安全受到保护。伦理委员会有权暂停、终止未按照相关要求实施，或者受试者出现非预期严重损害的临床试验。

2. 研究者   研究者是指实施临床试验并对临床试验质量及受试者权益和安全负责的试验现场的负责人。研究者和临床试验机构应当具备的相应的资格、具有完成临床试验所需的必要条件、应当对申办者提供的试验用药品负管理责任。研究者应当遵守试验方案。

3. 申办者   申办者是指负责临床试验的发起，管理和提供临床试验经费的个人、组织或者机构。临床试验开始前，申办者应当向药品监督管理部门提交相关的临床试验资料，并获得临床试验的许可或者完成备案。申办者应当建立临床试验的质量管理体系、负责选择研究者和临床试验机构、向研究者和临床试验机构提供试验方案和最新的研究者手册，应当采取适当方式保证可以给予受试者和研究者补偿或者赔偿。申办者应当负责试验用药品的供给和管理。

四、药品注册管理的机构

（一）行政机构

1. 国家药品监督管理局   国家药品监督管理局主管全国药品注册管理工作，负责建立药品注册管理工作体系和制度，制订药品注册管理规范，依法组织药品注册审评审批以及相关的监督管理工作。

2. 省、自治区、直辖市药品监督管理部门   负责本行政区域内以下药品注册相关管理工作。

（1）境内生产药品再注册申请的受理、审查和审批。

（2）药品上市后变更的备案、报告事项管理。

（3）组织对药物非临床安全性评价研究机构、药物临床试验机构的日常监管及违法行为的查处。

（4）参与国家药品监督管理局组织的药品注册核查、检验等工作。

（5）国家药品监督管理局委托实施的药品注册相关事项。

（二）技术机构

1. 国家药品监督管理局药品审评中心   国家药品监督管理局药品审评中心（简称：药品审评中心）

负责药物临床试验申请、药品上市许可申请、补充申请和境外生产药品再注册申请等的审评。

2. **中国食品药品检定研究院**　中国食品药品检定研究院（简称：中检院）负责制定药品注册检验的具体工作程序和要求以及药品注册检验技术要求和规范，承担规定药品的注册检验等。

3. **国家药典委员会**　国家药典委员会（简称：药典委）承担药品注册通用名称核准等。

4. **国家药品监督管理局食品药品审核查验中心**　国家药品监督管理局食品药品审核查验中心（简称：药品核查中心）承担药品注册核查工作，负责制定药品注册核查实施的原则、程序、时限和要求等。

5. **国家药品监督管理局药品评价中心**　国家药品监督管理局药品评价中心（简称：药品评价中心）负责制定处方药和非处方药上市后转换相关技术要求和程序，并向社会公布。非处方药注册时由药品评价中心进行非处方药适宜性审查。

6. **国家药品监督管理局行政事项受理服务和投诉举报中心**　负责药品注册证书的制证送达等。

7. **国家药品监督管理局信息中心**　国家药品监督管理局信息中心（简称：信息中心）承担药品注册有关的信息化建设与管理等。

8. **省、自治区、直辖市药品监督管理部门设置或者指定的药品专业技术机构**　承担依法实施药品监督管理所需的审评、检验、核查、监测与评价等工作。

> **考点：**药品注册管理的行政机构和技术机构的职责划分

五、药品上市注册

（一）注册申报资料

按照药物的类别、申报的阶段、注册分类的类别不同，注册申报资料的要求也不同。以化学药为例：根据《国家药监局关于发布化学药品注册分类及申报资料要求的通告》（2020 年第 44 号），申请人提出药物临床试验、药品上市注册及化学原料药申请，应按照国家药品监管部门公布的相关技术指导原则的有关要求开展研究，并按照现行版《M4：人用药物注册申请通用技术文档（CTD）》（以下简称 CTD）格式编号及项目顺序整理并提交申报资料。通用技术文档按五个模块进行组织：模块一行政管理文件和药品信息、模块二通用技术文档总结、模块三质量、模块四非临床试验报告、模块五临床研究报告。注册资料应全面反映药品的质量、安全性和有效性。

（二）药品上市审批

1. **临床试验审批**　药物临床试验审批实施默示许可制度，生物等效性试验由原来的许可制度改为备案制度。

（1）临床试验审批流程：申请人完成支持药物临床试验的药学、药理毒理学等研究后，提出药物临床试验申请的，应当按照申报资料要求提交相关研究资料。经形式审查，申报资料符合要求的，予以受理。药品审评中心应当组织药学、医学和其他技术人员对已受理的药物临床试验申请进行审评。对药物临床试验申请应当自受理之日起六十日内决定是否同意开展，并通过药品审评中心网站通知申请人审批结果；逾期未通知的，视为同意，申请人可以按照提交的方案开展药物临床试验。

（2）药物临床试验的豁免：不同注册分类的药品对临床试验的要求各不相同。仿制药、按照药品管理的体外诊断试剂以及其他符合条件的情形，经申请人评估，认为无须或者不能开展药物临床试验，符合豁免药物临床试验条件的，申请人可以直接提出药品上市许可申请。

符合以下情形之一的，可以直接提出非处方药上市许可申请。

境内已有相同活性成分、适应证（或者功能主治）、剂型、规格的非处方药上市的药品。

经国家药品监督管理局确定的非处方药改变剂型或者规格，但不改变适应证（或者功能主治）、给药剂量以及给药途径的药品。

使用国家药品监督管理局确定的非处方药的活性成分组成的新的复方制剂。

其他直接申报非处方药上市许可的情形。

2. **药品上市许可审批**　药品上市许可审批流程如下（图 6-1）：

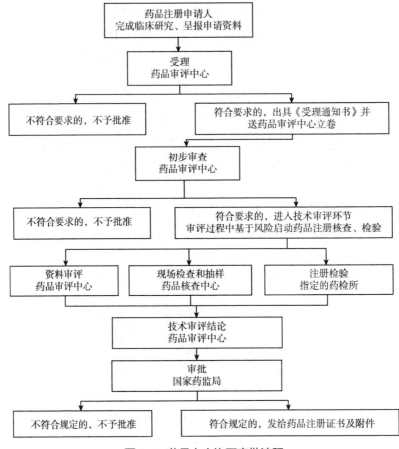

图6-1 药品上市许可审批流程

（1）受理与初步审查：申请人在完成支持药品上市注册的药学、药理毒理学和药物临床试验等研究，确定质量标准，完成商业规模生产工艺验证，并做好接受药品注册核查检验的准备后，提出药品上市许可申请，按照申报资料要求提交相关研究资料。经对申报资料进行形式审查，符合要求的，予以受理。

（2）技术审评：药品审评中心组织药学、医学和其他技术人员，按要求对已受理的药品上市许可申请进行审评。审评过程中基于风险启动药品注册核查、检验，相关技术机构应当在规定时限内完成核查、检验工作。药品审评中心根据药品注册申报资料、核查结果、检验结果等，对药品的安全性、有效性和质量可控性等进行综合审评，非处方药还应当转药品评价中心进行非处方药适宜性审查。

（3）审批与发证：综合审评结论通过的，批准药品上市，发给药品注册证书。综合审评结论不通过的，作出不予批准决定。

《药品管理法》于2019年8月26日经第十三届全国人民代表大会常务委员会第十二次会议第二次修订通过，自2019年12月1日起施行。自新版《药品管理法》实施之日起，批准上市的药品发给药品注册证书及附件，不再发给新药证书。

药品注册证书载明药品批准文号、持有人、生产企业等信息。非处方药的药品注册证书还应当注明非处方药类别。药品注册证书的附件包括经核准的药品生产工艺、质量标准、说明书和标签等，必要时还应当附药品上市后研究要求。

链接 药品批准文号格式

药品注册证书应载明药品批准文号，根据《药品注册管理办法》的规定，药品批准文号格式有以下三种。

1. 境内生产药品批准文号格式：国药准字H（Z、S）+四位年号+四位顺序号。

2. 中国香港、澳门和台湾地区生产药品批准文号格式：国药准字H（Z、S）C+四位年号+四位顺序号。

3. 境外生产药品批准文号格式：国药准字 H（Z、S）J+四位年号+四位顺序号。

其中，H 代表化学药，Z 代表中药，S 代表生物制品。药品批准文号，不因上市后的注册事项的变更而改变。中药另有规定的从其规定。

考点：药品上市许可审批流程

（三）药品上市审批的其他相关规定

1. 关联审评审批 药品审评中心在审评药品制剂注册申请时，对药品制剂选用的化学原料药、辅料及直接接触药品的包装材料和容器进行关联审评。化学原料药、辅料及直接接触药品的包装材料和容器生产企业应当按照关联审评审批制度要求，在化学原料药、辅料及直接接触药品的包装材料和容器登记平台登记产品信息和研究资料。药品审评中心向社会公示登记号、产品名称、企业名称、生产地址等基本信息，供药品制剂注册申请人选择。

未通过关联审评审批的，化学原料药、辅料及直接接触药品的包装材料和容器产品的登记状态维持不变，相关药品制剂申请不予批准。

2. 药品注册核查 药品注册核查，是指为核实申报资料的真实性、一致性以及药品上市商业化生产条件，检查药品研制的合规性、数据可靠性等，对研制现场和生产现场开展的核查活动，以及必要时对药品注册申请所涉及的化学原料药、辅料及直接接触药品的包装材料和容器生产企业、供应商或者其他受托机构开展的延伸检查活动。

药品审评中心根据药物创新程度、药物研究机构既往接受核查情况等，基于风险决定是否开展药品注册研制现场核查。

药品审评中心决定启动药品注册研制现场核查的，通知药品核查中心在审评期间组织实施核查，同时告知申请人。药品核查中心应当在规定时限内完成现场核查，并将核查情况、核查结论等相关材料反馈给药品审评中心进行综合审评。

3. 药品注册检验 药品注册检验，包括标准复核和样品检验。标准复核，是指对申请人申报药品标准中设定项目的科学性、检验方法的可行性、质控指标的合理性等进行的实验室评估。样品检验，是指按照申请人申报或者药品审评中心核定的药品质量标准对样品进行的实验室检验。

中检院或者经国家药品监督管理局指定的药品检验机构承担以下药品注册检验。

（1）创新药。

（2）改良型新药（中药除外）。

（3）生物制品、放射性药品和按照药品管理的体外诊断试剂。

（4）国家药品监督管理局规定的其他药品。

境外生产药品的药品注册检验由中检院组织口岸药品检验机构实施。其他药品的注册检验，由申请人或者生产企业所在地省级药品检验机构承担。

申请人完成支持药品上市的药学相关研究，确定质量标准，并完成商业规模生产工艺验证后，可以在药品注册申请受理前向中检院或者省、自治区、直辖市药品监督管理部门提出药品注册检验；申请人未在药品注册申请受理前提出药品注册检验的，在药品注册申请受理后四十日内由药品审评中心启动药品注册检验。原则上申请人在药品注册申请受理前只能提出一次药品注册检验，不得同时向多个药品检验机构提出药品注册检验。

考点：关联审评审批、药品注册核查、药品注册检验

第 3 节 药品加快上市注册程序

《药品注册管理办法》明确规定，建立药品加快上市注册制度，支持以临床价值为导向的药物创新。

对符合条件的药品注册申请，申请人可以申请适用突破性治疗药物、附条件批准、优先审评审批及特别审批程序。这一规定是实施"创新驱动"战略在药品审评审批工作中的具体体现，对推动我国未来医药创新发展具有非常重要的意义。

一、突破性治疗药物程序

药物临床试验期间，用于防治严重危及生命或者严重影响生存质量的疾病，且尚无有效防治手段或者与现有治疗手段相比有足够证据表明具有明显临床优势的创新药或者改良型新药等，申请人可以申请适用突破性治疗药物程序。对纳入突破性治疗药物程序的药物临床试验，给予以下政策支持。

1. 申请人可以在药物临床试验的关键阶段向药品审评中心提出沟通交流申请，药品审评中心安排审评人员进行沟通交流。

2. 申请人可以将阶段性研究资料提交药品审评中心，药品审评中心基于已有研究资料，对下一步研究方案提出意见或者建议，并反馈给申请人。

二、附条件批准程序

药物临床试验期间，符合以下情形的药品，可以申请附条件批准。

1. 治疗严重危及生命且尚无有效治疗手段的疾病的药品，药物临床试验已有数据证实疗效并能预测其临床价值。

2. 公共卫生方面急需的药品，药物临床试验已有数据显示疗效并能预测其临床价值的。

3. 应对重大突发公共卫生事件急需的疫苗或者国家卫生健康委员会认定急需的其他疫苗，经评估获益大于风险的。

三、优先审评审批程序

药品上市许可申请时，以下具有明显临床价值的药品，可以申请适用优先审评审批程序。

1. 临床急需的短缺药品、防治重大传染病和罕见病等疾病的创新药和改良型新药。

2. 符合儿童生理特征的儿童用药品新品种、剂型和规格。

3. 疾病预防、控制急需的疫苗和创新疫苗。

4. 纳入突破性治疗药物程序的药品。

5. 符合附条件批准的药品。

6. 国家药品监督管理局规定其他优先审评审批的情形。

对纳入优先审评审批程序的药品上市许可申请，给予以下政策支持。

1. 药品上市许可申请的审评时限为一百三十日。

2. 临床急需的境外已上市境内未上市的罕见病药品，审评时限为七十日。

3. 需要核查、检验和核准药品通用名称的，予以优先安排。

4. 经沟通交流确认后，可以补充提交技术资料。

四、特别审批程序

在发生突发公共卫生事件的威胁时以及突发公共卫生事件发生后，国家药品监督管理局可以依法决定对突发公共卫生事件应急所需防治药品实行特别审批。

链接 科学优化审评审批流程 助力临床急需药品研发

在 2020 年初的新冠肺炎疫情下，国家药品监督管理局药审中心立即启动了应急审评机制，对符合疫情防控和诊疗所需的临床药物，开通绿色通道，提前介入指导，加快审评审批，确保尽早投入使用。国家药品监督管理局应急审批了瑞德西韦、法匹拉韦等 5 个新药用于新冠肺炎防治的临床试验。

考点： 优先审评审批

第4节 药品上市后变更和再注册

一、药品上市后变更

药品上市持有人应当主动开展药品上市后研究，对药品的安全性、有效性和质量可控性进行进一步确证，加强对已上市药品的持续管理。变更原药品注册批准证明文件及其附件所载明的事项或者内容的，申请人应当按照规定，参照相关技术指导原则，对药品变更进行充分研究和验证，充分评估变更可能对药品安全性、有效性和质量可控性的影响，按照变更程序提出补充申请、备案或者报告。

药品上市后的变更，按照其对药品安全性、有效性和质量可控性的风险和产生影响的程度，实行分类管理，分为审批类变更、备案类变更和报告类变更。

（一）审批类变更

以下变更，持有人应当以补充申请方式申报，经批准后实施。

1. 药品生产过程中的重大变更。

2. 药品说明书中涉及有效性内容以及增加安全性风险的其他内容的变更。

3. 持有人转让药品上市许可。

4. 国家药品监督管理局规定需要审批的其他变更。

（二）备案类变更

以下变更，持有人应当在变更实施前，报所在地省、自治区、直辖市药品监督管理部门备案。

1. 药品生产过程中的中等变更。

2. 药品包装标签内容的变更。

3. 药品分包装。

4. 国家药品监督管理局规定需要备案的其他变更。

境外生产药品发生上述变更的，应当在变更实施前报药品审评中心备案。药品分包装备案的程序和要求，由药品审评中心制定发布。

（三）报告类变更

以下变更，持有人应当在年度报告中报告。

1. 药品生产过程中的微小变更。

2. 国家药品监督管理局规定需要报告的其他变更。

考点：药品上市后变更的类型

二、药品再注册

药品注册证书有效期为五年，药品注册证书有效期内持有人应当持续保证上市药品的安全性、有效性和质量可控性，并在有效期届满前六个月申请药品再注册。

境内生产药品再注册申请由持有人向其所在地省、自治区、直辖市药品监督管理部门提出，境外生产药品再注册申请由持有人向药品审评中心提出。

药品再注册申请受理后，省、自治区、直辖市药品监督管理部门或者药品审评中心对持有人开展药品上市后评价和不良反应监测情况，按照药品批准证明文件和药品监督管理部门要求开展相关工作情况，以及药品批准证明文件载明信息变化情况等进行审查，符合规定的，予以再注册，发给药品再注册批准通知书。不符合规定的，不予再注册，并报请国家药品监督管理局注销药品注册证书。

有下列情形之一的，不予再注册。

1. 有效期届满未提出再注册申请的。

2. 药品注册证书有效期内持有人不能履行持续考察药品质量、疗效和不良反应责任的。

3. 未在规定时限内完成药品批准证明文件和药品监督管理部门要求的研究工作且无合理理由的。

4. 经上市后评价，属于疗效不确切、不良反应大或者因其他原因危害人体健康的。

5. 法律、行政法规规定的其他不予再注册情形。

对不予再注册的药品，药品注册证书有效期届满时予以注销。

考点：药品注册证书的有效期、不予再注册的情形

第 5 节　药品知识产权保护

知识产权制度是高度市场化和全球经济一体化的结果。它是对人们创造性智力活动成果所享有权利的一种保护。医药行业不仅是国家重要的工业产业支柱，也是无形资产集中的主要领域。由于新药的研究与开发具有技术密集、投入高、周期长、风险大等特点，世界各国对医药领域的知识产权保护问题都十分重视。加强药品知识产权保护，对于鼓励医药科技创新，推动医药科技产业化的发展，提高医药企业竞争意识和能力等方面都有着极其重要的意义。

药品知识产权是指一切与药品行业有关的发明创造和智力劳动成果的财产权。药品知识产权同其他领域基本相同，大体上分为专利权、商标权、版权（著作权）、商业秘密四种。

一、医药专利权

（一）专利类型

专利权简称专利，是指专利申请人就一项发明、实用新型或外观设计向国家及省级知识产权局提出专利申请，经依法审查合格后，被授予在规定时间内对该项发明创造享有的专有权。根据《中华人民共和国专利法》规定，专利分为发明专利、实用新型专利和外观设计专利三类。

1. 药品的发明专利　包括产品发明专利和方法发明专利。

（1）产品发明专利

1）新物质，指具有一定化学结构式或物理、化学性能的单一物质，包括有一定医疗用途的新化合物；新基因工程产品；新生物制品；用于制药的新原料、新辅料、新中间体、新代谢物和新药物前体；新异构体；新的有效晶型；新分离或提取得到的天然物质等。

2）药物组合物，指两种或两种以上元素或化合物按一定比例组成具有一定性质和用途的混合物，包括中药新复方制剂；中药的有效部位；药物的新剂型等。

3）生物制品、微生物及其代谢产物，可授予专利权的微生物及其代谢产物必须是经过分离成为纯培养物，并且具有特定的工业用途。

（2）方法发明专利

1）制备和生产方法，如化合物的制备方法、组合物的制备方法、提取分离方法、纯化方法等。

2）用途发明，如化学物质的新的医药用途、药物的新的适应证等。

2. 药品的实用新型专利

（1）某些与功能相关的药物剂型、形状、结构的改变，如通过改变药品的外层结构达到延长药品疗效的技术方案。

（2）诊断用药的试剂盒与功能有关的形状、结构的创新。

（3）生产药品的专用设备的改进。

（4）某些与药品功能有关的包装容器的形状、结构和开关技巧等。

3. 药品的外观设计专利

（1）药品的外观，如便于给儿童服用的制成小动物形状的药片。

（2）药品包装的外观，如药品的包装盒。

（3）富有美感和特色的说明书等。

考点：专利的类型

（二）授予专利的条件

1. 授予发明和实用新型的条件　应当具备新颖性、创造性和实用性。

新颖性，是指该发明或者实用新型不属于现有技术；也没有任何单位或者个人就同样的发明或者实用新型在申请日以前向国务院专利行政部门提出过申请，并记载在申请日以后公布的专利申请文件或者公告的专利文件中。

创造性，是指与现有技术相比，该发明具有突出的实质性特点和显著的进步，该实用新型具有实质性特点和进步。

实用性，是指该发明或者实用新型能够制造或者使用，并且能够产生积极效果。

2. 授予外观设计的条件　应当不属于现有设计；也没有任何单位或者个人就同样的外观设计在申请日以前向国务院专利行政部门提出过申请，并记载在申请日以后公告的专利文件中。授予专利权的外观设计与现有设计或者现有设计特征的组合相比，应当具有明显区别。授予专利权的外观设计不得与他人在申请日以前已经取得的合法权利相冲突。

3. 不授予专利权的情形

（1）科学发现。

（2）智力活动的规则和方法。

（3）疾病的诊断和治疗方法。

（4）动物和植物品种。

（5）用原子核变换方法获得的物质。

（6）对平面印刷品的图案、色彩或者二者的结合作出的主要起标识作用的设计。

对动物和植物品种的生产方法，可以授予专利权。

考点：授予专利的条件

（三）专利的申请

1. 专利申请的原则　根据《中华人民共和国专利法》规定，专利的申请遵循以下基本原则。

（1）书面申请，即办理专利申请手续时，必须采用书面申请形式。

（2）申请单一性原则，即一件专利申请只限于一项发明创造。

（3）先申请原则，即两个或两个以上申请人就同样的发明申请专利时，专利权授予最先申请的人。

（4）优先权原则，申请人自发明或实用新型在外国第一次提出专利申请之日起 12 个月内，或者自外观设计在外国第一次提出专利申请之日起 6 个月内，又在中国就相同主题提出申请的，可以享有优先权；申请人自发明或实用新型在中国第一次提出申请专利申请之日起 12 个月内，又向国务院专利行政主管部门就相同主题提出专利申请的可以享有优先权。

2. 药品专利的申请　申请发明或者实用新型专利的，应当提交请求书、说明书及其摘要和权利要求书等文件。申请外观设计专利的，应当提交请求书、该外观设计的图片或者照片以及对该外观设计的简要说明等文件。

（四）专利申请的审查和批准

发明专利申请的审批程序包括受理、初审、公布、实审以及授权五个阶段。实用新型或者外观设计专利申请在审批中不进行早期公布和实质审查，只有受理、初审和授权三个阶段。

（五）专利权人的权利与义务

1. 专利权人的权利　专利权人是有权申请专利和取得专利权并承担相应义务的自然人和法人。专利权人的权利包括：①独占实施权；②许可实施权；③转让权；④署名权；⑤标记权。

2. 专利权人的义务　专利权人在享有权利的同时也负有义务，专利权人的义务包括：①充分公开发明创造的义务；②缴纳年费的义务。

（六）专利权的保护范围、期限、终止与无效

1. 专利权的保护范围 发明或者实用新型专利权的保护范围以其权利要求的内容为准，说明书及附图可以用于解释权利要求。外观设计专利权的保护范围以表示在图片或者照片中的该外观设计专利权为准。

2. 专利权的保护期限 发明专利权的保护期限为 20 年，实用新型专利权和外观设计专利权的保护期限为 10 年，均自申请日起计算。

3. 专利权的终止 有下列情形之一，专利权将终止。

（1）专利权期限届满将自行终止。

（2）没有按照规定缴纳年费。

（3）专利权人以书面声明放弃其专利权。

4. 专利权的无效 自国务院专利行政部门公告授予专利权之日起，任何单位或个人认为该专利权的授予不符合有关规定，可以请求专利复审委员会宣告该专利权无效；专利复审委员会应当及时审查和作出决定，并通知请求人和专利权人。

案例 6-1

格列卫，又称甲磺酸伊马替尼片，用于治疗慢性髓性白血病和恶性胃肠道间质肿瘤。伊马替尼是由瑞士制药商诺华制药发明的，1992 年 4 月在瑞士申请专利，随后在世界各国申请专利。1993 年 4 月 2 日，诺华制药向中国国家知识产权局申请发明专利并获得授权。由于专利保护期间，不允许仿制，我国进口"格列卫"一盒售价近 24 000 元，令白血病患者不堪重负，进而衍生出著名的非法海外代购抗癌药事件——"陆勇事件"。

2013 年 4 月 1 日，格列卫化合物专利在中国的专利权到期，江苏豪森药业集团有限公司和正大天晴药业集团股份有限公司随即获得国家药品监督管理局批准仿制，分别生产甲磺酸伊马替尼片剂和胶囊仿制药。国产仿制药的售价降至 4000 元左右。

问题：格列卫属于哪一种类型的专利？保护期限是多久？药品专利保护制度有何意义？

*考点：*专利保护的范围和期限

二、医药商标权

（一）商标权的概念

商标是用来区别一个经营者的品牌或服务和其他经营者的商品或服务的标记。商标权是知识产权的重要组成部分，由商标带来的"品牌"效应，使商标作为企业的财富，其价值远远高于其有形价值。药品商标权是指医药商标所有人对其在国家商标局依法注册的商标所享有的权利。

（二）商标权的取得

经商标局核准注册的商标为注册商标，商标注册人享有商标专用权，受法律保护。商标注册人享有的权利：独占使用权；转让权；许可使用权。

药品注册商标是为了保证药品质量，保障人民身体健康，维护药品生产企业和药品经营企业的正当利益，根据《药品管理法》和《中华人民共和国商标法》的规定，除中药材、中药饮片外，药品必须使用注册商标；未经核准注册的，不得在市场销售。注册商标必须在药品包装和标签上注明。商标注册人享有商标专用权，受到法律保护。药品商标是药品生产单位对该药品主要事项的技术性、标准性介绍，是宣传合理用药、普及用药知识的重要依据。

（三）注册商标的保护期限

注册商标的期限是指商标具有法律效力、受法律保护的期限，也称为注册商标的有效期或保护期。《中华人民共和国商标法》规定，自核准注册之日起计算，注册商标的有效期为 10 年，需要继续使用的在有效期满前 12 个月内申请续展注册；在此期间未能提出申请的，可以给予 6 个月的宽展期；宽展

期满仍未提出申请的，注销其注册商标；每次续展注册的有效期为10年。

凡属《中华人民共和国商标法》规定的侵犯注册商标专用权的行为，可由市场监督管理部门根据情节处以停止生产或销售、没收、罚款等；还可应被侵权人的请求，责令侵权人赔偿损失；构成犯罪的，依法追究刑事责任。

考点： 注册商标的保护期限

案例 6-1 分析

案例中的格列卫（甲磺酸伊马替尼片）的专利属于发明专利，保护期限是20年。药品专利保护制度可以给专利持有人带来巨大经济利益，有利于激发医药企业创新的积极性，开发更多更好的药物。有利于提高医药企业竞争意识和能力，推动医药科技产业化发展。

自 测 题

选择题

【A型题】

1. 我国药品注册的法定管理机构是（　　）
   A. 国家技术监督管理局
   B. 中华人民共和国卫生部
   C. 国家药品监督管理局
   D. 国家卫生和计划生育委员会
   E. 商务部

2. 治疗作用的确证阶段属于（　　）
   A. Ⅰ期临床试验　　B. Ⅱ期临床试验
   C. Ⅲ期临床试验　　D. Ⅳ期临床试验
   E. 生物等效性试验

3. 下列情形中，不可以直接提出非处方药上市许可申请的是（　　）
   A. 境内已有相同活性成分、适应证（或者功能主治）、剂型、规格的非处方药上市的药品
   B. 经国家药品监督管理局确定的非处方药改变剂型或者规格，但不改变适应证（或者功能主治）、给药剂量的药品
   C. 使用国家药品监督管理局确定的非处方药的活性成分组成的新的复方制剂
   D. 临床急需的短缺药品、防治重大传染病和罕见病等疾病的创新药和改良型新药
   E. 经国家药品监督管理局确定的非处方药改变剂型或者规格，但不改变给药途径的药品

4. 根据最新发布的《药品注册管理办法》，下列不属于药品批准证明文件及其附件的是（　　）
   A. 药品批准文号　　B. 药品生产工艺
   C. 说明书和标签　　D. 质量标准
   E. 药品注册证书

5. 以下变更不需要提出补充申请的是（　　）
   A. 药品生产过程中的重大变更
   B. 药品说明书中涉及有效性内容的变更
   C. 持有人转让药品上市许可
   D. 药品包装标签内容的变更

E. 药品说明书中增加安全性风险的其他内容的变更

6. 新的《药品注册管理办法》明确规定，建立药品加快上市注册制度，支持以临床价值为导向的药物创新。下列不属于药品加快上市注册程序的是（　　）
   A. 突破性治疗药物审批程序
   B. 附条件批准程序
   C. 优先审评审批
   D. 特别审批程序
   E. 药品上市许可审批程序

7. 药品发明专利的保护期限是（　　），至（　　）起算。
   A. 10年，公告日　　　　B. 10年，申请日
   C. 20年，授权日　　　　D. 20年，授权日
   E. 20年，申请日

8. 下列（　　）属于可授予专利权的情形。
   A. 科学发现
   B. 智力活动的规则和方法
   C. 疾病的诊断和治疗方法
   D. 动物和植物品种
   E. 动物和植物品种的生产方法

9. 国家药品监督管理局核发的药品注册证书的有效期为（　　）年。
   A. 3　　　　　B. 4　　　　　C. 5
   D. 6　　　　　E. 10

10. 药物临床前研究应当执行有关管理规定，其中安全性评价研究必须执行（　　）
    A. 药物非临床研究质量管理规范
    B. 药物临床研究质量管理规范
    C. 药品生产质量管理规范
    D. 药品研究技术指导原则
    E. 药品经营质量管理规范

【B型题】

（第11～12题备选答案）
    A. 国药准字J+4位年号+4位顺序号
    B. 国药准字S+4位年号+4位顺序号
    C. H+4位年号+4位顺序号

D. 国药准字 H+4 位年号+4 位顺序号

E. 国药准字 HJ+4 位年号+4 位顺序号

11. 国产生物制品批准文号的格式是（　　）

12. 进口化学药品批准文号的格式是（　　）

（第 13～14 题备选答案）

A. 2 类　　　　　　B. 3 类　　　　　　C. 5 类

D. 4 类　　　　　　E. 1 类

13. 根据《总局关于发布化学药品注册分类改革工作方案的公告》（2016 年第 51 号）。境内申请人仿制境外上市但境内未上市原研药品的药品，按新的注册分类属于（　　）

14. 根据《总局关于发布化学药品注册分类改革工作方案的公告》（2016 年第 51 号）。境外上市的药品申请在境内上市，按新的注册分类属于（　　）

（第 15～17 题备选答案）

A. 药物临床试验申请　　B. 再注册申请

C. 药品上市许可申请　　D. 补充申请

E. 新药申请

根据《药品注册管理办法》

15. 药品批准证明文件有效期期满后继续生产该药品的注册申请属于（　　）

16. 欲开展药物临床试验，向国家药品监督管理局提出的申请属于（　　）

17. 增加或者取消原批准事项的注册申请属于（　　）

（第 18～19 题备选答案）

A. 仿制药　　　　　　B. 进口药品

C. 创新药　　　　　　D. 改良型新药

E. 处方药

根据国家药品监督管理局制定的化学药品新注册分类

18. 境内申请人仿制的，与中国境外上市但境内未上市原研药品的质量和疗效一致的药品属于（　　）

19. 对已知活性成分的剂型、给药途径进行优化，且具有明显临床优势的，中国境内外均未上市的药品属于（　　）

（第 20～21 题备选答案）

A. 药品再评价　　　　B. Ⅳ期临床试验

C. Ⅰ期临床试验　　　D. 药理毒理研究

E. Ⅱ期临床试验

20. 属于临床前研究工作，应遵循 GLP 规范的是（　　）

21. 属于上市后研究工作，应遵循 GCP 规范的是（　　）

（第 22～25 题备选答案）

A. 国家药品监督管理局药品审评中心

B. 中国食品药品检定研究院

C. 国家药典委员会

D. 国家药品监督管理局食品药品审核查验中心

E. 国家药品监督管理局药品评价中心

药品注册相关的技术机构中

22. 承担药品注册通用名称核准的是（　　）

23. 承担规定药品的注册检验的是（　　）

24. 承担非处方药注册时由药品评价中心进行非处方药适宜性审查的是（　　）

25. 承担药品注册核查工作的是（　　）

【X 型题】

26. 可授予发明的条件包括（　　）

A. 新颖性　　　　　　B. 创造性

C. 美观性　　　　　　D. 一致性

E. 实用性

27. 为申请药品注册而进行的药物临床前研究，包括（　　）

A. 药物的合成工艺、提取方法

B. 理化性质及纯度、剂型选择

C. 处方筛选、制备工艺

D. 检验方法、质量指标、稳定性、药理、毒理、动物药代动力学研究

E. 文献研究

28. 药品不予再注册的情形包括（　　）

A. 有效期届满前未提出再注册申请的

B. 未达到国家药品监督管理局批准上市时提出的有关要求的；未按照要求完成Ⅳ期临床试验的

C. 未按照规定进行药品不良反应监测的；经国家药品监督管理局再评价属于疗效不确、不良反应大或者其他原因危害人体健康的

D. 按照《药品管理法》的规定应当撤销药品批准证明文件的

E. 不具备《药品管理法》规定的生产条件的

29. 根据《药品注册管理办法》，药品注册是指药品注册申请人依照法定程序和相关要求提出药物临床试验、药品上市许可、再注册等申请以及补充申请，药品监督管理部门基于法律法规和现有科学认知进行（　　）、（　　）和（　　）等审查，决定是否同意其申请的活动。

A. 安全性　　　　　　B. 有效性

C. 均一性　　　　　　D. 质量可控性

E. 经济性

30. 药品注册申请包括（　　）

A. 药物临床试验申请　　B. 药品上市许可申请

C. 补充申请　　　　　　D. 再注册申请等

E. 备案申请

（王　琴）

第 7 章

药品生产管理

药品生产管理不仅是指药品生产企业在药品生产过程中的管理活动，而且也包含国家药品监督管理部门对药品生产的监督管理，两者从不同方面达到保证药品生产质量的目的。

第 1 节　药品生产概述

一、药品生产的概念

药品生产是指原料药的生产或将原料药加工制备成可供医疗使用的药品的过程。按照药品生产的品种，包括的类别比较多，但根据我国药典收载的品种，主要分为三大类：一是中药材及其制剂；二是化学药品（包括抗生素、放射性药品、生化药品等）；三是生物制品（包括疫苗、血清及血液制品）。按照药品生产的过程，可以分为原料药生产阶段和将原料药制成一定剂型（供临床使用的制剂）的制剂生产阶段。此外，对某些药品来说，还包括药物中间体的生产。

二、药品生产的特点

由于药品生产的类别多、品种多，药品生产的准入受到法律的严格控制，药品生产必须实行生产全过程的控制，因此药品生产具有其独有的特点。

（一）原料、辅料品种多

无论是化学原料药及其制剂，或是抗生素、生化药品、生物制品，或是中成药，从总体上看，投入的原料、辅料的种类大大超过其他工业产品的生产。其范围从无机物到有机物，从植物到动物、矿物，几乎是无所不及，无所不用。所以它生产的品种多、范围广，而且物料消耗大。

（二）生产技术先进

现代药品生产企业属于技术密集型行业。药品生产需要以电力、蒸汽、压缩空气等为动力，一般都必须配备成套的生产设备、动力设备、空气净化系统等。随着 GMP 的实施，生产自动化程度越来越高，各种仪表、仪器、电子技术、生物技术和自动控制的一体化，其制造的设备在药品生产中的运用越来越多，如高速压片机、全自动胶囊灌装机、高效包衣机、沸腾制粒机等，这些先进制药设备的应用，促进了制药生产技术的发展。

（三）质量要求严格

药品的质量不仅以产品检验合格与否作为衡量产品出厂的标准，而且体现在药品生产的全过程。不合格的原辅料不能用于投产，不合格的中间品（中间体）不能进入下一道生产工序，不合格的产品不能出厂。一般的工业产品质量控制，可以依据企业标准、行业标准或地方标准。我国对药品实行法定的国家药品标准，药品的质量必须依据国家药品标准，不符合国家药品标准的药品不能销售和使用。

（四）环境保护污染严重

制药工业对环境的污染也是不可忽视的，它是我国环保治理的重点行业之一。由于药品生产原料、辅料消耗大，如化学原料药的合成、中药材的提取等，往往一吨原料只能产出数公斤甚至数克原料药，产生大量的废渣、废气、废液（"三废"）。如何保证制药工业的可持续发展，减少对环境的污染，也是制药企业面临的一项重要任务。

（五）法制化管理

由于药品质量的至关重要性及药品生产和药品生产管理的一系列特殊性，世界各国政府都制定有本国药品生产管理的法律规范。我国对药品生产企业实行许可证制度，进行准入控制，并对药品生产企业全面实行《药品生产监督管理办法》及实施《药品生产质量管理规范》，对药品生产的质量保证和质量控制作出了明确而严格的规定。

第2节　药品生产的法制管理

为加强药品生产监督管理，规范药品生产活动，2004年8月5日国家食品药品监督管理局令第14号公布了《药品生产监督管理办法》。2020年1月15日经国家市场监督管理总局2020年第1次局务会议审议通过了新修订的《药品生产监督管理办法》（以下简称《办法》）。该《办法》对我国境内上市药品的生产及监督管理活动进行了规范。

一、药品生产监督管理的部门及职责

（一）国家药品监督管理局

主管全国药品生产监督管理工作，对省、自治区、直辖市药品监督管理部门的药品生产监督管理工作进行监督和指导。

（二）省、自治区、直辖市药品监督管理部门

负责本行政区域内的药品生产监督管理，承担药品生产环节的许可、检查和处罚等工作。

（三）国家药品监督管理局食品药品审核查验中心

组织制定药品检查技术规范和文件，承担境外检查以及组织疫苗巡查等，分析评估检查发现风险、作出检查结论并提出处置建议，负责各省、自治区、直辖市药品检查机构质量管理体系的指导和评估。

（四）国家药品监督管理局信息中心

负责药品追溯协同服务平台、药品安全信用档案建设和管理，对药品生产场地进行统一编码。

（五）药品监督管理部门依法设置或者指定的专业技术机构

药品监督管理部门依法设置或者指定的药品审评、检验、核查、监测与评价等专业技术机构，依职责承担相关技术工作并出具技术结论，为药品生产监督管理提供技术支撑。

（六）药品上市许可持有人及相关生产企业

从事药品生产活动，应当遵守法律、法规、规章、标准和规范，保证全过程信息真实、准确、完整和可追溯。

从事药品生产活动，应当经所在地省、自治区、直辖市药品监督管理部门批准，依法取得药品生产许可证，严格遵守药品生产质量管理规范，确保生产过程持续符合法定要求。

药品上市许可持有人应当建立药品质量保证体系，履行药品上市放行责任，对其取得药品注册证书的药品质量负责。

中药饮片生产企业应当履行药品上市许可持有人的相关义务，确保中药饮片生产过程持续符合法定要求。

原料药生产企业应当按照核准的生产工艺组织生产，严格遵守药品生产质量管理规范，确保生产过程持续符合法定要求。

经关联审评的辅料、直接接触药品的包装材料和容器的生产企业以及其他从事与药品相关生产活动的单位和个人依法承担相应责任。

二、药品生产许可

（一）开办药品生产企业应当符合的条件

1. 从事药品生产，应当符合的条件

（1）有依法经过资格认定的药学技术人员、工程技术人员及相应的技术工人，法定代表人、企业

负责人、生产管理负责人（以下称生产负责人）、质量管理负责人（以下称质量负责人）、质量受权人及其他相关人员符合《药品管理法》《疫苗管理法》规定的条件。

（2）有与药品生产相适应的厂房、设施、设备和卫生环境。

（3）有能对所生产药品进行质量管理和质量检验的机构、人员。

（4）有能对所生产药品进行质量管理和质量检验的必要的仪器设备。

（5）有保证药品质量的规章制度，并符合药品生产质量管理规范要求。

2. 从事疫苗生产活动，还应当具备下列条件

（1）具备适度规模和足够的产能储备。

（2）具有保证生物安全的制度和设施、设备。

（3）符合疾病预防、控制需要。

（二）药品生产许可证的申请与审批

1.申请　从事制剂、原料药、中药饮片生产活动，申请人应当按照本《办法》和国家药品监督管理局规定的申报资料要求，向所在地省、自治区、直辖市药品监督管理部门提出申请。

申请人应当对其申请材料全部内容的真实性负责。

2.受理　省、自治区、直辖市药品监督管理部门收到申请后，应当根据下列情况分别作出处理。

（1）申请事项依法不属于本部门职权范围的，应当即时作出不予受理的决定，并告知申请人向有关行政机关申请。

（2）申请事项依法不需要取得行政许可的，应当即时告知申请人不受理。

（3）申请材料存在可以当场更正的错误的，应当允许申请人当场更正。

（4）申请材料不齐全或者不符合形式审查要求的，应当当场或者在五日内发给申请人补正材料通知书，一次性告知申请人需要补正的全部内容，逾期不告知的，自收到申请材料之日起即为受理。

（5）申请材料齐全、符合形式审查要求，或者申请人按照要求提交全部补正材料的，予以受理。

省、自治区、直辖市药品监督管理部门受理或者不予受理药品生产许可证申请的，应当出具加盖本部门专用印章和注明日期的受理通知书或者不予受理通知书。

3. 审查发证　省、自治区、直辖市药品监督管理部门应当自受理之日起三十日内，作出决定。

经审查符合规定的，予以批准，并自书面批准决定作出之日起十日内颁发药品生产许可证；不符合规定的，作出不予批准的书面决定，并说明理由。

省、自治区、直辖市药品监督管理部门按照药品生产质量管理规范等有关规定组织开展申报资料技术审查和评定、现场检查。

4. 公示

（1）省、自治区、直辖市药品监督管理部门应当在行政机关的网站和办公场所公示申请药品生产许可证所需要的条件、程序、期限、需要提交的全部材料的目录和申请书示范文本等。

省、自治区、直辖市药品监督管理部门颁发药品生产许可证的有关信息，应当予以公开，公众有权查阅。

（2）省、自治区、直辖市药品监督管理部门对申请办理药品生产许可证进行审查时，应当公开审批结果，并提供条件便利申请人查询审批进程。

（三）证书编号的格式

药品生产许可证编号格式为"省份简称+四位年号+四位顺序号"。企业变更名称等许可证项目以及重新发证，原药品生产许可证编号不变。

企业分立，在保留原药品生产许可证编号的同时，增加新的编号。企业合并，原药品生产许可证编号保留一个。

（四）证书的分类码

分类码是对许可证内生产范围进行统计归类的英文字母串。大写字母用于归类药品上市许可持有人和产品类型，包括：A 代表自行生产的药品上市许可持有人、B 代表委托生产的药品上市许可持有人、C 代表接受委托的药品生产企业、D 代表原料药生产企业；小写字母用于区分制剂属性，h 代表化学药、z 代表中成药、s 代表生物制品、d 代表按药品管理的体外诊断试剂、y 代表中药饮片、q 代表医用气体、t 代表特殊药品、x 代表其他。

（五）证书的内容

药品生产许可证应当载明许可证编号、分类码、企业名称、统一社会信用代码、住所（经营场所）、法定代表人、企业负责人、生产负责人、质量负责人、质量受权人、生产地址和生产范围、发证机关、发证日期、有效期限等项目。

企业名称、统一社会信用代码、住所（经营场所）、法定代表人等项目应当与市场监督管理部门核发的营业执照中载明的相关内容一致。

（六）证书内容的变更

药品生产许可证载明事项分为许可事项和登记事项。

许可事项是指生产地址和生产范围等。

登记事项是指企业名称、住所（经营场所）、法定代表人、企业负责人、生产负责人、质量负责人、质量受权人等。

1. 许可事项的变更　变更药品生产许可证许可事项的，向原发证机关提出药品生产许可证变更申请。未经批准，不得擅自变更许可事项。

原发证机关应当自收到企业变更申请之日起十五日内作出是否准予变更的决定。不予变更的，应当书面说明理由，并告知申请人享有依法申请行政复议或者提起行政诉讼的权利。

变更生产地址或者生产范围，药品生产企业应当按照本办法第六条的规定及相关变更技术要求，提交涉及变更内容的有关材料，并报经所在地省、自治区、直辖市药品监督管理部门审查决定。

原址或者异地新建、改建、扩建车间或者生产线的，应当符合相关规定和技术要求，提交涉及变更内容的有关材料，并报经所在地省、自治区、直辖市药品监督管理部门进行药品生产质量管理规范符合性检查，检查结果应当通知企业。检查结果符合规定，产品符合放行要求的可以上市销售。有关变更情况，应当在药品生产许可证副本中载明。

上述变更事项涉及药品注册证书及其附件载明内容的，由省、自治区、直辖市药品监督管理部门批准后，报国家药品监督管理局药品审评中心更新药品注册证书及其附件相关内容。

2. 登记事项的变更　变更药品生产许可证登记事项的，应当在市场监督管理部门核准变更或者企业完成变更后三十日内，向原发证机关申请药品生产许可证变更登记。原发证机关应当自收到企业变更申请之日起十日内办理变更手续。

药品生产许可证变更后，原发证机关应当在药品生产许可证副本上记录变更的内容和时间，并按照变更后的内容重新核发药品生产许可证正本，收回原药品生产许可证正本，变更后的药品生产许可证终止期限不变。

（七）证书的效期

药品生产许可证有效期为五年，分为正本和副本。药品生产许可证样式由国家药品监督管理局统一制定。药品生产许可证电子证书与纸质证书具有同等法律效力。

（八）证书的换发

药品生产许可证有效期届满，需要继续生产药品的，应当在有效期届满前六个月，向原发证机关申请重新发放药品生产许可证。

原发证机关结合企业遵守药品管理法律法规、药品生产质量管理规范和质量体系运行情况，根据风险管理原则进行审查，在药品生产许可证有效期届满前作出是否准予其重新发证的决定。符合规定准予重新发证的，收回原证，重新发证；不符合规定的，作出不予重新发证的书面决定，并说明理由，同时告知申请人享有依法申请行政复议或者提起行政诉讼的权利；逾期未作出决定的，视为同意重新发证，并予补办相应手续。

（九）证书的注销

有下列情形之一的，药品生产许可证由原发证机关注销，并予以公告。

1. 主动申请注销药品生产许可证的。

2. 药品生产许可证有效期届满未重新发证的。

3. 营业执照依法被吊销或者注销的。

4. 药品生产许可证依法被吊销或者撤销的。

5. 法律、法规规定应当注销行政许可的其他情形。

（十）药品生产许可证的遗失补发

药品生产许可证遗失的，药品上市许可持有人、药品生产企业应当向原发证机关申请补发，原发证机关按照原核准事项在十日内补发药品生产许可证。许可证编号、有效期等与原许可证一致。

（十一）药品生产许可证的禁止性行为

任何单位或者个人不得伪造、变造、出租、出借、买卖药品生产许可证。

（十二）药品生产许可证的建档

省、自治区、直辖市药品监督管理部门应当将药品生产许可证核发、重新发证、变更、补发、吊销、撤销、注销等办理情况，在办理工作完成后十日内在药品安全信用档案中更新。

三、药品生产管理

（一）规范生产

1. 遵守药品生产质量管理规范　从事药品生产活动，应当遵守药品生产质量管理规范，按照国家药品标准、经药品监督管理部门核准的药品注册标准和生产工艺进行生产，按照规定提交并持续更新场地管理文件，对质量体系运行过程进行风险评估和持续改进，保证药品生产全过程持续符合法定要求。生产、检验等记录应当完整准确，不得编造和篡改。

2. 疫苗生产的特殊要求　疫苗上市许可持有人应当具备疫苗生产、检验必需的厂房设施设备，配备具有资质的管理人员，建立完善质量管理体系，具备生产出符合注册要求疫苗的能力，超出疫苗生产能力确需委托生产的，应当经国家药品监督管理局批准。

（二）建立健全药品生产质量管理和药品质量保证体系

1. 建立健全药品生产质量管理体系　从事药品生产活动，应当遵守药品生产质量管理规范，建立健全药品生产质量管理体系，涵盖影响药品质量的所有因素，保证药品生产全过程持续符合法定要求。

2. 建立药品质量保证体系　药品上市许可持有人应当建立药品质量保证体系，配备专门人员独立负责药品质量管理，对受托药品生产企业、药品经营企业的质量管理体系进行定期审核，监督其持续具备质量保证和控制能力。

（三）药品生产企业的法定代表人、主要负责人应当履职尽责

1. 对药品质量全面负责，履行以下职责

（1）配备专门质量负责人独立负责药品质量管理。

（2）配备专门质量受权人独立履行药品上市放行责任。

（3）监督质量管理体系正常运行。

（4）对药品生产企业、供应商等相关方与药品生产相关的活动定期开展质量体系审核，保证持续合规。

（5）按照变更技术要求，履行变更管理责任。

（6）对委托经营企业进行质量评估，与使用单位等进行信息沟通。

（7）配合药品监督管理部门对药品上市许可持有人及相关方的延伸检查。

（8）发生与药品质量有关的重大安全事件，应当及时报告并按持有人制定的风险管理计划开展风

险处置，确保风险得到及时控制。

（9）其他法律法规规定的责任。

2. 对本企业的药品生产活动全面负责，履行以下职责

（1）配备专门质量负责人独立负责药品质量管理，监督质量管理规范执行，确保适当的生产过程控制和质量控制，保证药品符合国家药品标准和药品注册标准。

（2）配备专门质量受权人履行药品出厂放行责任。

（3）监督质量管理体系正常运行，保证药品生产过程控制、质量控制以及记录和数据真实性。

（4）发生与药品质量有关的重大安全事件，应当及时报告并按企业制定的风险管理计划开展风险处置，确保风险得到及时控制。

（5）其他法律法规规定的责任。

（四）风险管控

1. 健康检查　药品上市许可持有人、药品生产企业应当每年对直接接触药品的工作人员进行健康检查并建立健康档案，避免患有传染病或者其他可能污染药品疾病的人员从事直接接触药品的生产活动。

2. 开展风险评估　药品上市许可持有人、药品生产企业在药品生产中，应当开展风险评估、控制、验证、沟通、审核等质量管理活动，对已识别的风险及时采取有效的风险控制措施，以保证产品质量。

3. 对原料药、辅料、直接接触药品的包装材料和容器等的质量管控

（1）从事药品生产活动，应当对使用的原料药、辅料、直接接触药品的包装材料和容器等相关物料供应商或者生产企业进行审核，保证购进、使用符合法规要求。

生产药品所需的原料、辅料，应当符合药用要求以及相应的生产质量管理规范的有关要求。直接接触药品的包装材料和容器，应当符合药用要求，符合保障人体健康、安全的标准。

（2）经批准或者通过关联审评审批的原料药、辅料、直接接触药品的包装材料和容器的生产企业，应当遵守国家药品监督管理局制定的质量管理规范以及关联审评审批有关要求，确保质量保证体系持续合规，接受药品上市许可持有人的质量审核，接受药品监督管理部门的监督检查或者延伸检查。

4. 确认与验证　药品生产企业应当确定需进行的确认与验证，按照确认与验证计划实施。定期对设施、设备、生产工艺及清洁方法进行评估，确认其持续保持验证状态。

5. 采取防止污染、交叉污染、混淆和差错的控制措施　定期检查评估控制措施的适用性和有效性，以确保药品达到规定的国家药品标准和药品注册标准，并符合药品生产质量管理规范要求。

药品上市许可持有人和药品生产企业不得在药品生产厂房生产对药品质量有不利影响的其他产品。

6. 药品包装操作应当采取降低混淆和差错风险的措施　药品包装应当确保有效期内的药品储存运输过程中不受污染。

药品说明书和标签中的表述应当科学、规范、准确，文字应当清晰易辨，不得以粘贴、剪切、涂改等方式进行修改或者补充。

7. 建立药品出厂放行规程　药品生产企业应当建立药品出厂放行规程，明确出厂放行的标准、条件，并对药品质量检验结果、关键生产记录和偏差控制情况进行审核，对药品进行质量检验。符合标准、条件的，经质量受权人签字后方可出厂放行。

药品上市许可持有人应当建立药品上市放行规程，对药品生产企业出厂放行的药品检验结果和放行文件进行审核，经质量受权人签字后方可上市放行。

中药饮片符合国家药品标准或者省、自治区、直辖市药品监督管理部门制定的炮制规范的，方可出厂、销售。

8. 自检　药品上市许可持有人、药品生产企业应当每年进行自检，监控药品生产质量管理规范的实施情况，评估企业是否符合相关法规要求，并提出必要的纠正和预防措施。

9. 建立年度报告制度　药品上市许可持有人应当建立年度报告制度，按照国家药品监督管理局规定每年向省、自治区、直辖市药品监督管理部门报告药品生产销售、上市后研究、风险管理等情况。

疫苗上市许可持有人应当按照规定向国家药品监督管理局进行年度报告。

10. 开展药品风险获益评估和控制　药品上市许可持有人应当持续开展药品风险获益评估和控制，制定上市后药品风险管理计划，主动开展上市后研究，对药品的安全性、有效性和质量可控性进行进一步确证，加强对已上市药品的持续管理。

11. 建立药物警戒体系　药品上市许可持有人应当建立药物警戒体系，按照国家药品监督管理局制定的药物警戒质量管理规范开展药物警戒工作。

药品上市许可持有人、药品生产企业应当经常考察本单位的药品质量、疗效和不良反应。发现疑似不良反应的，应当及时按照要求报告。

12. 对生产工艺变更进行管理和控制　药品上市许可持有人应当按照药品生产质量管理规范的要求对生产工艺变更进行管理和控制，并根据核准的生产工艺制定工艺规程。生产工艺变更应当开展研究，并依法取得批准、备案或者进行报告，接受药品监督管理部门的监督检查。

13. 产品质量回顾　药品上市许可持有人、药品生产企业应当每年对所生产的药品按照品种进行产品质量回顾分析、记录，以确认工艺稳定可靠，以及原料、辅料、成品现行质量标准的适用性。

14. 质量管理体系相关内容的变更　药品上市许可持有人、药品生产企业的质量管理体系相关的组织机构、企业负责人、生产负责人、质量负责人、质量受权人发生变更的，应当自发生变更之日起三十日内，完成登记手续。

疫苗上市许可持有人应当自发生变更之日起十五日内，向所在地省、自治区、直辖市药品监督管理部门报告生产负责人、质量负责人、质量受权人等关键岗位人员的变更情况。

15. 建立并实施药品追溯制度　药品上市许可持有人、药品生产企业应当建立并实施药品追溯制度，按照规定赋予药品各级销售包装单元追溯标识，通过信息化手段实施药品追溯，及时准确记录、保存药品追溯数据，并向药品追溯协同服务平台提供追溯信息。

（五）药品委托生产

药品上市许可持有人委托生产药品的，应当符合药品管理的有关规定。

药品上市许可持有人委托符合条件的药品生产企业生产药品的，应当对受托方的质量保证能力和风险管理能力进行评估，根据国家药品监督管理局制定的药品委托生产质量协议指南要求，与其签订质量协议以及委托协议，监督受托方履行有关协议约定的义务。

受托方不得将接受委托生产的药品再次委托第三方生产。

经批准或者通过关联审评审批的原料药应当自行生产，不得再行委托他人生产。

（六）短缺药品的停产

列入国家实施停产报告的短缺药品清单的药品，药品上市许可持有人停止生产的，应当在计划停产实施六个月前向所在地省、自治区、直辖市药品监督管理部门报告；发生非预期停产的，在三日内报告所在地省、自治区、直辖市药品监督管理部门。必要时，向国家药品监督管理局报告。

药品监督管理部门接到报告后，应当及时通报同级短缺药品供应保障工作会商联动机制牵头单位。

（七）药品上市许可持有人为境外企业或生产场地在境外的生产管理

1. 药品上市许可持有人为境外企业的　应当指定一家在中国境内的企业法人，履行《药品管理法》与本办法规定的药品上市许可持有人的义务，并负责协调配合境外检查工作。

2. 药品上市许可持有人的生产场地在境外的　应当按照《药品管理法》与本办法规定组织生产，配合境外检查工作。

四、药品生产监督检查

（一）监督检查的部门

省、自治区、直辖市药品监督管理部门负责对本行政区域内药品上市许可持有人，制剂、化学原料药、中药饮片生产企业的监督管理。

省、自治区、直辖市药品监督管理部门应当对原料、辅料、直接接触药品的包装材料和容器等供应商、生产企业开展日常监督检查，必要时开展延伸检查。

（二）药品生产监督检查的主要内容

1. 药品上市许可持有人、药品生产企业执行有关法律、法规及实施药品生产质量管理规范、药物警戒质量管理规范以及有关技术规范等情况。

2. 药品生产活动是否与药品品种档案载明的相关内容一致。

3. 疫苗储存、运输管理规范执行情况。

4. 药品委托生产质量协议及委托协议。

5. 风险管理计划实施情况。

6. 变更管理情况。

监督检查包括许可检查、常规检查、有因检查和其他检查。

（三）检查频次

省、自治区、直辖市药品监督管理部门应当根据药品品种、剂型、管制类别等特点，结合国家药品安全总体情况、药品安全风险警示信息、重大药品安全事件及其调查处理信息等，以及既往检查、检验、不良反应监测、投诉举报等情况确定检查频次。

1. 对麻醉药品、第一类精神药品、药品类易制毒化学品生产企业每季度检查不少于一次。

2. 对疫苗、血液制品、放射性药品、医疗用毒性药品、无菌药品等高风险药品生产企业，每年不少于一次药品生产质量管理规范符合性检查。

3. 对上述产品之外的药品生产企业，每年抽取一定比例开展监督检查，但应当在三年内对本行政区域内企业全部进行检查。

4. 对原料、辅料、直接接触药品的包装材料和容器等供应商、生产企业每年抽取一定比例开展监督检查，五年内对本行政区域内企业全部进行检查。

省、自治区、直辖市药品监督管理部门可以结合本行政区域内药品生产监管工作实际情况，调整检查频次。

（四）监督检查的规范性要求

1. **建立健全职业化、专业化检查员制度，配备充足的检查员队伍**　药品监督管理部门应当建立健全职业化、专业化检查员制度，明确检查员的资格标准、检查职责、分级管理、能力培训、行为规范、绩效评价和退出程序等规定，提升检查员的专业素质和工作水平。检查员应当熟悉药品法律法规，具备药品专业知识。

药品监督管理部门应当根据监管事权、药品产业规模及检查任务等，配备充足的检查员队伍，保障检查工作需要。有疫苗等高风险药品生产企业的地区，还应当配备相应数量的具有疫苗等高风险药品检查技能和经验的药品检查员。

2. **坚持风险管理、全程管控原则**　省、自治区、直辖市药品监督管理部门应当坚持风险管理、全程管控原则，根据风险研判情况，制定年度检查计划并开展监督检查。年度检查计划至少包括检查范围、内容、方式、重点、要求、时限、承担检查的机构等。

3. **制定检查方案，明确检查标准**　国家药品监督管理局和省、自治区、直辖市药品监督管理部门组织监督检查时，应当制定检查方案，明确检查标准，如实记录现场检查情况，需要抽样检验或者研究的，按照有关规定执行。检查结论应当清晰明确，检查发现的问题应当以书面形式告知被检查单位。需要整改的，应当提出整改内容及整改期限，必要时对整改后情况实施检查。

在进行监督检查时，药品监督管理部门应当指派两名以上检查人员实施监督检查，检查人员应当向被检查单位出示执法证件。药品监督管理部门工作人员对知悉的商业秘密应当保密。

4. **分析汇总现场检查情况**　现场检查结束后，应当对现场检查情况进行分析汇总，并客观、公平、公正地对检查中发现的缺陷进行风险评定并作出现场检查结论。

派出单位负责对现场检查结论进行综合研判。

5. 监管信息归档　省、自治区、直辖市药品监督管理部门应当依法将本行政区域内药品上市许可持有人和药品生产企业的监管信息归入药品安全信用档案管理，并保持相关数据的动态更新。监管信息包括药品生产许可、日常监督检查结果、违法行为查处、药品质量抽查检验、不良行为记录和投诉举报等内容。

6. 不得妨碍正常生产活动　国家药品监督管理局和省、自治区、直辖市药品监督管理部门在生产监督管理工作中，不得妨碍药品上市许可持有人、药品生产企业的正常生产活动，不得索取或者收受财物，不得谋取其他利益。

7. 对有不良信用记录企业应当加强监管　省、自治区、直辖市药品监督管理部门对有不良信用记录的药品上市许可持有人、药品生产企业，应当增加监督检查频次，并可以按照国家规定实施联合惩戒。

（五）药品上市许可持有人和药品生产企业在监督检查时应该履行的义务

监督检查时，药品上市许可持有人和药品生产企业应当根据检查需要说明情况、提供有关材料。

1. 药品生产场地管理文件以及变更材料。

2. 药品生产企业接受监督检查及整改落实情况。

3. 药品质量不合格的处理情况。

4. 药物警戒机构、人员、制度制定情况以及疑似药品不良反应监测、识别、评估、控制情况。

5. 实施附条件批准的品种，开展上市后研究的材料。

6. 需要审查的其他必要材料。

（六）监督检查过程中发现问题的处理

1. 发现药品生产管理或者疫苗储存、运输管理存在缺陷的处理　国家药品监督管理局和省、自治区、直辖市药品监督管理部门通过监督检查发现药品生产管理或者疫苗储存、运输管理存在缺陷，有证据证明可能存在安全隐患的，应当依法采取相应措施。

（1）基本符合药品生产质量管理规范要求，需要整改的，应当发出告诫信并依据风险相应采取告诫、约谈、限期整改等措施。

（2）药品存在质量问题或者其他安全隐患的，药品监督管理部门根据监督检查情况，应当发出告诫信，并依据风险相应采取暂停生产、销售、使用、进口等控制措施。

药品存在质量问题或者其他安全隐患的，药品上市许可持有人应当依法召回药品而未召回的，省、自治区、直辖市药品监督管理部门应当责令其召回。

风险消除后，采取控制措施的药品监督管理部门应当解除控制措施。

2. 发现存在药品质量安全风险的处理　开展药品生产监督检查过程中，发现存在药品质量安全风险的，应当及时向派出单位报告。药品监督管理部门经研判属于重大药品质量安全风险的，应当及时向上一级药品监督管理部门和同级地方人民政府报告。

3. 发现存在涉嫌违反药品法律、法规、规章行为的处理　开展药品生产监督检查过程中，发现存在涉嫌违反药品法律、法规、规章的行为，应当及时采取现场控制措施，按照规定做好证据收集工作。药品监督管理部门应当按照职责和权限依法查处，涉嫌犯罪的移送公安机关处理。

（七）发生与药品质量有关的重大安全事件的处理

发生与药品质量有关的重大安全事件，药品上市许可持有人应当立即对有关药品及其原料、辅料以及直接接触药品的包装材料和容器、相关生产线等采取封存等控制措施，并立即报告所在地省、自治区、直辖市药品监督管理部门和有关部门，省、自治区、直辖市药品监督管理部门应当在二十四小时内报告省级人民政府，同时报告国家药品监督管理局。

第3节 药品生产质量管理规范（GMP）

一、药品GMP概述

《药品生产质量管理规范》（GMP）是药品生产管理和质量控制的基本要求，适用于药品制剂生产的全过程和原料药生产中影响成品质量的关键工序。大力推行药品GMP，是为了最大限度地避免药品生产过程中的污染和交叉污染，降低各种差错的发生，是提高药品质量的重要措施。我国《药品管理法》规定：从事药品生产活动，应当遵守药品生产质量管理规范，建立健全药品生产质量管理体系，涵盖影响药品质量的所有因素，保证药品生产全过程持续符合法定要求。

> **链 接** 药品GMP的形成与发展
>
> GMP自20世纪60年代在美国问世，世界卫生组织于60年代中期开始组织制订药品GMP，GMP被国际上许多国家的政府、制药企业和专家一致公认为制药企业进行药品生产管理和质量管理的优良的、必备的制度。美国从1992年起，规定出口药品必须按照GMP规定进行生产，药品出口必须出具GMP证明文件。目前GMP是国际贸易药品质量签证制度的组成部分，也是进入世界药品市场的"准入证"。

我国于1988年正式颁布GMP，1992年、1998年、2010年经过三次修订。现行GMP于2010年10月19日经卫生部部务会议审议通过，自2011年3月1日起施行。GMP自颁布实施以来，对规范我国药品生产企业的行为，提高药品质量起到了非常大的作用。

考点：药品GMP的起源及我国药品GMP的发展

二、我国药品GMP的主要内容

（一）总则

总则明确了制定GMP的目的是为了规范药品生产质量管理，要求药品生产企业应当建立药品质量管理体系，该体系应当涵盖影响药品质量的所有因素。本规范作为质量管理体系的一部分，是药品生产管理和质量控制的基本要求，企业应当严格执行。

（二）质量管理

1. **原则** 企业应当建立符合药品质量管理要求的质量目标；企业高层管理人员应当确保实现既定的质量目标；企业应当为实现质量目标提供必要的条件。

2. **质量保证** 规定企业必须建立质量保证系统，同时建立完整的文件体系，以保证系统有效运行。

3. **质量控制** 质量控制包括相应的组织机构、文件系统以及取样、检验等，确保物料或产品在放行前完成必要的检验，确认其质量符合要求。

4. **质量风险管理** 质量风险管理是在整个产品生命周期中采用前瞻或回顾的方式，对质量风险进行评估、控制、沟通、审核的系统过程。企业应当根据科学知识及经验对质量风险进行评估，以保证产品质量。质量风险管理过程所采用的方法、措施、形式及形成的文件应当与存在风险的级别相适应。

（三）机构与人员

1. **原则**

（1）企业应当建立与药品生产相适应的管理机构，并有组织机构图。企业应当设立独立的质量管理部门，履行质量保证和质量控制的职责。质量管理部门可以分别设立质量保证部门和质量控制部门。

（2）企业应当配备足够数量并具有适当资质（含学历、培训和实践经验）的管理和操作人员，应当明确规定每个部门和每个岗位的职责。

2. **关键人员** 企业的关键人员应当为企业的全职人员，至少应当包括企业负责人、生产管理负责人、质量管理负责人和质量受权人。

质量管理负责人和生产管理负责人不得互相兼任。质量管理负责人和质量受权人可以兼任。应当制定操作规程确保质量受权人独立履行职责，不受企业负责人和其他人员的干扰。

（1）企业负责人：是药品质量的主要责任人，全面负责企业日常管理。

（2）生产管理负责人：应当至少具有药学或相关专业本科学历（或中级专业技术职称或执业药师资格），具有至少三年从事药品生产和质量管理的实践经验，其中至少有一年的药品生产管理经验，接受过与所生产产品相关的专业知识培训。

（3）质量管理负责人：应当至少具有药学或相关专业本科学历（或中级专业技术职称或执业药师资格），具有至少五年从事药品生产和质量管理的实践经验，其中至少一年的药品质量管理经验，接受过与所生产产品相关的专业知识培训。

（4）质量受权人：应当至少具有药学或相关专业本科学历（或中级专业技术职称或执业药师资格），具有至少五年从事药品生产和质量管理的实践经验，从事过药品生产过程控制和质量检验工作。质量受权人应当具有必要的专业理论知识，并经过与产品放行有关的培训，方能独立履行其职责。

考点：GMP 对药品生产企业关键人员资质的要求

3. 培训

（1）企业应当指定部门或专人负责培训管理工作，应当有经生产管理负责人或质量管理负责人审核或批准的培训方案或计划，培训记录应当予以保存。

（2）与药品生产、质量有关的所有人员都应当经过培训，培训的内容应当与岗位的要求相适应。

（3）高风险操作区（如：高活性、高毒性、传染性、高致敏性物料的生产区）的工作人员应当接受专门的培训。

4. 人员卫生

（1）所有人员都应当接受卫生要求的培训，企业应当建立人员卫生操作规程，最大限度地降低人员对药品生产造成污染的风险。

（2）人员卫生操作规程应当包括与健康、卫生习惯及人员着装相关的内容。生产区和质量控制区的人员应当正确理解相关的人员卫生操作规程。企业应当采取措施确保人员卫生操作规程的执行。

（3）企业应当对人员健康进行管理，并建立健康档案。直接接触药品的生产人员上岗前应当接受健康检查，以后每年至少进行一次健康检查。

（4）企业应当采取适当措施，避免体表有伤口、患有传染病或其他可能污染药品疾病的人员从事直接接触药品的生产。

（5）参观人员和未经培训的人员不得进入生产区和质量控制区，特殊情况确需进入的，应当事先对个人卫生、更衣等事项进行指导。

（6）任何进入生产区的人员均应当按照规定更衣。工作服的选材、式样及穿戴方式应当与所从事的工作和空气洁净度级别要求相适应。

（7）进入洁净生产区的人员不得化妆和佩戴饰物。

（8）生产区、仓储区应当禁止吸烟和饮食，禁止存放食品、饮料、香烟和个人用药品等非生产用物品。

（9）操作人员应当避免裸手直接接触药品、与药品直接接触的包装材料和设备表面。

（四）厂房与设施

1. 原则

（1）厂房的选址、设计、布局、建造、改造和维护必须符合药品生产要求，应当能够最大限度地避免污染、交叉污染、混淆和差错，便于清洁、操作和维护。

（2）应当根据厂房及生产防护措施综合考虑选址，厂房所处的环境应当能够最大限度地降低物料或产品遭受污染的风险。

（3）企业应当有整洁的生产环境；厂区的地面、路面及运输等不应当对药品的生产造成污染；生产、行政、生活和辅助区的总体布局应当合理，不得互相妨碍；厂区和厂房内的人、物流走向应当合理。

（4）应当对厂房进行适当维护，并确保维修活动不影响药品的质量。应当按照详细的书面操作规程对厂房进行清洁或必要的消毒。

（5）厂房应当有适当的照明、温度、湿度和通风，确保生产和贮存的产品质量以及相关设备性能不会直接或间接地受到影响。

（6）厂房、设施的设计和安装应当能够有效防止昆虫或其他动物进入。应当采取必要的措施，避免所使用的灭鼠药、杀虫剂、烟熏剂等对设备、物料、产品造成污染。

（7）应当采取适当措施，防止未经批准人员的进入。生产、贮存和质量控制区不应当作为非本区工作人员的直接通道。

（8）应当保存厂房、公用设施、固定管道建造或改造后的竣工图纸。

2. 生产区

（1）为降低污染和交叉污染的风险，厂房、生产设施和设备应当根据所生产药品的特性、工艺流程及相应洁净度级别要求合理设计、布局和使用。

（2）生产区和贮存区应当有足够的空间，确保有序地存放设备、物料、中间产品、待包装产品和成品，避免不同产品或物料的混淆、交叉污染，避免生产或质量控制操作发生遗漏或差错。

（3）应当根据药品品种、生产操作要求及外部环境状况等配置空调净化系统，使生产区有效通风，并有温度、湿度控制和空气净化过滤，保证药品的生产环境符合要求。

洁净区与非洁净区之间、不同级别洁净区之间的压差应当不低于10Pa。必要时，相同洁净度级别的不同功能区域（操作间）之间也应当保持适当的压差梯度。

口服液体和固体制剂、腔道用药（含直肠用药）、表皮外用药品等非无菌制剂生产的暴露工序区域及其直接接触药品的包装材料最终处理的暴露工序区域，应当参照"无菌药品"附录中D级洁净区的要求设置，企业可根据产品的标准和特性对该区域采取适当的微生物监控措施。

（4）洁净区的内表面（墙壁、地面、天棚）应当平整光滑、无裂缝、接口严密、无颗粒物脱落，避免积尘，便于有效清洁，必要时应当进行消毒。

（5）各种管道、照明设施、风口和其他公用设施的设计和安装应当避免出现不易清洁的部位，应当尽可能在生产区外部对其进行维护。

（6）排水设施应当大小适宜，并安装防止倒灌的装置。应当尽可能避免明沟排水；不可避免时，明沟宜浅，以方便清洁和消毒。

（7）制剂的原辅料称量通常应当在专门设计的称量室内进行。

（8）产尘操作间（如干燥物料或产品的取样、称量、混合、包装等操作间）应当保持相对负压或采取专门的措施，防止粉尘扩散，避免交叉污染并便于清洁。

（9）用于药品包装的厂房或区域应当合理设计和布局，以避免混淆或交叉污染。如同一区域内有数条包装线，应当有隔离措施。

（10）生产区应当有适度的照明，目视操作区域的照明应当满足操作要求。

（11）生产区内可设中间控制区域，但中间控制操作不得给药品带来质量风险。

3. 仓储区

（1）仓储区应当有足够的空间，确保有序存放待验、合格、不合格、退货或召回的原辅料、包装材料、中间产品、待包装产品和成品等各类物料和产品。

（2）仓储区的设计和建造应当确保良好的仓储条件，并有通风和照明设施。仓储区应当能够满足物料或产品的贮存条件（如温湿度、避光）和安全贮存的要求，并进行检查和监控。

（3）高活性的物料或产品以及印刷包装材料应当贮存于安全的区域。

（4）接收、发放和发运区域应当能够保护物料、产品免受外界天气（如雨、雪）的影响。接收区的布局和设施应当能够确保到货物料在进入仓储区前可对外包装进行必要的清洁。

（5）如采用单独的隔离区域贮存待验物料，待验区应当有醒目的标识，且只限于经批准的人员出入。

不合格、退货或召回的物料或产品应当隔离存放。

如果采用其他方法替代物理隔离，则该方法应当具有同等的安全性。

（6）通常应当有单独的物料取样区。取样区的空气洁净度级别应当与生产要求一致。如在其他区域或采用其他方式取样，应当能够防止污染或交叉污染。

4. 质量控制区

（1）质量控制实验室通常应当与生产区分开。生物检定、微生物和放射性同位素的实验室还应当彼此分开。

（2）实验室的设计应当确保其适用于预定的用途，并能够避免混淆和交叉污染，应当有足够的区域用于样品处置、留样和稳定性考察样品的存放以及记录的保存。

（3）必要时，应当设置专门的仪器室，使灵敏度高的仪器免受静电、震动、潮湿或其他外界因素的干扰。

（4）处理生物样品或放射性样品等特殊物品的实验室应当符合国家的有关要求。

（5）实验动物房应当与其他区域严格分开，其设计、建造应当符合国家有关规定，并设有独立的空气处理设施以及动物的专用通道。

5. 辅助区

（1）休息室的设置不应当对生产区、仓储区和质量控制区造成不良影响。

（2）更衣室和盥洗室应当方便人员进出，并与使用人数相适应。盥洗室不得与生产区和仓储区直接相通。

（3）维修间应当尽可能远离生产区。存放在洁净区内的维修用备件和工具，应当放置在专门的房间或工具柜中。

考点： GMP 对药品生产企业厂房与设施的要求

（五）设备

1. 原则

（1）设备的设计、选型、安装、改造和维护必须符合预定用途，应当尽可能降低产生污染、交叉污染、混淆和差错的风险，便于操作、清洁、维护，以及必要时进行的消毒或灭菌。

（2）应当建立设备使用、清洁、维护和维修的操作规程，并保存相应的操作记录。

（3）应当建立并保存设备采购、安装、确认的文件和记录。

2. 设计和安装

（1）生产设备不得对药品质量产生任何不利影响。

（2）应当配备有适当量程和精度的衡器、量具、仪器和仪表。

（3）应当选择适当的清洗、清洁设备，并防止这类设备成为污染源。

（4）设备所用的润滑剂、冷却剂等不得对药品或容器造成污染，应当尽可能使用食用级或级别相当的润滑剂。

（5）生产用模具的采购、验收、保管、维护、发放及报废应当制定相应操作规程，设专人专柜保管，并有相应记录。

3. 维护和维修

（1）设备的维护和维修不得影响产品质量。

（2）应当制定设备的预防性维护计划和操作规程，设备的维护和维修应当有相应的记录。

（3）经改造或重大维修的设备应当进行再确认，符合要求后方可用于生产。

4. 使用和清洁

（1）主要生产和检验设备都应当有明确的操作规程。

（2）生产设备应当在确认的参数范围内使用。

（3）应当按照详细规定的操作规程清洁生产设备。

（4）已清洁的生产设备应当在清洁、干燥的条件下存放。

（5）用于药品生产或检验的设备和仪器，应当有使用日志，记录内容包括使用、清洁、维护和维修情况以及日期、时间、所生产及检验的药品名称、规格和批号等。

（6）生产设备应当有明显的状态标识，标明设备编号和内容物（如名称、规格、批号）；没有内容物的应当标明清洁状态。

（7）不合格的设备如有可能应当搬出生产和质量控制区，未搬出前，应当有醒目的状态标识。

（8）主要固定管道应当标明内容物名称和流向。

5. 校准

（1）应当按照操作规程和校准计划定期对生产和检验用衡器、量具、仪表、记录和控制设备以及仪器进行校准和检查，并保存相关记录。校准的量程范围应当涵盖实际生产和检验的使用范围。

（2）应当确保生产和检验使用的关键衡器、量具、仪表、记录和控制设备以及仪器经过校准，所得出的数据准确、可靠。

（3）应当使用计量标准器具进行校准，且所用计量标准器具应当符合国家有关规定。校准记录应当标明所用计量标准器具的名称、编号、校准有效期和计量合格证明编号，确保记录的可追溯性。

（4）衡器、量具、仪表、用于记录和控制的设备以及仪器应当有明显的标识，标明其校准有效期。

（5）不得使用未经校准、超过校准有效期、失准的衡器、量具、仪表以及用于记录和控制的设备、仪器。

（6）在生产、包装、仓储过程中使用自动或电子设备的，应当按照操作规程定期进行校准和检查，确保其操作功能正常。校准和检查应当有相应的记录。

6. 制药用水

（1）制药用水应当适合其用途，并符合《中国药典》（2020 年版）的质量标准及相关要求。制药用水至少应当采用饮用水。

（2）水处理设备及其输送系统的设计、安装、运行和维护应当确保制药用水达到设定的质量标准。水处理设备的运行不得超出其设计能力。

（3）纯化水、注射用水储罐和输送管道所用材料应当无毒、耐腐蚀；储罐的通气口应当安装不脱落纤维的疏水性除菌滤器；管道的设计和安装应当避免死角、盲管。

（4）纯化水、注射用水的制备、贮存和分配应当能够防止微生物的滋生。纯化水可采用循环，注射用水可采用 70℃以上保温循环。

（5）应当对制药用水及原水的水质进行定期监测，并有相应的记录。

（6）应当按照操作规程对纯化水、注射用水管道进行清洗消毒，并有相关记录。发现制药用水微生物污染达到警戒限度、纠偏限度时应当按照操作规程处理。

考点： GMP 对药品生产企业设备的要求

（六）物料与产品

1. 原则

（1）药品生产所用的原辅料、与药品直接接触的包装材料应当符合相应的质量标准。药品上直接印字所用油墨应当符合食用标准要求。

进口原辅料应当符合国家相关的进口管理规定。

（2）应当建立物料和产品的操作规程，确保物料和产品的正确接收、贮存、发放、使用和发运，防止污染、交叉污染、混淆和差错。

物料和产品的处理应当按照操作规程或工艺规程执行，并有记录。

（3）物料供应商的确定及变更应当进行质量评估，并经质量管理部门批准后方可采购。

（4）物料和产品的运输应当能够满足其保证质量的要求，对运输有特殊要求的，其运输条件应当予以确认。

（5）原辅料、与药品直接接触的包装材料和印刷包装材料的接收应当有操作规程，所有到货物料均应当检查，以确保与订单一致，并确认供应商已经质量管理部门批准。

物料的外包装应当有标签，并注明规定的信息。必要时，还应当进行清洁，发现外包装损坏或其他可能影响物料质量的问题，应当向质量管理部门报告并进行调查和记录。

（6）物料接收和成品生产后应当及时按照待验管理，直至放行。

（7）物料和产品应当根据其性质有序分批贮存和周转，发放及发运应当符合先进先出和近效期先出的原则。

（8）使用计算机化仓储管理的，应当有相应的操作规程，防止因系统故障、停机等特殊情况而造成物料和产品的混淆和差错。

使用完全计算机化仓储管理系统进行识别的，物料、产品等相关信息可不必以书面可读的方式标出。

2. 原辅料

（1）应当制定相应的操作规程，采取核对或检验等适当措施，确认每一包装内的原辅料正确无误。

（2）一次接收数个批次的物料，应当按批取样、检验、放行。

（3）仓储区内的原辅料应当有适当的标识。

（4）只有经质量管理部门批准放行并在有效期或复验期内的原辅料方可使用。

（5）原辅料应当按照有效期或复验期贮存。贮存期内，如发现对质量有不良影响的特殊情况，应当进行复验。

（6）应当由指定人员按照操作规程进行配料，核对物料后，精确称量或计量，并作好标识。

（7）配制的每一物料及其重量或体积应当由他人独立进行复核，并有复核记录。

（8）用于同一批药品生产的所有配料应当集中存放，并作好标识。

3. 中间产品和待包装产品

（1）中间产品和待包装产品应当在适当的条件下贮存。

（2）中间产品和待包装产品应当有明确的标识。

4. 包装材料

（1）与药品直接接触的包装材料和印刷包装材料的管理和控制要求与原辅料相同。

（2）包装材料应当由专人按照操作规程发放，并采取措施避免混淆和差错，确保用于药品生产的包装材料正确无误。

（3）应当建立印刷包装材料设计、审核、批准的操作规程，确保印刷包装材料印制的内容与药品监督管理部门核准的一致，并建立专门的文档，保存经签名批准的印刷包装材料原版实样。

（4）印刷包装材料的版本变更时，应当采取措施，确保产品所用印刷包装材料的版本正确无误。宜收回作废的旧版印刷模板并予以销毁。

（5）印刷包装材料应当设置专门区域妥善存放，未经批准人员不得进入。切割式标签或其他散装印刷包装材料应当分别置于密闭容器内储运，以防混淆。

（6）印刷包装材料应当由专人保管，并按照操作规程和需求量发放。

（7）每批或每次发放的与药品直接接触的包装材料或印刷包装材料，均应当有识别标志，标明所用产品的名称和批号。

（8）过期或废弃的印刷包装材料应当予以销毁并记录。

5. 成品

（1）成品放行前应当待验贮存。

（2）成品的贮存条件应当符合药品注册批准的要求。

6. 特殊管理的物料和产品

麻醉药品、精神药品、医疗用毒性药品（包括药材）、放射性药品、药品类易制毒化学品及易燃、易爆和其他危险品的验收、贮存、管理应当执行国家有关的规定。

考点：GMP对药品生产企业物料与产品的要求

（七）确认与验证

企业应当确定需要进行的确认或验证工作，以证明有关操作的关键要素能够得到有效控制。确认或验证的范围和程度应当经过风险评估来确定。

1. 确认与验证范围

（1）企业的厂房、设施、设备和检验仪器应当经过确认，应当采用经过验证的生产工艺、操作规程和检验方法进行生产、操作和检验，并保持持续的验证状态。

（2）采用新的生产处方或生产工艺前，应当验证其常规生产的适用性。生产工艺在使用规定的原辅料和设备条件下，应当能够始终生产出符合预定用途和注册要求的产品。

（3）当影响产品质量的主要因素，如原辅料、与药品直接接触的包装材料、生产设备、生产环境（或厂房）、生产工艺、检验方法等发生变更时，应当进行确认或验证。必要时，还应当经药品监督管理部门批准。

（4）清洁方法应当经过验证，证实其清洁的效果，以有效防止污染和交叉污染。清洁验证应当综合考虑设备使用情况、所使用的清洁剂和消毒剂、取样方法和位置以及相应的取样回收率、残留物的性质和限度、残留物检验方法的灵敏度等因素。

2. 确认与验证的文件和记录　应当建立确认与验证的文件和记录，并能以文件和记录证明达到以下预定的目标：

（1）设计确认：应当证明厂房、设施、设备的设计符合预定用途和本规范要求。

（2）安装确认：应当证明厂房、设施、设备的建造和安装符合设计标准。

（3）运行确认：应当证明厂房、设施、设备的运行符合设计标准。

（4）性能确认：应当证明厂房、设施、设备在正常操作方法和工艺条件下能够持续符合标准。

（5）工艺验证：应当证明一个生产工艺按照规定的工艺参数能够持续生产出符合预定用途和注册要求的产品。

3. 确认和验证不是一次性的行为　首次确认或验证后，应当根据产品质量回顾分析情况进行再确认或再验证。关键的生产工艺和操作规程应当定期进行再验证，确保其能够达到预期结果。

4. 验证总计划制定

（1）企业应当制定验证总计划，以文件形式说明确认与验证工作的关键信息。

（2）验证总计划或其他相关文件中应当作出规定，确保厂房、设施、设备、检验仪器、生产工艺、操作规程和检验方法等能够保持持续稳定。

5. 方案制定　应当根据确认或验证的对象制定确认或验证方案，并经审核、批准。确认或验证方案应当明确职责。

6. 实施与记录　确认或验证应当按照预先确定和批准的方案实施，并有记录。确认或验证工作完成后，应当写出报告，并经审核、批准。确认或验证的结果和结论（包括评价和建议）应当有记录并存档。

考点：GMP对药品生产企业确认与认证的要求

（八）文件管理

1. 原则

（1）文件是质量保证系统的基本要素。企业必须有内容正确的书面质量标准、生产处方和工艺规程、操作规程以及记录等文件。

（2）企业应当建立文件管理的操作规程，系统地设计、制定、审核、批准和发放文件。与本规范有关的文件应当经质量管理部门的审核。

（3）文件的内容应当与药品生产许可、药品注册等相关要求一致，并有助于追溯每批产品的历史情况。

（4）文件的起草、修订、审核、批准、替换或撤销、复制、保管和销毁等应当按照操作规程管理，并有相应的文件分发、撤销、复制、销毁记录。

（5）文件的起草、修订、审核、批准均应当由适当的人员签名并注明日期。

（6）文件应当标明题目、种类、目的以及文件编号和版本号。文字应当确切、清晰、易懂，不能模棱两可。

（7）文件应当分类存放、条理分明，便于查阅。

（8）原版文件复制时，不得产生任何差错；复制的文件应当清晰可辨。

（9）文件应当定期审核、修订；文件修订后，应当按照规定管理，防止旧版文件的误用。

（10）与本规范有关的每项活动均应当有记录，以保证产品生产、质量控制和质量保证等活动可以追溯。记录应当留有填写数据的足够空格。记录应当及时填写，内容真实，字迹清晰、易读，不易擦除。

（11）应当尽可能采用生产和检验设备自动打印的记录、图谱和曲线图等，并标明产品或样品的名称、批号和记录设备的信息，操作人应当签注姓名和日期。

（12）记录应当保持清洁，不得撕毁和任意涂改。记录填写的任何更改都应当签注姓名和日期，并使原有信息仍清晰可辨，必要时，应当说明更改的理由。记录如需重新誊写，则原有记录不得销毁，应当作为重新誊写记录的附件保存。

（13）每批药品应当有批记录，包括批生产记录、批包装记录、批检验记录和药品放行审核记录等与本批产品有关的记录。批记录应当由质量管理部门负责管理，至少保存至药品有效期后一年。

质量标准、工艺规程、操作规程、稳定性考察、确认、验证、变更等其他重要文件应当长期保存。

（14）如使用电子数据处理系统、照相技术或其他可靠方式记录数据资料，应当有所用系统的操作规程；记录的准确性应当经过核对。

使用电子数据处理系统的，只有经授权的人员方可输入或更改数据，更改和删除情况应当有记录；应当使用密码或其他方式来控制系统的登录；关键数据输入后，应当由他人独立进行复核。

用电子方法保存的批记录，应当采用磁带、缩微胶卷、纸质副本或其他方法进行备份，以确保记录的安全，且数据资料在保存期内便于查阅。

2. 质量标准　物料和成品应当有经批准的现行质量标准；必要时，中间产品或待包装产品也应当有质量标准。

3. 工艺规程

（1）每种药品的每个生产批量均应当有经企业批准的工艺规程，不同药品规格的每种包装形式均应当有各自的包装操作要求。工艺规程的制定应当以注册批准的工艺为依据。

（2）工艺规程不得任意更改。如需更改，应当按照相关的操作规程修订、审核、批准。

（3）制剂的工艺规程的内容至少应当包括：生产处方；生产操作要求；包装操作要求。

4. 批生产记录

（1）每批产品均应当有相应的批生产记录，可追溯该批产品的生产历史以及与质量有关的情况。

（2）批生产记录应当依据现行批准的工艺规程的相关内容制定。记录的设计应当避免填写差错。批生产记录的每一页应当标注产品的名称、规格和批号。

（3）原版空白的批生产记录应当经生产管理负责人和质量管理负责人审核和批准。批生产记录的复制和发放均应当按照操作规程进行控制并有记录，每批产品的生产只能发放一份原版空白批生产记录的复制件。

（4）在生产过程中，进行每项操作时应当及时记录，操作结束后，应当由生产操作人员确认并签注姓名和日期。

5. 批包装记录

（1）每批产品或每批中部分产品的包装，都应当有批包装记录，以便追溯该批产品包装操作以及与质量有关的情况。

（2）批包装记录应当依据工艺规程中与包装相关的内容制定。记录的设计应当注意避免填写差错。批包装记录的每一页均应当标注所包装产品的名称、规格、包装形式和批号。

（3）批包装记录应当有待包装产品的批号、数量以及成品的批号和计划数量。原版空白的批包装记录的审核、批准、复制和发放的要求与原版空白的批生产记录相同。

（4）在包装过程中，进行每项操作时应当及时记录，操作结束后，应当由包装操作人员确认并签注姓名和日期。

6. 操作规程和记录

（1）操作规程的内容应当包括：题目、编号、版本号、颁发部门、生效日期、分发部门以及制定人、审核人、批准人的签名并注明日期，标题、正文及变更历史。

（2）厂房、设备、物料、文件和记录应当有编号（或代码），并制定编制编号（或代码）的操作规程，确保编号（或代码）的唯一性。

（3）下述活动也应当有相应的操作规程，其过程和结果应当有记录确认和验证；设备的装配和校准；厂房和设备的维护、清洁和消毒；培训、更衣及卫生等与人员相关的事宜；环境监测；虫害控制；变更控制；偏差处理；投诉；药品召回；退货。

考点：GMP 对药品生产企业文件管理的要求

案例 7-1

2018 年 7 月 22 日央视新闻联播播出了国家药品监督管理局负责人通报长春某生物科技有限责任公司违法违规生产冻干人用狂犬病疫苗案件有关情况：企业编造生产记录和产品检验记录，随意变更工艺参数和设备。上述行为严重违反了《药品管理法》和 GMP 有关规定，国家药品监督管理局已责令企业停止生产，收回药品 GMP 证书，召回尚未使用的狂犬病疫苗。国家药品监督管理局会同吉林省药品监督管理局已对企业立案调查，涉嫌犯罪的移送公安机关追究刑事责任。

（九）生产管理

1. 原则

（1）所有药品的生产和包装均应当按照批准的工艺规程和操作规程进行操作并有相关记录，以确保药品达到规定的质量标准，并符合药品生产许可和注册批准的要求。

（2）应当建立划分产品生产批次的操作规程，生产批次的划分应当能够确保同一批次产品质量和特性的均一性。

（3）应当建立编制药品批号和确定生产日期的操作规程。每批药品均应当编制唯一的批号。除另有法定要求外，生产日期不得迟于产品成型或灌装（封）前经最后混合的操作开始日期，不得以产品包装日期作为生产日期。

（4）每批产品应当检查产量和物料平衡，确保物料平衡符合设定的限度。如有差异，必须查明原因，确认无潜在质量风险后，方可按照正常产品处理。

（5）不得在同一生产操作间同时进行不同品种和规格药品的生产操作，除非没有发生混淆或交叉污染的可能。

（6）在生产的每一阶段，应当保护产品和物料免受微生物和其他污染。

（7）在干燥物料或产品，尤其是高活性、高毒性或高致敏性物料或产品的生产过程中，应当采取特殊措施，防止粉尘的产生和扩散。

（8）生产期间使用的所有物料、中间产品或待包装产品的容器及主要设备、必要的操作室应当贴签标识或以其他方式标明生产中的产品或物料名称、规格和批号，如有必要，还应当标明生产工序。

（9）容器、设备或设施所用标识应当清晰明了，标识的格式应当经企业相关部门批准。除在标识上使用文字说明外，还可采用不同的颜色区分被标识物的状态（如待验、合格、不合格或已清洁等）。

（10）应当检查产品从一个区域输送至另一个区域的管道和其他设备连接，确保连接正确无误。

（11）每次生产结束后应当进行清场，确保设备和工作场所没有遗留与本次生产有关的物料、产品和文件。下次生产开始前，应当对前次清场情况进行确认。

（12）应当尽可能避免出现任何偏离工艺规程或操作规程的偏差。一旦出现偏差，应当按照偏差处理操作规程执行。

（13）生产厂房应当仅限于经批准的人员出入。

2. 防止生产过程中的污染和交叉污染

（1）生产过程中应当尽可能采取措施，防止污染和交叉污染。

（2）应当定期检查防止污染和交叉污染的措施并评估其适用性和有效性。

3. 生产操作

（1）生产开始前应当进行检查，确保设备和工作场所没有上批遗留的产品、文件或与本批产品生产无关的物料，设备处于已清洁及待用状态。检查结果应当有记录。

生产操作前，还应当核对物料或中间产品的名称、代码、批号和标识，确保生产所用物料或中间产品正确且符合要求。

（2）应当进行中间控制和必要的环境监测，并予以记录。

（3）每批药品的每一生产阶段完成后必须由生产操作人员清场，并填写清场记录。

4. 包装操作

（1）包装操作规程应当规定降低污染和交叉污染、混淆或差错风险的措施。

（2）包装开始前应当进行检查，确保工作场所、包装生产线、印刷机及其他设备已处于清洁或待用状态，无上批遗留的产品、文件或与本批产品包装无关的物料。检查结果应当有记录。

（3）包装操作前，还应当检查所领用的包装材料正确无误，核对待包装产品和所用包装材料的名称、规格、数量、质量状态，且与工艺规程相符。

（4）每一包装操作场所或包装生产线，应当有标识标明包装中的产品名称、规格、批号和批量的生产状态。

（5）有数条包装线同时进行包装时，应当采取隔离或其他有效防止污染、交叉污染或混淆的措施。

（6）待用分装容器在分装前应当保持清洁，避免容器中有玻璃碎屑、金属颗粒等污染物。

（7）产品分装、封口后应当及时贴签。未能及时贴签时，应当按照相关的操作规程操作，避免发生混淆或贴错标签等差错。

（8）单独打印或包装过程中在线打印的信息（如产品批号或有效期）均应当进行检查，确保其正确无误，并予以记录。如手工打印，应当增加检查频次。

（9）使用切割式标签或在包装线以外单独打印标签，应当采取专门措施，防止混淆。

（10）应当对电子读码机、标签计数器或其他类似装置的功能进行检查，确保其准确运行。检查应当有记录。

（11）包装材料上印刷或模压的内容应当清晰，不易褪色和擦除。

（12）包装期间，产品的中间控制检查应当至少包括下述内容：包装外观；包装是否完整；产品和包装材料是否正确；打印信息是否正确；在线监控装置的功能是否正常。

样品从包装生产线取走后不应当再返还，以防止产品混淆或污染。

（13）因包装过程产生异常情况而需要重新包装产品的，必须经专门检查、调查并由指定人员批准。重新包装应当有详细记录。

（14）在物料平衡检查中，发现待包装产品、印刷包装材料以及成品数量有显著差异时，应当进行调查，未得出结论前，成品不得放行。

（15）包装结束时，已打印批号的剩余包装材料应当由专人负责全部计数销毁，并有记录。如将未打印批号的印刷包装材料退库，应当按照操作规程执行。

考点：GMP 对药品生产企业生产管理的要求

（十）质量控制与质量保证

1. 质量控制实验室管理

（1）质量控制实验室的人员、设施、设备应当与产品性质和生产规模相适应。

（2）质量控制负责人应当具有足够的管理实验室的资质和经验，可以管理同一企业的一个或多个实验室。

（3）质量控制实验室的检验人员至少应当具有相关专业中专或高中以上学历，并经过与所从事的检验操作相关的实践培训且通过考核。

（4）质量控制实验室应当配备药典、标准图谱等必要的工具书，以及标准品或对照品等相关的标准物质。

（5）质量控制实验室的文件应当符合（八）文件管理的原则，并符合规定要求。

（6）取样应当至少符合规定要求。

（7）物料和不同生产阶段产品的检验应当至少符合规定要求。

（8）质量控制实验室应当建立检验结果超标调查的操作规程。任何检验结果超标都必须按照操作规程进行完整的调查，并有相应的记录。

（9）企业按规定保存的、用于药品质量追溯或调查的物料、产品样品为留样。用于产品稳定性考察的样品不属于留样。

（10）试剂、试液、培养基和检定菌的管理应当至少符合规定要求。

（11）标准品或对照品的管理应当至少符合规定要求。

2. 物料和产品放行

（1）应当分别建立物料和产品批准放行的操作规程，明确批准放行的标准、职责，并有相应的记录。

（2）产品的放行应当至少符合规定要求。

3. 持续稳定性考察

（1）持续稳定性考察的目的是在有效期内监控已上市药品的质量，以发现药品与生产相关的稳定性问题（如杂质含量或溶出度特性的变化），并确定药品能够在标示的贮存条件下，符合质量标准的各项要求。

（2）持续稳定性考察主要针对市售包装药品，但也需兼顾待包装产品。例如，当待包装产品在完成包装前，或从生产厂运输到包装厂，还需要长期贮存时，应当在相应的环境条件下，评估其对包装后产品稳定性的影响。此外，还应当考虑对贮存时间较长的中间产品进行考察。

（3）持续稳定性考察应当有考察方案，结果应当有报告。用于持续稳定性考察的设备（尤其是稳定性试验设备或设施）应当按照（七）确认与验证和（五）设备的要求进行确认和维护。

（4）持续稳定性考察的时间应当涵盖药品有效期，考察方案应当至少包括规定内容。

（5）考察批次数和检验频次应当能够获得足够的数据，以供趋势分析。通常情况下，每种规格、每种内包装形式的药品，至少每年应当考察一个批次，除非当年没有生产。

（6）某些情况下，持续稳定性考察中应当额外增加批次数，如重大变更或生产和包装有重大偏差的药品应当列入稳定性考察。此外，重新加工、返工或回收的批次，也应当考虑列入考察，除非已经过验证和稳定性考察。

（7）关键人员，尤其是质量受权人，应当了解持续稳定性考察的结果。

（8）应当对不符合质量标准的结果或重要的异常趋势进行调查。

（9）应当根据所获得的全部数据资料，包括考察的阶段性结论，撰写总结报告并保存。应当定期审核总结报告。

4. 变更控制

（1）企业应当建立变更控制系统，对所有影响产品质量的变更进行评估和管理。需要经药品监督管理部门批准的变更应当在得到批准后方可实施。

（2）应当建立操作规程，规定原辅料、包装材料、质量标准、检验方法、操作规程、厂房、设施、设备、仪器、生产工艺和计算机软件变更的申请、评估、审核、批准和实施。质量管理部门应当指定专人负责变更控制。

（3）变更都应当评估其对产品质量的潜在影响。企业可以根据变更的性质、范围、对产品质量潜在影响的程度将变更分类（如主要、次要变更）。判断变更所需的验证、额外的检验以及稳定性考察应当有科学依据。

（4）与产品质量有关的变更由申请部门提出后，应当经评估、制定实施计划并明确实施职责，最终由质量管理部门审核批准。变更实施应当有相应的完整记录。

（5）改变原辅料、与药品直接接触的包装材料、生产工艺、主要生产设备以及其他影响药品质量的主要因素时，还应当对变更实施后最初至少三个批次的药品质量进行评估。如果变更可能影响药品的有效期，则质量评估还应当包括对变更实施后生产的药品进行稳定性考察。

（6）变更实施时，应当确保与变更相关的文件均已修订。

（7）质量管理部门应当保存所有变更的文件和记录。

5. 偏差处理

（1）各部门负责人应当确保所有人员正确执行生产工艺、质量标准、检验方法和操作规程，防止偏差的产生。

（2）企业应当建立偏差处理的操作规程，规定偏差的报告、记录、调查、处理以及所采取的纠正措施，并有相应的记录。

（3）任何偏差都应当评估其对产品质量的潜在影响。

（4）任何偏离生产工艺、物料平衡限度、质量标准、检验方法、操作规程等的情况均应当有记录，并立即报告主管人员及质量管理部门，应当有清楚的说明，重大偏差应当由质量管理部门会同其他部门进行彻底调查，并有调查报告。偏差调查报告应当由质量管理部门的指定人员审核并签字。

企业还应当采取预防措施有效防止类似偏差的再次发生。

（5）质量管理部门应当负责偏差的分类，保存偏差调查、处理的文件和记录。

6. 纠正措施和预防措施

（1）企业应当建立纠正措施和预防措施系统，对投诉、召回、偏差、自检或外部检查结果、工艺性能和质量监测趋势等进行调查并采取纠正和预防措施。

（2）企业应当建立实施纠正和预防措施的操作规程。

（3）实施纠正和预防措施应当有文件记录，并由质量管理部门保存。

7. 供应商的评估和批准

（1）质量管理部门应当对所有生产用物料的供应商进行质量评估，会同有关部门对主要物料供应商（尤其是生产商）的质量体系进行现场质量审计，并对质量评估不符合要求的供应商行使否决权。

（2）应当建立物料供应商评估和批准的操作规程，明确供应商的资质、选择的原则、质量评估方式、评估标准、物料供应商批准的程序。

（3）质量管理部门应当指定专人负责物料供应商质量评估和现场质量审计，分发经批准的合格供应商名单。被指定的人员应当具有相关的法规和专业知识，具有足够的质量评估和现场质量审计的实践经验。

（4）现场质量审计应当核实供应商资质证明文件和检验报告的真实性，核实是否具备检验条件。应当对其人员机构、厂房设施和设备、物料管理、生产工艺流程和生产管理、质量控制实验室的设备、仪器、文件管理等进行检查，以全面评估其质量保证系统。现场质量审计应当有报告。

（5）必要时，应当对主要物料供应商提供的样品进行小批量试生产，并对试生产的药品进行稳定性考察。

（6）质量管理部门对物料供应商的评估至少应当包括供应商的资质证明文件、质量标准、检验报告、企业对物料样品的检验数据和报告。

（7）改变物料供应商的，应当对新的供应商进行质量评估；改变主要物料供应商的，还需要对产品进行相关的验证及稳定性考察。

（8）质量管理部门应当向物料管理部门分发经批准的合格供应商名单，该名单内容至少包括物料名称、规格、质量标准、生产商名称和地址、经销商（如有）名称等，并及时更新。

（9）质量管理部门应当与主要物料供应商签订质量协议，在协议中应当明确双方所承担的质量责任。

（10）质量管理部门应当定期对物料供应商进行评估或现场质量审计，回顾分析物料质量检验结果、质量投诉和不合格处理记录。

（11）企业应当对每家物料供应商建立质量档案，档案内容应当包括供应商的资质证明文件、质量协议、质量标准、样品检验数据和报告、供应商的检验报告、现场质量审计报告、产品稳定性考察报告、定期的质量回顾分析报告等。

8. 产品质量回顾分析

（1）应当按照操作规程，每年对所有生产的药品按品种进行产品质量回顾分析，以确认工艺稳定可靠，以及原辅料、成品现行质量标准的适用性，及时发现不良趋势，确定产品及工艺改进的方向。应当考虑以往回顾分析的历史数据，还应当对产品质量回顾分析的有效性进行自检。

（2）应当对回顾分析的结果进行评估，提出是否需要采取纠正和预防措施或进行再确认或再验证的评估意见及理由，并及时、有效地完成整改。

（3）药品委托生产时，委托方和受托方之间应当有书面的技术协议，规定产品质量回顾分析中各方的责任，确保产品质量回顾分析按时进行并符合要求。

9. 投诉与不良反应报告

（1）应当建立药品不良反应报告和监测管理制度，设立专门机构并配备专职人员负责管理。

（2）应当主动收集药品不良反应，对不良反应应当详细记录、评价、调查和处理，及时采取措施控制可能存在的风险，并按照要求向药品监督管理部门报告。

（3）应当建立操作规程，规定投诉登记、评价、调查和处理的程序，并规定因可能的产品缺陷发生投诉时所采取的措施，包括考虑是否有必要从市场召回药品。

（4）应当有专人及足够的辅助人员负责进行质量投诉的调查和处理，所有投诉、调查的信息应当向质量受权人通报。

（5）所有投诉都应当登记与审核，与产品质量缺陷有关的投诉，应当详细记录投诉的各个细节，并进行调查。

（6）发现或怀疑某批药品存在缺陷，应当考虑检查其他批次的药品，查明其是否受到影响。

（7）投诉调查和处理应当有记录，并注明所查相关批次产品的信息。

（8）应当定期回顾分析投诉记录，以便发现需要警觉、重复出现以及可能需要从市场召回药品的问题，并采取相应措施。

（9）企业出现生产失误、药品变质或其他重大质量问题，应当及时采取相应措施，必要时还应当向当地药品监督管理部门报告。

考点： GMP 对药品生产企业质量控制与质量保证的要求

（十一）委托生产与委托检验

1. 原则

（1）为确保委托生产产品的质量和委托检验的准确性和可靠性，委托方和受托方必须签订书面合同，明确规定各方责任、委托生产或委托检验的内容及相关的技术事项。

（2）委托生产或委托检验的所有活动，包括在技术或其他方面拟采取的任何变更，均应当符合药品生产许可和注册的有关要求。

2. 委托方

（1）委托方应当对受托方进行评估，对受托方的条件、技术水平、质量管理情况进行现场考核，确认其具有完成受托工作的能力，并能保证符合本规范的要求。

（2）委托方应当向受托方提供所有必要的资料，以使受托方能够按照药品注册和其他法定要求正确实施所委托的操作。

委托方应当使受托方充分了解与产品或操作相关的各种问题，包括产品或操作对受托方的环境、厂房、设备、人员及其他物料或产品可能造成的危害。

（3）委托方应当对受托生产或检验的全过程进行监督。

（4）委托方应当确保物料和产品符合相应的质量标准。

3. 受托方

（1）受托方必须具备足够的厂房、设备、知识和经验以及人员，满足委托方所委托的生产或检验工作的要求。

（2）受托方应当确保所收到委托方提供的物料、中间产品和待包装产品适用于预定用途。

（3）受托方不得从事对委托生产或检验的产品质量有不利影响的活动。

4. 合同

（1）委托方与受托方之间签订的合同应当详细规定各自的产品生产和控制职责，其中的技术性条款应当由具有制药技术、检验专业知识和熟悉本规范的主管人员拟订。委托生产及检验的各项工作必须符合药品生产许可和药品注册的有关要求并经双方同意。

（2）合同应当详细规定质量受权人批准放行每批药品的程序，确保每批产品都已按照药品注册的要求完成生产和检验。

（3）合同应当规定何方负责物料的采购、检验、放行、生产和质量控制（包括中间控制），还应当规定何方负责取样和检验。

在委托检验的情况下，合同应当规定受托方是否在委托方的厂房内取样。

（4）合同应当规定由受托方保存的生产、检验和发运记录及样品，委托方应当能够随时调阅或检查；出现投诉、怀疑产品有质量缺陷或召回时，委托方应当能够方便地查阅所有与评价产品质量相关的记录。

（5）合同应当明确规定委托方可以对受托方进行检查或现场质量审计。

（6）委托检验合同应当明确受托方有义务接受药品监督管理部门检查。

考点：GMP 对药品生产企业委托生产与委托检验的要求

（十二）产品发运与召回

1. 原则

（1）企业应当建立产品召回系统，必要时可迅速、有效地从市场召回任何一批存在安全隐患的产品。

（2）因质量原因退货和召回的产品，均应当按照规定监督销毁，有证据证明退货产品质量未受影响的除外。

2. 发运

（1）每批产品均应当有发运记录。

（2）药品发运的零头包装只限两个批号为一个合箱，合箱外应当标明全部批号，并建立合箱记录。

（3）发运记录应当至少保存至药品有效期后一年。

3. 召回

（1）应当制定召回操作规程，确保召回工作的有效性。

（2）应当指定专人负责组织协调召回工作，并配备足够数量的人员。产品召回负责人应当独立于销售和市场部门；如产品召回负责人不是质量受权人，则应当向质量受权人通报召回处理情况。

（3）召回应当能够随时启动，并迅速实施。

（4）因产品存在安全隐患决定从市场召回的，应当立即向当地药品监督管理部门报告。

（5）产品召回负责人应当能够迅速查阅到药品发运记录。

（6）已召回的产品应当有标识，并单独、妥善贮存，等待最终处理决定。

（7）召回的进展过程应当有记录，并有最终报告。产品发运数量、已召回数量以及数量平衡情况应当在报告中予以说明。

（8）应当定期对产品召回系统的有效性进行评估。

考点：GMP对药品生产企业产品发运与召回的要求

（十三）自检

1. 原则　质量管理部门应当定期组织对企业进行自检，监控本规范的实施情况，评估企业是否符合本规范要求，并提出必要的纠正和预防措施。

2. 自检

（1）自检应当有计划，并对项目定期进行检查。

（2）应当由企业指定人员进行独立、系统、全面的自检，也可由外部人员或专家进行独立的质量审计。

（3）自检应当有记录。自检完成后应当有自检报告。自检情况应当报告企业高层管理人员。

（十四）附则

1. 本规范下列术语（按汉语拼音排序）的含义是

（1）包装：待包装产品变成成品所需的所有操作步骤，包括分装、贴签等。但无菌生产工艺中产品的无菌灌装，以及最终灭菌产品的灌装等不视为包装。

（2）包装材料：药品包装所用的材料，包括与药品直接接触的包装材料和容器、印刷包装材料，但不包括发运用的外包装材料。

（3）操作规程：经批准用来指导设备操作、维护与清洁、验证、环境控制、取样和检验等药品生产活动的通用性文件，也称标准操作规程。

（4）产品：包括药品的中间产品、待包装产品和成品。

（5）产品生命周期：产品从最初的研发、上市直至退市的所有阶段。

（6）成品：已完成所有生产操作步骤和最终包装的产品。

（7）待包装产品：尚未进行包装但已完成所有其他加工工序的产品。

（8）发放：指生产过程中物料、中间产品、待包装产品、文件、生产用模具等在企业内部流转的一系列操作。

（9）复验期：原辅料、包装材料贮存一定时间后，为确保其仍适用于预定用途，由企业确定的需重新检验的日期。

（10）发运：指企业将产品发送到经销商或用户的一系列操作，包括配货、运输等。

（11）放行：对一批物料或产品进行质量评价，作出批准使用或投放市场或其他决定的操作。

（12）高层管理人员：在企业内部最高层指挥和控制企业、具有调动资源的权力和职责的人员。

（13）供应商：指物料、设备、仪器、试剂、服务等的提供方，如生产商、经销商等。

（14）回收：在某一特定的生产阶段，将以前生产的一批或数批符合相应质量要求的产品的一部分或全部，加入到另一批次中的操作。

（15）计算机化系统：用于报告或自动控制的集成系统，包括数据输入、电子处理和信息输出。

（16）交叉污染：不同原料、辅料及产品之间发生的相互污染。

（17）校准：规定条件下，确定测量、记录、控制仪器或系统的示值（尤指称量）或实物量具所代表的量值，与对应的参照标准量值之间关系的一系列活动。

（18）洁净区：需要对环境中尘粒及微生物数量进行控制的房间（区域），其建筑结构、装备及其使用应当能够减少该区域内污染物的引入、产生和滞留。

（19）警戒限度：系统的关键参数超出正常范围，但未达到纠偏限度，需要引起警觉，可能需要采取纠正措施的限度标准。

（20）纠偏限度：系统的关键参数超出可接受标准，需要进行调查并采取纠正措施的限度标准。

（21）检验结果超标：检验结果超出法定标准及企业制定标准的所有情形。

（22）批：经一个或若干加工过程生产的、具有预期均一质量和特性的一定数量的原辅料、包装材料或成品。为完成某些生产操作步骤，可能有必要将一批产品分成若干亚批，最终合并成为一个均一的批。在连续生产情况下，批必须与生产中具有预期均一特性的确定数量的产品相对应，批量可以是固定数量或固定时间段内生产的产品量。

（23）批号：用于识别一个特定批的具有唯一性的数字和（或）字母的组合。

（24）批记录：用于记述每批药品生产、质量检验和放行审核的所有文件和记录，可追溯所有与成品质量有关的历史信息。

（25）气锁间：设置于两个或数个房间之间（如不同洁净度级别的房间之间）的具有两扇或多扇门的隔离空间。设置气锁间的目的是在人员或物料出入时，对气流进行控制。气锁间有人员气锁间和物料气锁间。

（26）企业：在本规范中如无特别说明，企业特指药品生产企业。

（27）确认：证明厂房、设施、设备能正确运行并可达到预期结果的一系列活动。

（28）退货：将药品退还给企业的活动。

（29）文件：本规范所指的文件包括质量标准、工艺规程、操作规程、记录、报告等。

（30）物料：指原料、辅料和包装材料等。

（31）物料平衡：产品或物料实际产量或实际用量及收集到的损耗之和与理论产量或理论用量之间的比较，并考虑可允许的偏差范围。

（32）污染：在生产、取样、包装或重新包装、贮存或运输等操作过程中，原辅料、中间产品、待包装产品、成品受到具有化学或微生物特性的杂质或异物的不利影响。

（33）验证：证明任何操作规程（或方法）、生产工艺或系统能够达到预期结果的一系列活动。

（34）印刷包装材料：指具有特定式样和印刷内容的包装材料，如印字铝箔、标签、说明书、纸盒等。

（35）原辅料：除包装材料之外，药品生产中使用的任何物料。

（36）中间产品：指完成部分加工步骤的产品，尚需进一步加工方可成为待包装产品。

2. 实施日期　本规范自 2011 年 3 月 1 日起施行。

考点：GMP 所涉及的术语

链 接　药品生产企业无须再取得 GMP 认证证书

2019 年 8 月 26 日第十三届全国人民代表大会常务委员会第十二次会议第二次修订的《药品管理法》第四十三条规定：从事药品生产活动，必须遵守药品生产质量管理规范，建立健全药品生产质量管理体系，保证药品生产全过程持续符合法定要求。取消了 2001 年修订的《药品管理法》第九条规定的：药品监督管理部门按照规定对药品生产企业是否符合 GMP 的要求进行认证；对认证合格的，发给认证证书。这就意味着从新修订的《药品管理法》实施之日起，药品生产企业只需保证生产过程符合 GMP 的具体要求就行，无须再取得 GMP 认证证书。

自　测　题

选择题

【A型题】

1. 药品生产企业药品质量的主要责任人是（　　）
   A. 生产管理负责人　　　　B. 企业负责人
   C. 质量管理负责人　　　　D. 质量受权人
   E. 质量检验员

2. 《药品生产质量管理规范》是药品生产和质量管理的
   （　　）
   A. 原则要求　　　B. 实施指南　　　C. 指导原则
   D. 基本准则　　　E. 行为准则

3. 药品上直接印字所用油墨应当符合（　　）标准要求。
   A. 药用　　　　B. 卫生　　　　C. 食用
   D. GMP　　　　E. 环保

4. 根据GMP的规定，洁净区与非洁净区之间、不同级别
   洁净区之间的压差（　　）
   A. 大于 5 Pa　　　　B. 大于 10 Pa
   C. 小于 5 Pa　　　　D. 小于 10 Pa
   E. 大于 15 Pa

5. 药品进入国际医药市场的首要条件是药品生产企业必
   须符合（　　）要求。
   A. ISO9000　　　B. GMP　　　　C. GSP
   D. WHO 的 GMP　E. GPP

6. 药品发运的零头包装只限（　　）个批号为一个合箱，
   合箱外应当标明全部批号，并建立合箱记录。
   A. 1　　　　B. 2　　　　C. 3
   D. 4　　　　E. 5

7. 《药品生产许可证》的有效期为（　　）
   A. 1 年　　　　B. 2 年　　　　C. 3 年
   D. 4 年　　　　E. 5 年

8. 批记录应当由（　　）负责管理。
   A. 生产管理部门　　　　B. 质量管理部门
   C. 文件管理部门　　　　D. 销售管理部门
   E. 企业负责人

9. 我国现行GMP的颁布部门是（　　）
   A. 国家卫生部
   B. 国务院药品监督管理部门
   C. 省级卫生行政部门
   D. 省级药品监督管理部门
   E. 国务院

10. 《药品生产监督管理办法》属于（　　）
    A. 法律　　　B. 行政法规　　　C. 行政规章
    D. 规范性文件　　E. 行业标准

11. 药品"批号"是指（　　）
    A. 在规定限度内具有同一性质和质量的药品
    B. 用于识别一个特定批的具有唯一性的数字和（或）

字母的组合
    C. 同一生产周期中，生产出来的一定数量的药品
    D. 同一生产设备生产出来的具有同一性质和数量的
       药品
    E. 用于识别药品生产日期的符号

12. 制药用水至少应当采用（　　）
    A. 纯化水　　　B. 注射用水　　　C. 自来水
    D. 饮用水　　　E. 灭菌用水

13. 注射用水的制备和贮存可采用（　　）
    A. 80℃以上保温　　　B. 75℃以上保温循环
    C. 70℃以上保温循环　D. 10℃以下存放
    E. 4℃以下存放

14. 药品生产许可证的审批发放机构是（　　）
    A. 国务院药品监督管理部门
    B. 省级药品监督管理部门
    C. 地市级药品监督管理部门
    D. 县级药品监督管理部门
    E. 国家卫生健康委员会

15. 省级药品监督管理部门对麻醉药品、第一类精神药品、
    药品类易制毒化学品生产企业每（　　）检查不少于
    一次。
    A. 月　　　　B. 季度　　　　C. 半年
    D. 年　　　　E. 2 年

16. 直接接触药品的生产人员上岗前应当接受健康检查，
    以后每年至少进行健康检查（　　）
    A. 1 次　　　　B. 2 次　　　　C. 3 次
    D. 4 次　　　　E. 5 次

17. 药品生产企业所生产药品的质量必须依据（　　）
    标准。
    A. 国家药品　　　B. 行业　　　　C. 企业
    D. 卫生　　　　E. 地方

18. 药品监督管理部门经审查符合药品生产企业开办规定
    的，予以批准，并自书面批准决定作出之日起（　　）
    个工作日内核发药品生产许可证。
    A. 5　　　　B. 10　　　　C. 15
    D. 20　　　　E. 30

19. 变更药品生产许可证登记事项的，应当在市场监督管
    理部门核准变更或者企业完成变更后（　　）天内，
    向原发证机关申请药品生产许可证变更登记。
    A. 5　　　　B. 10　　　　C. 15
    D. 20　　　　E. 30

20. 省级药品监督管理部门对疫苗等高风险药品生产企
    业，每（　　）不少于一次药品生产质量管理规范符合
    性检查。
    A. 月　　　　B. 季度　　　　C. 半年

D. 年　　　　E. 2 年

E. 接受过与所生产产品相关的专业知识培训

【B 型题】

（第 21～24 题备选答案）

A. 1 年　　　　B. 2 年　　　　C. 3 年

D. 4 年　　　　E. 5 年

21. 发运记录应当至少保存至药品有效期后（　　）

22. 生产管理负责人应当具有至少（　　）从事药品生产和质量管理的实践经验。

23. 质量管理负责人应当具有至少（　　）从事药品生产和质量管理的实践经验。

24. 质量受权人应当具有至少（　　）从事药品生产和质量管理的实践经验。

【X 型题】

25. 生产管理负责人和质量管理负责人都必须具备的资质包括（　　）

　　A. 应当至少具有药学或相关专业本科学历（或中级专业技术职称或执业药师资格）

　　B. 至少有一年的药品生产管理经验

　　C. 具有至少五年从事药品生产和质量管理的实践经验

　　D. 至少一年的药品质量管理经验

26. 批生产记录的每一页应当标注产品（　　）

　　A. 名称　　　　B. 生产日期　　　　C. 规格

　　D. 批号　　　　E. 操作人员

27. 药品生产具有下列哪些特点（　　）

　　A. 先进的生产技术　　　　B. 严格的质量要求

　　C. 严格的法律规范　　　　D. 迫切的环境保护

　　E. 原料、辅料品种多，消耗大

28. 对药品生产监督检查，下列说法正确的是（　　）

　　A. 监督检查完成后，药品监督管理部门在药品生产许可证正本上载明检查情况

　　B. 监督检查，不得妨碍药品生产企业的正常生产活动

　　C. 药品监督管理部门应当指派 3 名以上检查人员实施监督检查

　　D. 组织监督检查时，应当制订检查方案

　　E. 检查人员应当向被检查单位出示执法证明文件

29. 药品生产企业的关键人员，至少应当包括（　　）

　　A. 企业负责人　　　　B. 生产管理负责人

　　C. 生产技术人员　　　　D. 质量管理负责人

　　E. 质量受权人

（王秋红）

第8章

药品经营管理

本章对药品经营法制管理、药品经营质量管理规范、药品市场流通监督管理及互联网药品交易服务管理作了概述，重点介绍了新修订的《药品经营质量管理规范》（GSP）的内容。通过本章内容的学习，旨在使同学们掌握GSP的主要内容及特点，熟悉药品流通监督管理的要求，了解药品经营管理的重要性及互联网药品交易服务管理等内容，并具备运用药品经营相关法律法规知识分析和解决药品经营实际问题的能力，具有诚信经营、依法执业的理念，为今后从事药事管理相关工作岗位奠定基础。

第1节　药品经营概述

一、药 品 经 营

（一）药品经营的定义和范围

1. **药品经营定义**　有关组织和人员依照药事管理的法律法规对药品进行采购、验收、储存、养护、出库、运输、送货以及药品的广告、定价、销售、售后服务的系列活动称为药品经营。

2. **药品经营范围**　经药品监督管理部门核准经营药品的品种类别。

（二）药品的经营方式

药品经营企业根据经营方式分为药品批发企业和药品零售企业。

药品批发企业是指将购进的药品销售给药品生产企业、药品经营企业、医疗机构的药品经营企业。

药品零售企业是指将购进的药品直接销售给消费者的药品经营企业。

考点： 药品的经营方式

（三）药品经营的特点

药品作为商品具有特殊性。药品经营活动的特点主要体现为专业性、政策性、综合性。

1. **专业性强**　药品经营企业涉及的药品品种多、规格多、数量大，同时药品购进、储存、销售的过程中，易出差错和产生污染。由于药品的质量关系到人民的身体健康和生命安全，要求从事药品经营管理的相关人员应具有较强的药学相关知识与技能。另外，《药品管理法》等相关法律法规要求药品经营企业必须具备有依法经过资格认定的药师或者其他药学技术人员，具有与所经营药品相适应的营业场所、设备、仓储设施和卫生环境，具有与所经营药品相适应的质量管理机构或者人员；有保证药品质量的规章制度，目的在于确保药品在流通过程中的质量。因此，药品经营活动具有较强的专业性。

2. **政策性强**　为加强药品监督管理，保证药品质量，保障人体用药安全，维护人民身体健康和用药的合法权益。国家自1985年7月1日起实施《药品管理法》，于2019年12月1日开始施行新修订《药品管理法》，对药品的生产、经营、使用、检验、监督管理等作出了法律规定。国家药品监督管理部门还制定了系列有关流通管理的法律法规及规范性文件。主要有《药品经营质量管理规范》《药品经营许可证管理办法》《药品流通监督管理办法》《处方药与非处方药流通管理暂行规定》《中华人民共和国疫苗管理法》等。此外，药品经营企业还要遵守价格管理政策、税务管理政策等。药品经营企业必须依法经营，确保人民用药合理、安全、有效。

3. **综合性强**　药品经营管理综合性强。药品经营企业开展经营活动，除了药品的购进售出和储存养护，还要与交通运输、医院药房、社会药房等行业及医生、药师、患者等联系。既有专业技术性工作又有社会事务性工作。

考点：药品经营的特点

二、药品经营企业

（一）药品批发企业

药品批发企业是药品销售渠道中不可缺少的机构，在沟通药品生产与销售中发挥了重要作用。药品批发是指成批量的大型购销活动。企业与企业之间，企业与医院之间均是采用批发形式的商业活动。批发经营对商品一般不拆包，不分装，批发价格低于零售价。药品批发企业只能将购进的药品销售给具有合法资质的药品生产经营企业和使用单位（医疗机构），不得将药品直接销售给患者或其他消费者。

（二）药品零售企业

药品批发企业和药品零售企业是药品流通渠道的中间环节，二者的区别在于药品批发企业是将药品从药品生产领域引入药品流通领域，药品零售企业是药品流通的终端。药品零售是直接面对消费者的买卖活动。出售数量一般以治疗疗程用量为售货单位，生产企业多根据使用剂量设计出零售的小包装。零售药店根据消费者需要，也会拆包，提供散装药品，但要提供写明品名、用法、用量的包装。药品零售连锁经营是一种在同一总部管理下，统一采购、统一配送，实行购销分离的经营方式。连锁企业的配送中心不得向该企业外的药店进行批发、配送；连锁企业的各门店不得自行采购药品。

（三）互联网药品交易

互联网药品交易运营商必须获得国家药品监督管理局颁发的互联网药品交易服务资格证书，才能从事互联网药品交易服务。还必须严格按照现行版的《药品管理法》《药品管理法实施条例》《药品流通监督管理办法》《互联网药品交易服务审批暂行规定》《互联网药品信息服务管理办法》等相关规定从事互联网药品交易。药品网络交易第三方平台应当依法对申请进入平台经营的药品经营企业的资质等进行审核，保证其符合法定要求，并对发生在平台的药品经营行为进行管理。国家实行特殊管理的药品，如疫苗、血液制品、麻醉药品、精神药品、医疗用毒性药品、放射性药品、药品类易制毒化学品等，不得在网络上销售。根据《国务院关于取消一批行政许可事项的决定》（国发〔2017〕46 号），取消互联网药品交易服务企业（第三方）审批，药品监督管理局通过以下措施加强事中事后监管。

1. **制定相关管理规定** 要求属地药品监督管理部门将平台网站纳入监督检查范围，明确通过平台从事活动的必须是取得药品生产、经营许可的企业和医疗机构，落实平台的主体责任。

2. **建立"黑名单"制度** 建立网上售药监测机制，畅通投诉举报渠道，建立"黑名单"制度。

3. **加大监督检查力度，加强互联网售药监管，严厉查处网上非法售药行为** 2017 年 1 月 21 日，《国务院决定第三批取消 39 项中央指定地方实施的行政许可事项目录》发布，宣布取消对"互联网药品交易服务企业（第三方平台除外）审批"，即取消原医药电商 B 证、C 证的审批。同时也指出："已取得互联网药品交易服务资质的企业，应严格按照《药品经营质量管理规范》及有关文件要求从事互联网药品交易服务，强化储存、配送等有关制度，保证所售药品的质量安全。"对于之前还未取得互联网药品交易服务资质的企业，如"药品生产企业、药品批发企业可以通过自身网站与其他企业进行互联网药品交易，但不得向个人消费者提供互联网药品交易服务"；连锁药店"可以向个人消费者提供互联网药品交易服务"。

第 2 节 药品经营的法制管理

《药品管理法》规定："从事药品批发活动，应当经所在地省、自治区、直辖市人民政府药品监督管理部门批准，取得药品经营许可证。从事药品零售活动，应当经所在地县级以上地方人民政府药品监督管理部门批准，取得药品经营许可证。无药品经营许可证的，不得经营药品。"

一、开办药品经营企业的法定条件

药品监督管理部门批准开办药品经营企业，应当遵循合理布局和方便群众购药的原则，还必须具备如下条件。

1. 有依法经过资格认定的药师或者其他药学技术人员。

2. 有与所经营药品相适应的营业场所、设备、仓储设施和卫生环境。

3. 有与所经营药品相适应的质量管理机构或者人员。

4. 有保证药品质量的规章制度，并符合国务院药品监督管理部门依据本法制定的药品经营质量管理规范要求。

考点：开办药品经营企业的法定条件

二、开办药品经营企业的申请与审批

（一）开办程序

1. 开办药品批发企业的程序

（1）申办人向拟办企业所在地省级药品监督管理部门提出申请并提交相关材料。

（2）省级药品监督管理部门自收到申请之日起30个工作日内，依据国务院药品监督管理部门规定的设置标准作出是否同意筹建的决定。

（3）申办人完成拟办企业筹建后，向受理申请的药品监督管理部门申请验收并提交相关材料。

（4）受理申请的药品监督管理部门自收到申请之日起30个工作日内组织验收；并依据《药品管理法》第五十二条规定的开办条件作出是否发给药品经营许可证的决定。

考点：开办药品批发企业的程序

2. 开办药品零售企业的程序

（1）申办人向拟办企业所在地设区的市级药品监督管理机构或者省级药品监督管理部门直接设置的县级药品监督管理机构提出申请并提交相关材料。

（2）受理申请的药品监督管理部门自收到申请之日起30个工作日内，依据国务院药品监督管理部门规定，结合当地常住人口数量、地域、交通状况和实际需要进行审查，作出是否同意筹建的决定。

（3）申办人完成拟办企业筹建后，向受理申请的药品监督管理部门申请验收并提交相关材料。

（4）受理申请的药品监督管理部门自收到申请之日起15个工作日内组织验收；并依据《药品管理法》第五十二条规定的开办条件作出是否发给药品经营许可证的决定。

考点：开办药品零售企业的程序

（二）申报条件

1. 药品批发企业申报条件

根据《药品经营许可证管理办法》第四条规定：开办药品批发企业，应符合省、自治区、直辖市药品批发企业合理布局的要求，并符合以下要求。

（1）具有保证所经营药品质量的规章制度。

（2）企业、企业法定代表人或企业负责人、质量管理负责人无《药品管理法》第一百一十八条、第一百二十二条规定的情形。

（3）具有与经营规模相适应的一定数量的执业药师。质量管理负责人具有大学以上学历，且必须是执业药师。

（4）具有能够保证药品储存质量要求的、与其经营品种和规模相适应的常温库、阴凉库、冷库。仓库中具有适合药品储存的专用货架和实现药品入库、传送、分检、上架、出库现代物流系统的装置和设备。

（5）具有独立的计算机管理信息系统，能覆盖企业内药品的购进、储存、销售以及经营和质量控制的全过程；能全面记录企业经营管理及实施《药品经营质量管理规范》方面的信息；符合《药品经营质量管理规范》对药品经营各环节的要求，并具有可以实现接受当地药品监督管理部门监管的条件。

（6）具有符合《药品经营质量管理规范》对药品营业场所及辅助、办公用房以及仓库管理、仓库内药品质量安全保障和进出库、在库储存与养护方面的条件。

（7）国家对经营麻醉药品、精神药品、医疗用毒性药品、预防性生物制品另有规定的，从其规定。

2. 药品零售企业申报条件 按照《药品经营许可证管理办法》第五条规定：开办药品零售企业，应符合当地常住人口数量、地域、交通状况和实际需要的要求，符合方便群众购药的原则，并符合以下设置规定。

（1）具有保证所经营药品质量的规章制度。

（2）具有依法经过资格认定的药学技术人员；经营处方药、甲类非处方药的药品零售企业，必须配有执业药师或者其他依法经过资格认定的药学技术人员。质量负责人应有一年以上（含一年）药品经营质量管理工作经验。经营乙类非处方药的药品零售企业，以及农村乡镇以下地区设立药品零售企业的，应当按照《药品管理法实施条例》第15条的规定配备业务人员，有条件的应当配备执业药师。企业营业时间，以上人员应当在岗。

（3）企业、企业法定代表人、企业负责人、质量负责人无《药品管理法》第一百一十八条、第一百二十二条规定的情形。

（4）具有与所经营药品相适应的营业场所、设备、仓储设施以及卫生环境。在超市等其他商业企业内设立零售药店的，必须具有独立的区域。

（5）具有能够配备满足当地消费者所需药品的能力，并能保证24小时供应。药品零售企业应备有的国家基本药物品种数量由各省、自治区、直辖市药品监督管理部门结合当地具体情况确定。

（6）国家对经营麻醉药品、精神药品、医疗用毒性药品、预防性生物制品另有规定的，从其规定。

考点：开办药品批发企业和药品零售企业应具备的条件

（三）申报材料

1. 药品批发企业 申办人取得同意筹建的批准文件并完成筹建后向受理申请的药品监督管理部门提出验收申请，并提交材料如下。

（1）药品经营许可证申请表。

（2）企业营业执照。

（3）拟办企业组织机构情况。

（4）营业场所、仓库平面布置图及房屋产权或使用权证明。

（5）依法经过资格认定的药学专业技术人员资格证书及聘书。

（6）拟办企业质量管理文件及仓储设施、设备目录。

2. 药品零售企业 申办人完成筹建后，向受理申请的药品监督管理部门提出验收申请，并提交以下材料。

（1）药品经营许可证申请表。

（2）企业营业执照。

（3）营业场所、仓库平面布置图及房屋产权或使用权证明。

（4）依法经过资格认定的药学专业技术人员资格证书及聘书。

（5）拟办企业质量管理文件及主要设施、设备目录。

三、药品经营许可证的管理

药品经营许可证变更分为许可事项变更和登记事项变更。许可事项变更是指经营方式、经营范围、注册地址、仓库地址（包括增减仓库）、企业法定代表人或负责人以及质量负责人的变更。登记事项变更是指上述事项以外的其他事项的变更。

　　药品经营范围是指经药品监督管理部门核准经营药品的品种类别。药品经营企业经营范围包括麻醉药品、精神药品、医疗用毒性药品、生物制品、中药材、中药饮片、中成药、化学原料药及其制剂、抗生素原料药及其制剂、生化药品。从事药品零售的，应先核定经营类别，确定申办人经营处方药或非处方药、乙类非处方药的资格，并在经营范围中予以明确，再核定具体经营范围。医疗用毒性药品、麻醉药品、精神药品、放射性药品和预防性生物制品的核定按照国家特殊药品管理和预防性生物制品管理的有关规定执行。

　　药品经营企业变更药品经营许可证许可事项的，应当在原许可事项发生变更 30 日前，向原发证机关申请药品经营许可证变更登记。未经批准，不得变更许可事项。原发证机关应当自收到企业变更申请和变更申请资料之日起 15 个工作日内作出准予变更或不予变更的决定。药品经营企业依法变更药品经营许可证的许可事项后，应依法向工商行政管理部门办理企业注册登记的有关变更手续。

　　药品经营企业变更药品经营许可证的登记事项的，应在工商行政管理部门核准变更后 30 日内，向原发证机关申请药品经营许可证变更登记。原发证机关应当自收到企业变更申请和变更申请资料之日起 15 个工作日内为其办理变更手续。药品经营许可证包括正本和副本。正本、副本具有同等法律效力。药品经营许可证登记事项变更后，应由原发证机关在药品经营许可证副本上记录变更的内容和时间，并按变更后的内容重新核发药品经营许可证正本，收回原药品经营许可证正本。变更后的药品经营许可证有效期不变。

　　药品经营许可证有效期为 5 年。有效期届满，需要继续经营药品的持证企业，应在有效期届满前 6 个月内，向原发证机关申请换发药品经营许可证。

　　企业遗失药品经营许可证，应立即向发证机关报告，并在发证机关指定的媒体上登载遗失声明。发证机关在企业登载遗失声明之日起满 1 个月后，按原核准事项补发药品经营许可证。

　　有下列情形之一的，药品经营许可证由原发证机关注销：药品经营许可证有效期届满未换证的；药品经营企业终止经营药品或者关闭的；药品经营许可证被依法撤销、撤回、吊销、收回、缴销或者宣布无效的；不可抗力导致药品经营许可证的许可事项无法实施的；法律、法规规定的应当注销行政许可的其他情形。

考点： 药品经营许可证的管理

四、药品经营的监督检查

　　国家药品监督管理局主管全国药品经营许可的监督管理工作。省级药品监督管理部门负责本辖区内药品批发企业药品经营许可证发证换证、变更和日常监督管理工作，并指导和监督下级药品监督管理机构开展药品经营许可证的监督管理工作。设区的市级药品监督管理机构或省级药品监督管理部门直接设置的县级药品监督管理机构负责本辖区内药品零售企业药品经营许可证发证、换证、变更和日常监督管理等工作。

（一）严格禁止无证经营

　　《药品管理法》规定，药品经营企业必须通过合法的审批程序，取得药品经营许可证，方可经营药品，同时要求与之交易的对方单位也必须持有合法证件，双方才能进行药品贸易。具体规定如下。

　　1. 未取得药品经营许可证的药品经营企业不得进行药品经营活动；不得向未取得药品生产许可证的生产企业采购药品；不得向医疗机构制剂室购进其配制的药品；不得向无药品经营许可证的药品经营企业，包括许可证超过有效期的企业购销药品；不得向无医疗机构执业许可证的单位或个人以及城镇中的个体行医人员、个体诊所进行药品购、销活动。

　　2. 药品经营企业不得伪造、变造、买卖、出租、出售药品经营许可证，也不允许外单位到药品经营企业"挂靠"经营，不得向任何单位和个人提供经营柜台、摊位、发票、纳税及证、照等。

　　3. 药品经营企业不得向无药品生产许可证、无药品经营许可证或无医疗机构执业许可证的单位以偿还债务、货款的方式为其营业提供药品。

（二）药品经营中的禁止性规定

1. 有证经营中的禁止性规定

（1）药品经营企业，不得超越药品经营许可证上批注的经营范围经营药品。

（2）销售假药的，没收违法销售的药品和违法所得，责令停业整顿，并处违法销售的药品货值金额十五倍以上三十倍以下的罚款；货值金额不足十万元的，按十万元计算；情节严重的，吊销药品经营许可证，十年内不受理其相应申请。

（3）销售劣药的，没收违法销售的药品和违法所得，并处违法、销售的药品货值金额十倍以上二十倍以下的罚款；违法批发的药品货值金额不足十万元的，按十万元计算，违法零售的药品货值金额不足一万元的，按一万元计算；情节严重的，责令停业整顿直至吊销药品经营许可证。

（4）药品经营企业经营药品，不得编造虚假的购销记录，购销记录不得随意修改和销毁。销售药品应按方配剂，不得擅自更改或用其他药品代用。不得调配有配伍禁忌或超剂量的处方，无医师处方不得向消费者出售处方药。

（5）药品经营企业不得在城乡集市贸易市场上出售中药材以外的药品，不得参与非法药品市场的药品贸易。

2. 其他禁止的药品经营行为

（1）药品经营企业应遵守国家有关药品定价管理规定，制定、标明药品零售价格，禁止暴利和损害用药者利益的价格欺诈行为。

（2）禁止药品的生产企业、经营企业和医疗机构在药品购销中账外暗中给予、收受回扣或者其他利益。违者依法给予处分、罚款，没收违法所得，对情节严重的直接责任人，吊销其执业证件，构成犯罪的，依法追究刑事责任。

（3）药品生产、经营企业，或其委派的药品销售人员，不得在没有签订药品购销合同的情况下，带药品现货销售。企业派出的医药代表也不得现货销售药品。以上违法行为按无证经营处理。

（4）药品经营企业的药品宣传广告，未取得药品广告批准文号的，不得发布。详见药品广告管理的有关章节。

（5）法律、法规禁止的其他经营行为，见有关的法律、法规。

第 3 节　《药品流通监督管理办法》的主要内容

2006 年 12 月国家食品药品监督管理局发布了《药品流通监督管理办法》，2007 年 5 月 1 日起实施。这是我国加强药品流通监督管理、整顿药品流通秩序、推动药品流通企业转型升级的重要规章。该法规对药品生产企业销售的监督管理、药品经营的监督管理、药品采购的监督管理、药品销售人员的监督管理及法则分别作出明确规定。

一、药品生产、经营企业购销药品的监督管理

（一）承担法律责任的相关规定

药品生产、经营企业对其药品购销行为负责，对其销售人员或设立的办事机构以本企业名义从事的药品购销行为承担法律责任。

（二）购销人员管理的相关规定

1. 购销人员培训　药品生产、经营企业应当对其购销人员进行相关的法律、法规和专业知识培训，建立培训档案，其中应当明确记录培训时间、地点、内容及接受培训的人员。

2. 购销人员管理　药品生产、经营企业应当加强对其销售人员的管理，并对其销售行为作出规定。

（三）对药品生产、经营企业销售行为的具体规定

1. 药品生产企业、药品批发企业销售药品时，应当提供的资料

（1）加盖本企业原印章的药品生产许可证或药品经营许可证和营业执照的复印件。

（2）加盖本企业原印章的所销售药品的批准证明文件复印件。

（3）销售进口药品的，按照国家有关规定提供相关证明文件。

除以上资料外，还应当提供加盖本企业原印章的授权书复印件。授权书原件应当载明授权销售的品种、地域、期限，注明销售人员的身份证号码，并加盖本企业原印章和企业法定代表人印章（或者签名）。销售人员应当出示授权书原件及本人身份证原件，供药品采购方核实。

2. 药品销售凭证的开具 药品生产、批发企业销售药品时，应当开具标明供货单位名称、药品名称、生产厂商、批号、数量、价格等内容的销售凭证。药品零售企业销售药品时，应当开具标明药品名称、生产厂商、数量、价格、批号等内容的销售凭证。

3. 药品采购凭证的保存 药品生产、经营企业采购药品时，应按本办法第十条规定索取、查验、留存供货企业有关证件、资料，按本办法第十一条规定索取、留存销售凭证。留存的资料和销售凭证应当保存至超过药品有效期1年，但不得少于3年。

4. 执业药师应在职在岗 经营处方药和甲类非处方药的药品零售企业，执业药师或者其他依法经资格认定的药学技术人员不在岗时，应当挂牌告知，并停止销售处方药和甲类非处方药。

5. 药品购销的禁止性规定

（1）不得为从事无证生产、经营药品行为的企业和个人提供药品。

（2）不得以展示会、交易会、订货会、产品宣传会等方式现货销售药品。

（3）不得为他人以本企业的名义经营药品提供场所，或者资质证明文件，或者票据等便利条件。

（4）不得购进和销售医疗机构配制的制剂。

（5）药品经营企业应当按照药品经营许可证许可的经营范围经营药品，未经药品监督管理部门审核同意，药品经营企业不得改变经营方式。

（6）药品生产、经营企业不得在经药品监督管理部门核准的地址以外的场所储存或者现货销售药品。

（7）药品生产企业只能销售本企业生产的药品，不得销售本企业受委托生产的或者他人生产的药品。

（8）不得以搭售、买药品赠药品、买商品赠药品等方式向公众赠送处方药或者甲类非处方药。

（9）不得采用邮售、互联网交易等方式直接向公众销售处方药。

（10）禁止非法收购药品。

> **考点**：药品生产企业、药品批发企业销售药品时应当提供哪些资料

二、医疗机构购进、储存药品的监督管理

（一）医疗机构购进药品的相关规定

1. 人员及设施要求 医疗机构设置的药房，应当具有与所使用药品相适应的场所、设备、仓储设施和卫生环境，配备相应的药学技术人员，设立药品质量管理机构或者配备质量管理人员，建立药品保管制度。

2. 对购货单位的资质查验 购进药品时，应当按照规定索取、查验保存供货企业有关证件、资料、票据。

3. 规章制度建立 医疗机构购进药品，必须建立并执行进货检查验收制度，并建有真实完整的药品购进记录。药品购进记录必须注明药品的通用名称、生产厂商（中药材标明产地）、剂型、规格、批号、生产日期、有效期、批准文号、供货单位、数量、价格、购进日期。药品购进记录必须保存至超过药品有效期1年，但不得少于3年。

4. 药品采购 医疗机构以集中招标方式采购药品的，应当遵守有关法律法规。

> **考点**：医疗机构购进药品相关要求

（二）医疗机构储存药品的相关规定

1. 药品储存　医疗机构应当制订和执行有关药品保管、养护的制度，并采取必要的冷藏、防冻、防潮、避光、通风、防火、防虫、防鼠等措施，保证药品质量。

2. 药品分开存放　医疗机构应当将药品与非药品分开存放；中药材、中药饮片、化学药品、中成药应分别储存、分类存放。

（三）医疗机构销售药品的相关规定

1. 医疗机构不得采用邮售、互联网交易等方式直接向公众销售处方药。

2. 医疗机构和计划生育技术服务机构不得未经诊疗直接向患者提供药品。

> **链接**　无证经营的相关规定
>
> 以下 16 种情况按无证经营处理。
> 1. 有许可证但从事异地经营的。
> 2. 超范围经营的。
> 3. 非法收购药品的。
> 4. 兽药单位经营人用药品的。
> 5. 无许可证而是借药品经营企业提供的条件参加药品经营的。
> 6. 无许可证从事进口药品国内销售的。
> 7. 药品生产企业销售非本企业生产的药品的，其办事机构从事药品现货销售的。
> 8. 乡镇卫生院进行经营性销售的。
> 9. 城镇个体行医、个体诊所从事药品购销活动的。
> 10. 乡镇卫生院从事药品经营性销售的。
> 11. 药品批发企业从事零售业务，或零售企业从事批发业务的。
> 12. 药品零售连锁总店及各门店只有一个药品经营许可证的。
> 13. 非法药品集贸市场。
> 14. 在中药材专业市场销售中药材以外药品的。
> 15. 在城乡集贸市场销售中药材以外药品的。
> 16. 药品销售人员在其他企业兼职从事药品销售活动的。

三、法 律 责 任

1. 药品生产、批发企业违反《药品流通监督管理办法》第十九条规定，未在药品说明书规定的低温、冷藏条件下运输药品的，给予警告，责令限期改正；逾期不改正的，处以五千元以上二万元以下的罚款；有关药品经依法确认属于假劣药品的，按照《药品管理法》有关规定予以处罚。

2. 药品监督管理部门及其工作人员玩忽职守，对应当予以制止和处罚的违法行为不予制止、处罚的，对直接负责的主管人员和其他直接责任人员给予行政处分；构成犯罪的，依法追究刑事责任。

第 4 节　药品经营质量管理规范（GSP）

一、GSP 概述

《药品经营质量管理规范》，简称 GSP。药品经营过程的质量管理，是药品生产质量管理的延伸，也是药品使用质量管理的前提和保证。在我国，GSP 是药品经营企业建立和实施质量保证体系的依据和操作原则。《药品管理法》第五十三条规定：从事药品经营活动，应当遵守药品经营质量管理规范，建立健全药品经营质量管理体系，保证药品经营全过程持续符合法定要求。药品经营企业的法定代表人、主要负责人对本企业的药品经营活动全面负责。国家食品药品监督管理局于 2016 年 7 月 13 日颁布的《药品经营质量管理规范》共 4 章，分为总则（4 条）、药品批发的质量管理（115 条）、药品零售的质量管理（58 条）和附则（7 条），共计 184 条，自发布之日起施行。GSP 的实质是控制药品流通环节所有可能发生质量事故的因素，是防止质量事故发生的一整套管理程序。

（一）GSP 的相关术语

1. **首营企业** 采购药品时，与本企业首次发生供需关系的药品生产或者经营企业。

2. **首营品种** 本企业首次采购的药品。

3. **原印章** 企业在购销活动中，为证明企业身份在相关文件或者凭证上加盖的企业公章、发票专用章、质量管理专用章、药品出库专用章的原始印记，不能是印刷、影印、复印等复制后的印记。

4. **待验** 对到货、销后退回的药品采用有效的方式进行隔离或者区分，在入库前等待质量验收的状态。

5. **零货** 拆除了用于运输、储藏包装的药品。

6. **拼箱发货** 将零货药品集中拼装至同一包装箱内发货的方式。

7. **拆零销售** 将最小包装拆分销售的方式。

8. **在职** 与企业确定劳动关系的在册人员。

9. **在岗** 相关岗位人员在工作时间内在规定的岗位履行职责。

考点： GSP 的相关术语

（二）GSP 的适用范围

GSP 是国家为规范我国药品经营企业制定的专业性质量管理规范，是药品经营质量管理和质量控制的基本准则。企业应当在药品采购、储存、销售、运输等环节采取有效的质量控制措施，确保药品质量。药品经营企业应严格执行 GSP。药品生产企业销售药品、药品流通过程中其他涉及储存与运输药品的，也应当符合 GSP 的相关要求。

（三）实施 GSP 的意义

实施 GSP 对于提高药品经营企业质量管理水平，规范企业药品经营行为，净化药品市场，加强药品监管，保证药品质量，保障人体用药安全，促进医药事业的健康发展都有极其重要而深远的意义。

链接 我国 GSP 的简要回顾

1984 年，国家医药管理局制定了《医药商品质量管理规范》，在我国医药行业试行。1992 年，国家医药管理局正式颁布了《医药商品质量管理规范》，这标志着我国 GSP 已经成为政府规章。2000 年，国家药品监督管理局以第 20 号令发布了《药品经营质量管理规范》，自 2000 年 7 月 1 日起施行。2012 年 11 月 6 日，卫生部部务会议第二次修订通过的《药品经营质量管理规范》，自 2013 年 6 月 1 日起施行。2015 年 5 月 18 日，国家食品药品监督管理总局局务会议第二次修订通过《药品经营质量管理规范》。2016 年 6 月 30 日国家食品药品监督管理总局局务会议通过《关于修改<药品经营质量管理规范>的决定》修证，自公布之日起施行。而 2019 年 12 月 1 日施行的《药品管理法》规定不再进行药品经营质量管理规范认证，标志着药品经营全过程应持续符合法定要求。

（四）GSP 的特点

1. **质量管理体系** GSP 从人员、机构、设施设备、体系文件等质量管理要素的各个方面，对药品经营企业的采购、验收、储存、养护、销售、运输、售后管理等环节进行规定。GSP 明确要求企业应建立质量管理体系，设立质量管理部门或者配备质量管理人员，对质量管理制度、质量管理教育和培训、各岗位质量管理的流程和记录报告、文件管理等都提出了详细要求，还规定了文件管理的及时性。

2. **从业人员要求** 企业负责人是药品质量的主要责任人，全面负责企业日常管理，负责提供必要的条件，保证质量管理部门和质量管理人员有效履行职责。企业质量负责人应当由高层管理人员担任，全面负责药品质量管理工作，独立履行职责，在企业内部对药品质量管理具有裁决权。GSP 要求企业质量负责人应当具备执业药师资格。同时提高了质量管理部门负责人以及质管、验收、养护等岗位人员的资质要求。企业还要为销售特殊管理的药品、国家有专门管理要求的药品、冷藏药品的人员接受相应培训提供条件；还应当按照国家有关规定配备执业药师，由执业药师负责处方审核，并指导合理用药，对药学服务提出了更高要求。

3. 硬件要求 在硬件方面，全面推行计算机信息化管理，对计算机系统操作权限的审核、控制及质量管理基础数据的维护作出了明确要求；明确规定零售药店的营业场所要有监测、调控温度的设备，经营冷藏药品的，必须有专用冷藏设备。并强调了要按规定设置计算机系统，对信息化管理提出了更高的要求，要保证数据的完整性和可追溯性。

4. 引入了供应链管理理念和冷链管理要求 GSP 引入了供应链管理理念，延伸了对药品经营环节上、下游监管的范围，提出药品流通全过程、全方位管理的要求。此外，药品生产企业销售药品过程中涉及药品储存、运输环节都要符合 GSP 的相关要求，填补了以往药品流通过程中的监管空白。另外，增加了冷链管理要求，对以往企业经营管理中的薄弱环节进行了更细致的规定，如配置具有特殊条件要求的冷库、专用的冷藏运输车辆以及冷藏箱或保温箱等设施设备。同时对冷链药品的采购、收货、验收、保管、养护、发货、运输的过程以及之间的交接程序都做了具体规定，特别是针对运输过程中的温度要求，通过在发货和收货两个环节的温度查验进行控制。

二、GSP 的主要内容

本规范是药品经营管理和质量控制的基本准则，药品经营企业应当坚持诚实守信，依法经营；禁止任何虚假欺骗行为；应当在药品采购、储存、销售、运输等环节采取有效的质量控制措施，确保药品质量。

（一）GSP 关于质量管理体系的规定

药品批发企业应当依据有关法律法规及 GSP 的要求建立质量管理体系，确定质量方针，制定质量管理体系文件，开展质量策划、质量保证、质量控制、质量改进和质量风险管理等活动。质量方针文件应当明确企业总的质量目标和要求，并贯彻到药品经营活动的全过程。质量管理体系应当与其经营范围和规模相适应，包括组织机构、人员、设施设备、质量管理体系文件及相应的计算机系统等。

药品批发企业应当定期以及在质量管理体系关键要素发生重大变化时，组织开展企业内部审计（简称"内审"），并对内审的情况进行分析，依据分析结论制定相应的质量管理体系改进措施，不断提高质量控制水平，保证质量管理体系持续有效运行；采用前瞻或者回顾的方式，对药品流通过程中的质量风险进行评估、控制、沟通和审核；对药品供货单位、购货单位的质量管理体系进行评价，确认其质量保证能力和质量信誉，必要时进行实地考察。GSP 规定应当全员参与质量管理。各部门、各岗位人员应当正确理解并履行职责，承担相应的质量责任。

药品零售企业应当按照有关法律法规及 GSP 要求制定质量管理文件，开展质量管理活动，确保药品的质量。企业应当具有与其经营范围和规模相适应的经营条件，包括组织机构、人员、设施设备、质量管理文件，并按照规定设置计算机系统。

考点： GSP 关于质量管理体系的规定

（二）GSP 关于组织机构与质量管理职责的规定

药品批发企业应设立与其经营活动和质量管理相适应的组织机构或者岗位，明确规定其职责、权限及相互关系。GSP 要求药品批发企业设置质量管理部门，药品零售企业设置质量管理部门或者配备质量管理人员，有效开展质量管理工作，质量管理部门的职责不得由其他部门及人员履行（表 8-1）。药品经营企业组织机构示例图见图 8-1；质量领导组织结构示例图见图 8-2。

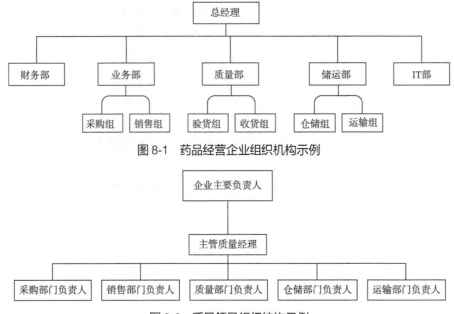

图 8-1　药品经营企业组织机构示例

图 8-2　质量领导组织结构示例

表 8-1　药品经营企业质量管理部门职责

药品批发企业设置的质量管理部门职责	药品零售企业设置的质量管理部门或者配备的质量管理人员职责
1. 督促相关部门和岗位人员执行药品管理的法律法规及本规范	1. 督促相关部门和岗位人员执行药品管理的法律法规及本规范
2. 组织制订质量管理体系文件，并指导、监督文件的执行	2. 组织制订质量管理文件，并指导、监督文件的执行
3. 负责对供货单位和购货单位的合法性、购进药品的合法性以及供货单位销售人员、购货单位采购人员的合法资格进行审核，并根据审核内容的变化进行动态管理	3. 负责对供货单位及其销售人员资格证明的审核
	4. 负责对所采购药品合法性的审核
4. 负责质量信息的收集和管理，并建立药品质量档案	5. 负责药品的验收，指导并监督药品采购、储存、陈列、销售等环节的质量管理工作
5. 负责药品的验收，指导并监督药品采购、储存、养护、销售、退货、运输等环节的质量管理工作	6. 负责药品质量查询及质量信息管理
6. 负责不合格药品的确认，对不合格药品的处理过程实施监督	7. 负责药品质量投诉和质量事故的调查、处理及报告
7. 负责药品质量投诉和质量事故的调查、处理及报告	8. 负责对不合格药品的确认及处理
8. 负责假劣药品的报告	9. 负责假劣药品的报告
9. 负责药品质量查询	10. 负责药品不良反应的报告
10. 负责指导设定计算机系统质量控制功能	11. 开展药品质量管理教育和培训
11. 负责计算机系统操作权限的审核和质量管理基础数据的建立及更新	12. 负责计算机系统操作权限的审核、控制及质量管理基础数据的维护
12. 组织验证、校准相关设施设备	13. 负责组织计量器具的校准及检定工作
13. 负责药品召回的管理	14. 指导并监督药学服务工作
14. 负责药品不良反应的报告	15. 其他应当由质量管理部门或者质量管理人员履行的职责
15. 组织质量管理体系的内审和风险评估	
16. 组织对药品供货单位及购货单位质量管理体系和服务质量的考察和评价	
17. 组织对被委托运输的承运方运输条件和质量保障能力的审查	
18. 协助开展质量管理教育和培训	
19. 其他应当由质量管理部门履行的职责	

考点：药品经营企业质量管理部门职责

（三）GSP 关于质量管理文件的规定

企业制定质量管理体系文件应当符合企业实际。文件包括质量管理制度、部门及岗位职责、操作规程、档案、报告、记录和凭证等。具体内容见表 8-2。文件的起草、修订、审核、批准、分发、保管以及修改、撤销、替换、销毁等应当按照文件管理操作规程进行，并保存相关记录。此外，文件应当定期审核、修订，使用的文件应为现行版本，已废止或者已失效的文件除留档备查外，不得在工作现场出现。文件应当标明题目、种类、目的以及文件编号和版本号。文件应当分类存放，便于查阅。书面记录及凭证应当及时填写，并做到字迹清晰，不得随意涂改。更改记录的，应当注明更改理由并签注姓名、日期，保持原有信息清晰可辨。记录及凭证应当至少保存 5 年。疫苗、特殊管理的药品的记录及凭证按相关规定保存。

考点： GSP 关于质量管理文件的规定

表 8-2 药品经营企业质量管理文件具体内容

项目	药品批发企业	药品零售企业
质量管理规范	1. 质量管理体系内审的规定 2. 质量否决权的规定 3. 质量管理文件的管理 4. 质量信息的管理 5. 供货单位、购货单位，供货单位销售人员及购货单位采购人员等资格审核的规定 6. 药品采购、收货、验收、储存、养护、销售、出库、运输的管理 7. 特殊管理的药品的规定 8. 药品有效期的管理 9. 不合格药品、药品销毁的管理 10. 药品退货的管理 11. 药品召回的管理 12. 质量查询的管理 13. 质量事故、质量投诉的管理 14. 药品不良反应报告的规定 15. 环境卫生，人员健康的规定 16. 质量方面的教育，培训及考核的规定 17. 设施设备保管和维护的管理 18. 设施设备验证和校准的管理 19. 记录和凭证的管理 20. 计算机系统的管理；执行药品电子监管的规定；其他应当规定的内容	1. 药品采购、验收、陈列、销售等环节的管理，设置库房的还应当包括储存、养护的管理 2. 供货单位和采购品种的审核 3. 处方药销售的管理 4. 药品拆零的管理 5. 特殊管理的药品和国家有专门管理要求的药品的管理 6. 记录和凭证的管理 7. 收集和查询质量信息的管理 8. 质量事故、质量投诉的管理 9. 中药饮片处方审核、调配、核对的管理 10. 药品有效期的管理 11. 不合格药品、药品销毁的管理 12. 环境卫生，人员健康的规定 13. 提供用药咨询，指导合理用药等药学服务的管理 14. 人员培训及考核的规定 15. 药品不良反应报告的规定 16. 计算机系统的管理 17. 执行药品电子监管的规定 18. 其他应当规定的内容
部门及岗位职责	1. 质量管理、采购、储存、销售、运输、财务和信息管理等部门职责 2. 企业负责人，质量负责人及质量管理，采购，储存，销售，运输，财务和信息管理等部门负责人的岗位职责 3. 质量管理、采购、收货、验收、储存、养护、销售、出库复核、运输、财务、信息管理等岗位职责 4. 与药品经营相关的其他岗位职责	1. 企业负责人、质量管理、采购、验收、营业员以及处方审核、调配等岗位的职责；设置库房的还应当包括储存、养护等岗位职责 2. 质量管理岗位、处方审核岗位的职责不得由其他岗位人员代为履行
操作规程	企业应当制定药品采购、收货、验收、储存、养护、销售、出库复核、运输等环节及计算机系统的操作规程	1. 药品采购、验收、销售 2. 处方审核、调配、核对 3. 中药饮片处方审核、调配、核对 4. 药品拆零销售 5. 特殊管理的药品和国家有专门管理要求的药品的销售 6. 营业场所药品陈列及检查 7. 营业场所冷藏药品的存放 8. 计算机系统的操作和管理 9. 设置库房的还应当包括储存和养护的操作规程

续表

项目	药品批发企业	药品零售企业
记录	企业应当建立药品采购、验收、养护、销售、出库复核、销后退回和购进退出、运输、储运温湿度监测、不合格药品处理等相关记录	企业应当建立药品采购、验收、销售、陈列检查、温湿度监测、不合格药品处理等相关记录
	书面记录及凭证应当及时填写，并做到字迹清晰，不得随意涂改，不得撕毁。更改记录的，应当注明理由、日期并签名，保持原有信息清晰可辨，记录做到真实、完整、准确、有效和可追溯。记录及凭证应当至少保存 5 年，疫苗、特殊管理的药品的记录及凭证按相关规定保存。通过计算机系统记录数据时，相关岗位人员应当按照操作规程，通过授权及密码登录计算机系统，进行数据的录入	

（四）GSP 关于人员与培训的规定

药品经营企业应在建立保证质量管理体系有效运行的机构的基础上，配备符合相应岗位资质要求人员，并通过培训等方式不断提高员工职业能力和素质。

1. 人员要求　企业从事药品经营和质量管理工作的人员，应当符合有关法律法规及本规范规定的资格要求，不得有相关法律法规禁止从业的情形。

药品批发企业负责人是药品质量的主要责任人，全面负责企业日常管理；要求具有大专科以上学历或者中级以上专业技术职称，经过基本的药学专业知识培训，熟悉有关药品管理的法律法规及 GSP。质量负责人应当由高层管理人员担任，全面负责药品质量管理工作，独立履行职责，在企业内部对药品质量管理具有裁决权。质量负责人应当具有大学本科以上学历、执业药师资格和 3 年以上药品经营质量管理工作经历，在质量管理工作中具备正确判断和保障实施的能力。药品批发企业从事与质量相关工作的其他人员应符合相应的资质要求（表 8-3）。

表 8-3　药品批发企业相关岗位人员要求

岗位	学历/专业	职称/资格	经历	要求
企业负责人	大专	中级以上	—	其一
质量负责人	本科	执业药师	3 年以上药品经营管理工作经历	全部
质量机构负责人	—	执业药师	3 年以上药品经营管理工作经历	全部
质量管理工作人员	药学中专或药学相关专业大专以上	药师初级以上专业技术职称	—	其一
采购人员	药学或相关专业中专以上	—	—	—
养护人员	药学或相关专业中专以上	药师初级以上专业技术职称	—	其一
销售、储存人员	高中以上文化程度	—	—	—
中药材、中药饮片验收人员	中药学专业中专以上	中药学中级以上专业技术职称	—	其一
中药材、中药饮片养护人员	中药学专业中专以上	中药学中级以上专业技术职称	—	其一
疫苗质量管理和验收人员	预防医学、药学、微生物学或者医学等专业本科以上学历	中级以上专业技术职称	3 年以上从事疫苗管理或者技术工作经历	全部
体外诊断试剂	检验学中专以上学历	—	—	—

从事质量管理、验收工作的人员应在职在岗，不得兼职其他业务工作。要求如下。

（1）质量负责人、质量管理部门负责人、质量管理员、验收员应与企业签订正式劳动合同，按国家规定缴纳医保及相关社会保险费用。

（2）质量负责人、质量管理部门负责人、质量管理员、验收员应在工作时间内履行岗位职责。

（3）质量负责人、质量管理部门负责人、质量管理员、验收员不得兼职采购、收货、储存，养护、销售、出库复核、运输、财会、信息管理等其他业务工作。

（4）企业负责人不得兼职质量负责人，须保证相互监督和制约。

（5）质量管理人员不能兼职质量管理部门负责人，保证质量管理领导岗位层级的分布和职责的落实。

（6）质量管理人员不能兼职验收员。

（7）验收员不能兼职收货员、养护员。

药品零售企业法定代表人或者企业负责人应当具备执业药师资格。GSP 要求药品零售企业应当按照国家有关规定配备执业药师，负责处方审核，指导合理用药。质量管理、验收、采购人员应当具有药学或者医学、生物、化学等相关专业学历或者具有药学专业技术职称。从事中药饮片质量管理、验收、采购人员应当具有中药学中专以上学历或者具有中药学专业初级以上专业技术职称。营业员应当具有高中以上文化程度或者符合省级药品监督管理部门规定的条件。中药饮片调剂人员应当具有中药学中专以上学历或者具备中药调剂员资格。

另外，GSP 对人员健康进行了具体规定。企业应当对直接接触药品岗位的人员进行岗前及年度健康检查，并建立健康档案。患有传染病或者其他可能污染药品的疾病的，不得从事直接接触药品的工作。身体条件不符合相应岗位特定要求的，不得从事相关工作。

2. 培训要求　药品批发和零售企业应当对各岗位人员进行与其职责和工作内容相关的岗前培训和继续培训，以符合 GSP 的要求。培训内容应当包括相关法律法规、药品专业知识及技能、质量管理制度、职责及岗位操作规程等。企业应当按照培训管理制度制定年度培训计划并开展培训，使相关人员能正确理解并履行职责。培训工作应当做好记录并建立档案。从事特殊管理的药品和冷藏冷冻药品的储存、运输等工作的人员，应当接受相关法律法规和专业知识培训并经考核合格后方可上岗。

考点：GSP 关于人员与培训的规定

（五）GSP 关于设施与设备的规定

1. 药品批发企业设施与设备　企业应当具有与其药品经营范围、经营规模相适应的经营场所和库房。库房的选址、设计、布局、建造、改造和维护应当符合药品储存的要求，防止药品的污染、交叉污染、混淆和差错。药品储存作业区、辅助作业区应当与办公区和生活区分开一定距离或者有隔离措施。

库房的规模及条件应当满足药品的合理、安全储存，便于开展储存作业，并达到表 8-4 的要求。

表 8-4　药品批发企业库房要求

项目	功能	要求
库房	储存、保管、养护药品和有关物资	库房内外环境整洁，无污染源，库区地面硬化或者绿化
		库房内墙、顶光洁，地面平整，门窗结构严密
		库房有可靠的安全防护措施，能够对无关人员进入实行可控管理，防止药品被盗、替换或者混入假药
		有防止室外装卸、搬运、接收、发运等作业受异常天气影响的措施

库房应配备相应的设备，经营冷藏、冷冻药品的，应当配备相应设施设备，见表 8-5。经营中药材、中药饮片的，应当有专用的库房和养护工作场所，直接收购地产中药材的应当设置中药样品室（柜）。

运输药品应当使用封闭式货物运输工具。运输冷藏、冷冻药品的冷藏车及车载冷藏箱、保温箱应当符合药品运输过程中对温度控制的要求。冷藏车具有自动调控温度、显示温度、存储和读取温度监测数据的功能；冷藏箱及保温箱具有外部显示和采集箱体内温度数据的功能。应定期检查储存、运输设施设备，由专人负责清洁和维护，并建立记录和档案。

表 8-5　药品批发企业应配备的设备

库房应当配备以下设施设备	储存、运输冷藏、冷冻药品的企业应当配备的设备
1. 药品与地面之间有效隔离的设备	1. 与其经营规模和品种相适应的冷库,储存疫苗的应当配备两个以上独立冷库
2. 避光、通风、防潮、防虫、防鼠等设备	
3. 有效调控温湿度及室内外空气交换的设备	2. 用于冷库温度自动监测、显示、记录、调控、报警的设备
4. 自动监测、记录库房温湿度的设备	3. 冷库制冷设备的备用发电机组或者双回路供电系统
5. 符合储存作业要求的照明设备	
6. 用于零货拣选、拼箱发货操作及复核的作业区域和设备	4. 冷藏车及车载冷藏箱或者保温箱等设备
7. 包装物料的存放场所	5. 对有特殊低温要求的药品,应当配备符合其储存要求的设施设备
8. 验收、发货、退货的专用场所	
9. 不合格药品专用存放场所	
10. 经营特殊管理药品有符合国家规定的储存设施	

2. 药品零售企业设施与设备　药品零售企业的营业场所应当与其药品经营范围、经营规模相适应,并与药品储存、办公、生活辅助及其他区域分开。营业场所应当具有相应设施或者采取其他有效措施,避免药品受室外环境的影响,并做到宽敞、明亮、整洁、卫生。企业应当建立能够符合经营和质量管理要求的计算机系统,并满足药品追溯的要求。营业场所和仓库要求具体见表 8-6。

3. 库房区域设置　按照药品的质量管理状态要求,应将仓库划分为待验库(区)、合格品库(区)、发货库(区)、不合格库(区)、退货库(区)及中药饮片零货称取库(区)。其中,常温库温度控制在 10～30℃,阴凉库温度应在 0～20℃,冷库温度控制在 2～10℃,各类型仓库的相对湿度应保持在 35%～75%。

4. 校准与验证　药品经营企业应当按照国家有关规定对计量器具、温湿度监测设备等定期进行校准或者检定。根据相关验证管理制度,对冷库、储运温湿度监测系统以及冷藏运输等设施设备进行使用前验证、定期验证及停用时间超过规定时限的验证,形成验证控制文件,包括验证方案、报告、评价、偏差处理和预防措施等。验证应当按照预先确定和批准的方案实施,验证报告应当经过审核和批准,验证文件应当存档。企业应当根据验证确定的参数和条件,正确、合理使用相关设施设备。

考点:GSP 关于设施与设备的规定

表 8-6　药品零售企业营业场所和仓库要求

要求	营业场所应配备的设备	仓库应配备的设备
营业场所应当与其药品经营范围、经营规模相适应,并与药品储存、办公、生活辅助及其他区域分开	1. 货架和柜台	1. 药品与地面之间有效隔离的设备
	2. 监测、调控温度	2. 遮光、通风、防潮、防虫、防鼠等设备
营业场所应当具有相应设施或采取其他有效措施,避免药品受室外环境的影响	3. 货架和柜台应有经营中药饮片、有存放饮片和处方调配的设备	3. 符合储存作业要求的照明设备
	4. 经营冷藏药品的,有专用冷藏设备	4. 有效监测和调控温湿度的设备
库房:内墙、顶光洁,地面平整,门窗结构严密;有可靠的安全防护、防盗等措施	5. 经营第二类精神药品、毒性中药品种和罂粟壳的,有符合安全规定的专用存放设备	5. 验收专用场所
		6. 经营冷藏药品的,有与其经营品种及经营规模相适应的专用设备
计算机系统:能够符合经营和质量的管理要求	6. 药品拆零销售所需调配工具、包装用品	7. 不合格药品专用存放场所

(六)GSP 关于药品批发企业计算机系统的规定

1. 目的和要求

(1)目的:药品批发企业应当建立符合经营全过程管理及质量控制要求的计算机系统,实现药品质量可追溯,并能满足药品电子监管的要求。

（2）要求：企业计算机系统应当符合以下要求。

1）有支持系统正常运行的服务器和终端机。

2）有安全、稳定的网格环境，有固定接入互联网的方式和安全可靠的信息平台。

3）有实现部门之间、岗位之间信息传输和数据共享的局域网。

4）有药品经营业务票据生成、打印和管理功能。

5）有符合本规范要求及企业管理实际需要的应用软件和相关数据库。

2. 数据操作和记录保管　各类数据的录入、修改、保存等操作应当符合授权范围、操作规程和管理制度的要求，保证数据原始、真实、准确、安全和可追溯。计算机系统运行中涉及企业经营和管理的数据应当采用安全、可靠的方式储存并按日备份，备份数据应当存放在安全场所，记录类数据应保存 5 年。

（七）GSP 关于药品采购的规定

1. 药品经营企业的采购活动要求　应确定供货单位的合法资格，确定所购入药品的合法性，核实供货单位销售人员的合法资格，与供货单位签订质量保证协议。

2. 首营审核　采购中涉及的首营企业、首营品种，采购部门应当填写相关申请表格，经过质量管理部门和企业质量负责人的审核批准。必要时应当组织实地考察，对供货单位质量管理体系进行评价。具体审核项目见表 8-7。

表 8-7　首营企业和首营品种的审核项目

首营企业审核项目	首营品种审核项目
1. 药品生产许可证或者药品经营许可证复印件	1. 药品的合法性
2. 营业执照、税务登记、组织机构代码的证件复印件，以及上一年度企业年度报告公示情况	2. 加盖供货单位公章原印章的药品生产或者进口批准证明文件复印件
3.《药品生产质量管理规范》认证证书或者《药品经营质量管理规范》认证证书复印件	
4. 相关印章、随货同行单（票）样式	
5. 开户户名、开户银行及账号	

3. 核实、留存供货单位销售人员资料和质量保证协议　GSP 规定，企业应当核实、留存供货单位销售人员资料如下。

（1）加盖供货单位公章原印章的销售人员身份证复印件。

（2）加盖供货单位公章原印章和法定代表人印章或者签名的授权书，授权书应当载明被授权人姓名、身份证号码，以及授权销售的品种、地域、期限。

（3）供货单位及供货品种相关资料。

4. 质量保证协议　企业与供货单位签订的质量保证协议至少包括以下内容。

（1）明确双方质量责任。

（2）供货单位应当提供符合规定的资料且对其真实性、有效性负责。

（3）供货单位应当按照国家规定开具发票。

（4）药品质量符合药品标准等有关要求。

（5）药品包装、标签、说明书符合有关规定。

（6）药品运输的质量保证及责任。

（7）质量保证协议的有效期限。

5. 票据管理　采购药品时，企业应当向供货单位索取发票。发票应当列明药品的通用名称、规格、单位、数量、单价、金额等；不能全部列明的，应当附《销售货物或者提供应税劳务清单》，并加盖供货单位发票专用章原印章、注明税票号码。发票上的购、销单位名称及金额、品名应当与付款流向及金额、品名一致、并与财务账目内容相对应。发票按有关规定保存。

6. 采购记录　采购药品应当建立采购记录。采购记录应当有药品的通用名称、剂型、规格、生产厂商、供货单位、数量、价格、购货日期等内容，采购中药材、中药饮片的还应当标明产地。发生灾情、疫情、突发事件或者临床紧急救治等特殊情况，以及其他符合国家有关规定的情形，企业可采用直调方式购销药品。

> **链接**　药品直调和质量保证
>
> 　　药品采购应严格按照 GSP 规定的程序进行，原则上不允许进行药品直调。当发生灾情、疫情、突发事件或者临床紧急救治等特殊情况，以及其他符合国家有关规定的情形，药品经营企业可采用直调方式购销药品，将已采购的药品不入本企业仓库，直接从供货单位发送到购货单位，并建立专门的采购记录，保证有效的质量跟踪和追溯。进行药品直调的，可委托购货单位进行药品验收。购货单位应当严格按照 GSP 的要求验收药品和进行药品电子监管码的扫码与数据上传，并建立专门的直调药品验收记录。验收当日应当将验收记录相关信息传递给直调企业。直调药品出库时，由供货单位开具两份随货同行单（票），分别发往直调企业和购货单位。随货同行单（票）的内容应当符合 GSP 第七十三条第二款的要求，还应当标明直调企业名称。

---

7. 综合质量评审和动态跟踪管理　企业应当定期对药品采购的整体情况进行综合质量评审，建立药品供应商质量档案，并进行动态跟踪管理。

> **考点：** GSP 关于药品采购的规定

（八）GSP 关于收货与验收的规定

1. 收货要求　企业应当按照规定的程序和要求对到货药品逐批进行收货、验收，防止不合格药品入库。药品到货时，收货人员应当核实运输方式是否符合要求，并对照随货同行单（票）和采购记录核对药品，做到票、账、货相符。随货同行单（票）应当包括供货单位、生产厂商，药品的通用名称、剂型、规格、批号、数量、收货单位、收货地址、发货日期等内容，并加盖供货单位药品出库专用章原印章。冷藏、冷冻药品到货时，应当对其运输方式及运输过程的温度记录、运输时间等质量控制状况进行重点检查并记录。不符合温度要求的应当拒收。收货人员对符合收货要求的药品应当按品种特性要求放于相应的待验区域，或者设置状态标志，通知验收。冷藏冷冻药品应当在冷库内待验。药品收货流程见图 8-3。

2. 验收要求

（1）验收药品应当按照药品批号查验同批号的检验报告书，供货单位为批发企业的，检验报告书应当加盖其质量管理专用章原印章。检验报告书的传输和保存可以采用电子数据形式，但应当保证其合法性和有效性，待验药品的抽样原则、验收内容及验收记录内容详见表 8-8。药品验收流程见图 8-4。

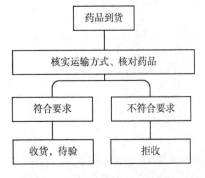

图 8-3　药品经营企业收货程序图

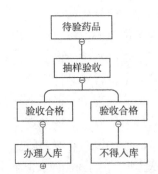

图 8-4　药品经营企业验收流程图

（2）对实施电子监管的药品，企业应当按规定进行药品电子监管码扫码，并及时将数据上传至中国药品电子监管网系统平台，企业对未按规定加印或者加贴中国药品电子监管码，或者监管码的印刷不符合规定要求的，应当拒收。监管码信息与药品包装信息不符的，应当及时向供货单位查询，未得到确认之前不得入库，必要时向当地药品监督管理部门报告。

（3）企业应当建立库存记录，验收合格的药品应当及时入库登记；验收不合格的，不得入库，并由质量管理部门处理。

（4）企业进行药品直调的，可委托购货单位进行药品验收，购货单位应当严格按照本规范的要求验收药品和进行药品电子监管码的扫码与数据上传，并建立专门的直调药品验收记录。验收当日应当将验收记录的相关信息传递给直调企业。

考点：GSP 关于药品收货和验货的规定

表 8-8　药品经营企业药品验收相关事项具体要求

项　目	要　求
抽样原则	1. 同一批号的药品应当至少检查一个最小包装，但生产企业有特殊质量控制要求或者打开最小包装可能影响药品质量的，可不打开最小包装；同一批号药品整件数量在 2 件及以下的，应全部抽样；整件数量在 2 件以上至 50 件以下的，至少抽样检查 3 件；整件数量在 50 件以上的，每增加 50 件至少增加抽样 1 件，不足 50 件的按 50 件计。开箱检查应从每整件的上、中、下不同位置随机抽样至最小包装，每整件药品中至少抽取 3 个最小包装 2. 破损、污染、渗液、封条损坏等包装异常以及零货、拼箱的，应当开箱检查至最小包装 3. 外包装及封签完整的原料药、实施批签发管理的生物制品，可不开箱检查
验收内容	检查抽样药品的外观、包装、标签、说明书以及相关的证明文件
验收记录内容	药品的通用名称、剂型、规格、批准文号、批号、生产日期、有效期、生产厂商、供货单位、到货数量、到货日期、验收合格数量、验收结果等内容，验收人员应当在验收记录上签署姓名和验收日期
中药材验收记录内容	品名、产地、供货单位、到货数量、验收合格数量
中药饮片验收记录内容	品名、规格、批号、产地、生产日期、生产厂商、供货单位、到货数量、验收合格数量等内容，实施批准文号管理的中药饮片还应当记录批准文号

（九）储存与养护

药品的储存与养护是保证在库药品质量的重要环节，药品经营质量管理规范对此作了详细要求。另外，企业应当采用计算机系统对库存药品的有效期进行自动跟踪和控制，采取近效期预警及超过有效期自动锁定等措施，防止过期药品销售。药品因破损而导致液体、气体、粉末泄漏时，应当迅速采取安全处理措施，防止对储存环境和其他药品造成污染。对质量可疑的药品应当立即采取停售措施，并在计算机系统中锁定，同时报告质量管理部门确认。

1. 药品储存　药品经营企业应当根据药品的质量特性对药品进行合理储存，并符合以下要求。

（1）按包装标示的温度要求储存药品，包装上没有标示具体温度的，按照《中国药典》（2020 年版）规定的贮藏要求进行储存：常温库 10～30℃，阴凉库 0～20℃，冷库 2～10℃。

（2）储存药品相对湿度为 35%～75%。

（3）在人工作业的库房储存药品，按质量状态实行色标管理：合格药品为绿色，不合格药品为红色，待确定药品为黄色。

（4）储存药品应当按照要求采取避光、遮光、通风、防潮、防虫、防鼠等措施。

（5）搬运和堆码药品应当严格按照外包装要求规范操作，堆码高度符合包装图示要求，避免损坏药品包装。

（6）药品按批号堆码，不同批号的药品不得混垛，垛间距不小于 5cm，与库房内墙、顶、温度调控设备及管道等设施间距不小于 30cm，与地面间距不小于 10cm。

（7）药品与非药品、外用药与其他药品分开存放，中药材和中药饮片分库存放。

（8）特殊管理的药品应当按照国家有关规定储存。

（9）拆除外包装的零货药品应当集中存放。

（10）储存药品的货架、托盘等设施设备应当保持清洁，无破损和杂物堆放。

（11）未经批准的人员不得进入储存作业区，储存作业区内的人员不得有影响药品质量和安全的行为。

（12）药品储存作业区内不得存放与储存管理无关的物品。

2. 药品养护　药品养护人员应当根据库房条件、外部环境、药品质量特性等对药品进行养护，主要内容如下。

（1）指导和督促储存人员对药品进行合理储存与作业。

（2）检查并改善储存条件、防护措施、卫生环境。

（3）对库房温湿度进行有效监测、调控。

（4）按照养护计划对库存药品的外观、包装等质量状况进行检查，并建立养护记录；对储存条件有特殊要求的或者有效期较短的品种应当进行重点养护。

（5）发现有问题的药品应当及时在计算机系统中锁定和记录，并通知质量管理部门处理。

（6）对中药材和中药饮片应当按其特性采取有效方法进行养护并记录，所采取的养护方法不得对药品造成污染。

（7）定期汇总、分析养护信息。

3. 对存在质量问题药品应当采取的措施

（1）存放于标志明显的专用场所，并有效隔离，不得销售。

（2）怀疑为假药的，及时报告药品监督管理部门。

（3）属于特殊管理的药品，按照国家有关规定处理。

（4）不合格药品的处理过程应当有完整的手续和记录。

（5）对不合格药品应当查明并分析原因，及时采取预防措施。

考点：GSP 关于药品储存与养护的规定

（十）药品陈列

药品零售企业应当对营业场所温度进行监测和调控，以使营业场所的温度符合常温要求；并定期进行卫生检查，保持环境整洁。存放、陈列药品的设备应当保持清洁卫生，不得放置与销售活动无关的物品，并采取防虫、防鼠等措施防止污染药品。药品应按剂型、用途以及储存要求分类陈列，并设醒目标志，类别标签字迹清晰、放置准确。药品放置于货架（柜），摆放整齐有序，避免阳光直射。处方药、非处方药分区陈列，并有处方药、非处方药专用标识。处方药不得采用开架自选的方式陈列和销售。外用药与其他药品分开摆放。拆零销售的药品集中存放于拆零专柜或者专区。药品的其他陈列要求应当符合表8-9 的要求。

表 8-9　药品的其他陈列要求

项目	具体要求
特殊管理药品	1. 第二类精神药品、毒性中药品种和罂粟壳不得陈列
冷藏药品	2. 冷藏药品放在冷藏设备中，按规定对温度进行监测和记录，并保证存放温度符合要求
中药饮片	3. 中药饮片柜斗谱的书写应当正名正字；装斗前应当复核，防止错斗、串斗；应当定期清斗，防止饮片生虫、发霉、变质；不同批号的饮片装斗前应当清斗并记录

为了保证药品质量，企业应当定期对陈列、存放的药品进行检查，重点检查拆零药品和易变质、近效期、摆放时间较长的药品以及中药饮片。发现有质量疑问的药品应当及时撤柜，停止销售，由质量管理人员确认和处理，并保留相关记录。企业应当对药品的有效期进行跟踪管理，防止近效期药品售出后可能发生的过期使用情况。药品零售企业设置库房的，库房的药品储存与养护管理应当符合GSP 关于药品批发企业储存与养护的规定。

考点：GSP 关于药品陈列的规定

（十一）药品销售管理

药品批发企业应当将药品销售给合法的供货单位，并对购货单位的证明文件、采购人员及提货人员的身份证明进行核实，保证药品销售流向真实、合法。企业应当严格审核购货单位的生产范围、经营范围或者诊疗范围，并按照相应的范围销售药品。

药品零售企业应当在营业场所的显著位置悬挂药品经营许可证、营业执照、执业药师注册证等。营业人员应当佩戴有照片、姓名、岗位等内容的工作牌，是执业药师和药学技术人员的，工作牌还应当标明执业资格或者药学专业技术职称。在岗执业的执业药师应当挂牌明示。销售药品应当符合表 8-10 的要求。

表 8-10 药品零售企业关于药品销售的要求

项目	药品零售企业关于药品销售的要求
处方审核	处方经执业药师审核后方可调配；对处方所列药品不得擅自更改或者代用，对有配伍禁忌或者超剂量的处方，应当拒绝调配，但经处方医师更正或者重新签字确认的，可以调配；调配处方后经过核对方可销售 处方审核、调配、核对人员应当与在处方上签字或者盖章，并按照有关规定保存处方或者其复印件
近效期药	销售近效期药品应当向顾客告知有效期
中药饮片	销售中药饮片做到计量准确，并告知煎服方法及注意事项；提供中药饮片代煎服务，应当符合国家有关规定
人员要求	非本企业在职人员不得在营业场所内从事药品销售相关活动
电子监管	对实施电子监管的药品，在售出时，应当进行扫码和数据上传

药品批发企业和零售企业关于药品销售的其他要求见表 8-11。

表 8-11 药品批发企业和零售企业关于药品销售的其他要求

项目	药品批发企业	药品零售企业
销售对象	合法的购货单位	消费者
票据要求	开具发票	开具销售凭证
记录要求	销售记录	销售记录
特殊管理的药品	销售特殊要求的药品和国家有专门管理要求的药品	

考点：GSP 关于药品销售管理的规定

（十二）药品出库、运输与配送

1. 药品出库

（1）出库复核

1）GSP 规定了药品出库时应当对销售记录进行复核。发现以下情况不得出库，并报告质量管理部门处理：①药品包装出现破损、污染、封口不牢、衬垫不实、封条损坏等问题；②包装内有异响或者液体渗漏；③标签脱落、字迹模糊不清或者标识内容与实物不符；④药品已超过有效期；⑤其他异常情况的药品。

2）目的是通过对出库药品的药品信息和药品质量状况的再确认，以确保出库药品信息准确、质量合格，杜绝货单不符的药品、不合格的药品出库。冷藏、冷冻药品的装箱、装车等作业，应当由专人负责并符合以下要求：①车载冷藏箱或者保温箱在使用前应当达到相应的温度要求；②应当在冷藏环境下完成冷藏、冷冻药品的装箱、封箱工作；③装车前应当检查冷藏车辆的启动、运行状态，达到规定温度后方可装车；④启运时应当做好运输记录，内容包括运输工具和启运时间等。

（2）出库复核记录：药品出库复核应当建立记录，包括购货单位，药品的通用名称、剂型、规格、数量、批号、有效期、生产厂商、出库日期、质量状况和复核人员等内容。特殊管理的药品出库应当按照有关规定进行复核。药品拼箱发货的代用包装箱应当有醒目的拼箱标志。对实施电子监管的药品，应当在出库时进行扫码和数据上传。

2. 药品运输与配送
企业应当按照质量管理制度的要求，严格执行运输操作规程，并采取有效措施保证运输过程中的药品质量与安全。运输药品，应当根据药品的包装、质量特性并针对车况、道路、天气等因素，选用适宜的运输工具，采取相应措施防止出现破损、污染等问题。发运药品时，应当检查运输工具，发现运输条件不符合规定的，不得发运。运输药品过程中，运载工具应当保持密闭。企业应当严格按照外包装标示的要求搬运、装卸药品。

企业应当根据药品的温度控制要求，在运输过程中采取必要的保温或者冷藏、冷冻措施。运输过程中，药品不得直接接触冰袋、冰排等蓄冷剂，防止对药品质量造成影响。在冷藏、冷冻药品运输途中，应当实时监测并记录冷藏车、冷藏箱或者保温箱内的温度数据。企业应当制定冷藏、冷冻药品应急预案，对运输途中可能发生的设备故障、异常天气影响、交通拥堵等突发事件，能够采取相应的应对措施。

企业委托其他单位运输药品的，应当对承运方运输药品的质量保障能力进行审计，索取运输车辆的相关资料，符合本规范运输设施设备条件和要求的方可委托。企业委托运输药品应当与承运方签订运输协议，明确药品质量责任、遵守运输操作规程和在途时限等内容。企业委托运输药品应当有记录，实现运输过程的质量追溯。记录至少包括发货时间、发货地址、收货单位、收货地址、货单号、药品件数、运输方式、委托经办人、承运单位，采用车辆运输的还应当载明车牌号，并保留驾驶人员的驾驶证复印件。记录应当至少保存 5 年。

已装车的药品应当及时发运并尽快送达。委托运输的，企业应当要求并监督承运方严格履行委托运输协议，防止因在途时间过长影响药品质量。企业应当采取运输安全管理措施，防止在运输过程中发生药品盗抢、遗失、调换等事故。特殊管理的药品的运输应当符合国家有关规定。

考点：GSP 关于药品出库、运输和配送管理的规定

（十三）药品售后管理

药品批发企业应当加强对退货的管理，保证退货环节药品的质量和安全，防止混入假冒药品；应当设置专职或者兼职人员负责售后投诉管理，对投诉的质量问题查明原因，采取有效措施及时处理和反馈，并做好记录，必要时通知供货单位和药品生产企业。对于药品零售企业，除药品质量原因外，药品一经售出，不得退换。零售企业应当在营业场所公布药品监督管理部门的监督电话，设置顾客意见簿，及时处理顾客对药品质量的投诉。药品经营企业应当按照国家有关药品不良反应报告制度的规定，收集、报告药品不良反应信息。发现已售出药品有严重质量问题的，应当及时采取措施追回药品并做好记录，同时向药品监督管理部门报告。药品经营企业应当协助药品生产企业履行召回义务，控制和收回存在安全隐患的药品，并建立药品召回记录。

考点：GSP 关于药品售后管理的规定

第 5 节　互联网药品信息服务管理

近年来，随着电子商务的不断成熟，我国互联网药品信息服务也在迅速发展。但是网络在为消费者提供便捷的同时，也给虚假医药信息和假劣药品提供了很大的隐匿空间。不法分子利用网络散布虚假药品信息，违法销售假劣药品，扰乱药品市场秩序，损害人民群众切身利益。随着我国经济社会的发展，互联网药品信息服务因其成本低、效率高等优点逐渐成为电子商务领域重点发展方向之一。药师应该熟悉我国对互联网药品信息服务管理的相关规定，才能更好地适应今后可能从事的互联网药品信息服务工作。

一、互联网药品信息服务的概述

1. 互联网药品信息服务的概念　根据《互联网药品信息服务管理办法》，互联网药品信息服务是指通过互联网向上网用户提供药品（含医疗器械）信息的服务活动。

2. 互联网药品信息服务分类　互联网药品信息服务分为经营性和非经营性两类。经营性互联网药

品信息服务是指通过互联网向上网用户有偿提供药品信息等服务的活动。非经营性互联网药品信息服务是指通过互联网向上网用户无偿提供公开的、共享性药品信息等服务的活动。

我国互联网药品信息管理依据的是《互联网药品信息服务管理办法》。

3. 制定目的和适用范围 为加强药品监督管理，规范互联网药品信息服务活动，保证互联网药品信息的真实、准确。根据《药品管理法》、《互联网信息服务管理办法》，国家药品监督管理局于 2004 年 7 月 8 日发布了《互联网药品信息服务管理办法》，后根据 2017 年 11 月 7 日国家食品药品监督管理总局局务会议《关于修改部分规章的决定》，对《互联网药品信息服务管理办法》进行了修正，自公布之日起施行。在中华人民共和国境内提供的互联网药品信息服务活动，适用本办法。

二、互联网药品信息服务的管理规定

（一）监管机制

1. 国家药品监督管理局对全国提供互联网药品信息服务活动的网站实施监督管理。

2. 省、自治区、直辖市药品监督管理局对本行政区城内提供互联网药品信息服务活动的网站实施监督管理。

（二）互联网药品信息服务申请者的资格要求

申请提供互联网药品信息服务，除应当符合《互联网药品信息服务管理办法》规定的要求外，还应当具备下列条件。

1. 组织条件 互联网药品信息服务的提供者应当为依法设立的企事业单位或者其他组织。

2. 基本条件 具有与开展互联网药品信息服务活动相适应的专业人员、设施及相关制度。

3. 专业要求 有 2 名以上熟悉药品、医疗器械管理法律法规和药品医疗器械专业知识或者依法经资格认定的药学、医疗器械技术人员。

4. 申请单元 提供互联网药品信息服务的申请应当以一个网站为基本单元。

（三）互联网药品信息服务的申请与审批

1. 国家药品监督管理局 国家药品监督管理局对全国提供互联网药品信息活动的网站实施监督管理。

2. 省、自治区、直辖市药品监督管理局

（1）审核：对本辖区内申请提供互联网药品信息服务的互联网站进行审核，符合条件的核发互联网药品信息服务资格证书；申请人申请提供互联网药品信息服务，应当填写国家药品监督管理局统一制发的《互联网药品信息服务申请表》，向网站主办单位所在地省级药品监督管理部门提出申请，同时提交规定材料。省级药品监督管理部门自受理之日起 20 日内对申请提供互联网药品信息服务的材料进行审核，并作出同意或者不同意的决定。同意的，由省级药品监督管理部门核发互联网药品信息服务资格证书，同时报国家药品监督管理局备案并发布公告。

（2）监督管理：省级药品监督管理部门应当对提供互联网药品信息服务的网站进行监督检查，并将检查情况向社会公告。对在监督检查中发现的违反《互联网药品信息服务管理办法》规定的问题要依法予以处理，并记录在互联网药品信息服务资格证书副本上。

（四）申请提供互联网药品信息服务所需材料

应当填写国家药品监督管理局统一制发的《互联网药品信息服务申请表》，向网站主办单位所在地省、自治区、直辖市药品监督管理部门提出申请，同时提交以下材料。

1. 企业营业执照复印件（新办企业提供工商行政管理部门出具的名称预核准通知书及相关材料）。

2. 网站域名注册的相关证书或者证明文件。从事互联网药品信息服务网站的中文名称，除与主办单位名称相同的以外，不得以"中国""中华""全国"等冠名；除取得药品招标代理机构资格证书的单位开办的互联网站外，其他提供互联网药品信息服务的网站名称中不得出现"电子商务""药品招商""药品招标"等内容。

3. 网站栏目设置说明（申请经营性互联网药品信息服务的网站需提供收费栏目及收费方式的说明）。

4. 网站对历史发布信息进行备份和查阅的相关管理制度及执行情况说明。

5. 药品监督管理部门在线浏览网站上所有栏目、内容的方法及操作说明。

6. 药品及医疗器械相关专业技术人员学历证明或者其专业技术资格证书复印件、网站负责人身份证复印件及简历。

7. 健全的网络与信息安全保障措施，包括网站安全保障措施、信息安全保密管理制度、用户信息安全管理制度。

8. 保证药品信息来源合法、真实、安全的管理措施、情况说明及相关证明。

（五）互联网药品信息服务资格证书有效期及标注

1. 有效期　互联网药品信息服务资格证书有效期为 5 年。有效期届满，需要继续提供互联网药品信息服务的，持证单位应当在有效期届满前 6 个月内，向原发证机关申请换发互联网药品信息服务资格证书。原发证机关进行审核后，认为符合条件的，予以换发新证；认为不符合条件的，发给不予换发新证的通知并说明理由，原互联网药品信息服务资格证书由原发证机关收回并公告注销。省级药品监督管理部门根据申请人的申请，应当在互联网药品信息服务资格证书有效期届满前作出是否准予其换证的决定。逾期未做出决定的，视为准予换证。

2. 标注　提供互联网药品信息服务的网站，应当在其网站主页显著位置标注互联网药品信息服务资格证书的证书编号。

考点：《互联网药品信息服务资格证书》有效期及标注

（六）关于信息服务提供者发生变更的相关规定

互联网药品信息服务提供者变更下列事项之一的，应当向原发证机关申请办理变更手续，填写《互联网药品信息服务项目变更申请表》，同时提供下列相关证明文件。

1. 互联网药品信息服务资格证书中审核批准的项目（互联网药品信息服务提供者单位名称、网站名称、IP 地址等）。

2. 互联网药品信息服务提供者的基本项目（地址、法定代表人、企业负责人等）。

3. 网站提供互联网药品信息服务的基本情况（服务方式、服务项目等）。

（七）发布药品广告的规定

1. 审查批准　提供互联网药品信息服务的网站发布的药品（含医疗器械）广告，必须经过食品药品监督管理部门审查批准。

2. 注明广告审查批准文号　提供互联网药品信息服务的网站发布的药品（含医疗器械）广告，要注明广告审查批准文号。

3. 发布的产品信息管理　药品信息必须科学准确，必须符合国家的法律、法规和国家有关药品医疗器械管理的相关规定。提供互联网药品信息服务的网站不得发布麻醉药品、精神药品、医疗用毒性药品、放射性药品、戒毒药品和医疗机构制剂的产品信息。

三、法律责任

（一）对无证或使用无效资格证书的处罚规定

未取得或者超出有效期使用互联网药品信息服务资格证书从事互联网药品信息服务的，由国家药品监督管理局或者省、自治区、直辖市药品监督管理部门给予警告，并责令其停止从事互联网药品信息服务；情节严重的，移送相关部门，依照有关法律、法规给予处罚。

（二）对不标注证书编号的处罚规定

提供互联网药品信息服务的网站不在其网站主页的显著位置标注互联网药品信息服务资格证书的证书编号的，国家药品监督管理局或者省、自治区、直辖市药品监督管理部门给予警告，责令限期改正；在限定期限内拒不改正的，对提供非经营性互联网药品信息服务的网站处以 500 元以下罚款，对提供经营性互联网药品信息服务的网站处以 5000 元以上 1 万元以下罚款。

（三）其他规定

互联网药品信息服务提供者违反本办法，有下列情形之一的，由国家药品监督管理局或者省、自治区、直辖市药品监督管理部门给予警告，责令限期改正；情节严重的，对提供非经营性互联网药品信息服务的网站处以 1000 元以下罚款，对提供经营性互联网药品信息服务的网站处以 1 万元以上 3 万元以下罚款；构成犯罪的，移送司法部门追究刑事责任。

1. 已经获得互联网药品信息服务资格证书，但提供的药品信息直接撮合药品网上交易的。
2. 已经获得互联网药品信息服务资格证书，但超出审核同意的范围提供互联网药品信息服务的。
3. 提供不真实互联网药品信息服务并造成不良社会影响的。
4. 擅自变更互联网药品信息服务项目的。

> **链接** 网络购药消费提示
>
> 我国网上售药必须要具有药品监管部门核发的互联网药品交易服务资格证书。凡是向个人消费者零售药品的，首先应当是实体药品零售连锁企业，并应在自己网站的醒目位置上标注资格证书编号，供消费者查询核实。若某些网站发布的药品广告宣称某药是治疗某种疑难杂症的秘方药、高科技新药、便宜进口药、神奇疗效药等，这些网站很可能就是违法网站。网上药店可以销售非处方药，但是不能销售"白加黑"、"新康泰克"这类含麻黄碱类的复方制剂，处方药更属网上药店禁止销售的。网上销售送货人应为药店员工，送货上门时可以进行面对面的药学服务。公众在网上购药时如果买到假劣药品或遇到非法售药网站，可以向当地药品监管部门投诉举报中心 12331 举报，也可以拨打互联网违法和不良信息举报中心的举报电话 12377。此外，还可以登录上述举报中心网站进行举报。

自 测 题

选择题

【A型题】

1. 药品经营许可证的有效期是（　　）
   A. 3 年　　　　　　B. 4 年　　　　　　C. 5 年
   D. 6 年　　　　　　E. 10 年

2. 药品经营企业从事药品质量管理或检验工作的人员（　　）
   A. 应该在职在岗，不得在其他企业兼职
   B. 可以在其他单位有兼职工作
   C. 应经专业或岗位培训，取得岗位合格证
   D. 每年应接受省级药品监督管理部门组织的继续教育
   E. 如是跨地域连锁经营的零售连锁企业，应是执业药师

3. 药品零售企业法定代表人应当具备（　　）
   A. 从业药师资格　　　　B. 执业药师资格
   C. 执业护士资格　　　　D. 职业经理人资格
   E. 执业医师资格

4. 药品批发企业应向何部门申请药品经营许可证（　　）
   A. 国家药品监督管理部门
   B. 市级药品监督管理部门
   C. 省级药品监督管理部门
   D. 县级药品监督管理部门

   E. 区级药品监督管理部门

5. GSP 规定在库药品实行色标管理，不合格药品为（　　）
   A. 红色　　　　　　B. 绿色　　　　　　C. 黄色
   D. 橙色　　　　　　E. 蓝色

6. GSP 规定储存药品相对湿度为（　　）
   A. 45%～75%　　　　　　B. 35%～75%
   C. 35%～65%　　　　　　D. 45%～65%
   E. 30%～60%

7. GSP 适用于（　　）
   A. 药品生产企业　　　　B. 药品批发经营企业
   C. 药品使用单位　　　　D. 药品零售经营企业
   E. 中华人民共和国境内经营药品的专营或兼营企业

8. GSP 认证证书有效期为（　　）年，期满（　　）个月前需要重新提出认证的申请。
   A. 4　2　　　　　B. 4　3　　　　　C. 5　2
   D. 5　3　　　　　E. 5　5

9. GSP 的核心是（　　）
   A. 领导重视　　　　　　B. 全员参与
   C. 管理技术　　　　　　D. 质量体系
   E. 经济效益

10. GSP 规定药品批发企业销售药品，应当如实开具

（   ）

    A. 随货同行单   B. 销售记录

    C. 发票   D. 售后凭证

    E. 收据

11. 2015 年正式实施的《药品经营质量管理规范》分为

（   ）

    A. 四章 187 条   B. 十一章 75 条

    C. 十章 106 条   D. 四章 138 条

    E. 八章 87 条

12. 药品验收记录的保存时间为（   ）

    A. 保存至有效期 2 年

    B. 不得少于 5 年

    C. 保存至有效期后 1 年，但不得少于 3 年

    D. 保存至有效期后 1 年，但不得少于 2 年

    E. 保存至有效期后 1 年，但不得少于 4 年

13. 药品入库和出库必须执行（   ）

    A. 验收制度   B. 监督制度

    C. 检查制度   D. 保管制度

    E. 有关规定

14. 药品批发和零售连锁企业的购进记录，应保存（   ）

    A. 1 年，但不得少于 2 年

    B. 2 年，但不得少于 4 年

    C. 1 年，但不得少于 4 年

    D. 5 年

    E. 3 年

15. 互联网药品交易服务机构资格证书有效期为（   ）

    A. 1 年   B. 2 年   C. 3 年

    D. 4 年   E. 5 年

16. 药品零售连锁门店（   ）

    A. 不得独立购进药品   B. 可以独立购进药品

    C. 只可以出售处方药   D. 可以独立配制制剂

    E. 不可以出售非处方药

17. 购进首营品种，并经企业质量管理机构和企业主管领导审核批准，填写（   ）

    A. 首营企业审批表

    B. 首次经营药品审批表

    C. 首次经营药品生产审批表

    D. 首次经营药品和企业审批表

    E. 首次经营药品经营审批表

18. 《药品流通监督管理办法》的实施日期是（   ）

    A. 2007 年 3 月 1 日   B. 2007 年 5 月 1 日

    C. 2007 年 10 月 1 日   D. 2007 年 7 月 1 日

    E. 2007 年 12 月 1 日

19. 药品经营企业销售药品的销售凭证应保存至有效期 1 年，但不得少于（   ）

    A. 1 年   B. 2 年   C. 3 年

    D. 5 年   E. 4 年

20. 药品经营企业不得购进和销售（   ）

    A. 医疗机构自配制剂   B. 生物制品

    C. 生化制剂   D. 抗生素

    E. 固体制剂

【B 型题】

（第 21～24 题备选答案）

    A. 应当具有大学专科以上学历或者中级以上专业技术职称

    B. 应当具有执业药师资格和 3 年以上药品经营质量管理工作经历

    C. 大学本科以上学历、执业药师资格和 3 年以上药品经营质量管理工作经历

    D. 应当具有药学中专或者医学、生物、化学等相关专业大学专科以上学历或者具有药学初级以上专业技术职称

    E. 应当具有高中以上学历或者初级以上专业技术职称

根据《药品经营质量管理规范》，药品批发企业

21. 企业负责人应是（   ）

22. 质量管理部门负责人应是（   ）

23. 质量负责人应是（   ）

24. 从事质量管理工作的人员应是（   ）

（第 25～27 题备选答案）

    A. 清斗并记录   B. 专柜或者专区存放

    C. 另设专斗存放   D. 审核药品合法性

    E. 现场审核

根据《药品经营质量管理规范》，药品零售企业

25. 对拆零药品应（   ）

26. 采购首营品种应（   ）

27. 不同批号的饮片装斗前应（   ）

（第 28～30 题备选答案）

    A. 红色色标   B. 黄色色标

    C. 绿色色标   D. 蓝色色标

    E. 棕色色标

根据《药品经营质量管理规范》

28. 按质量状态实行色标管理，合格药品库（区）应标示（   ）

29. 按质量状态实行色标管理，待确定药品库（区）应标示（   ）

30. 按质量状态实行色标管理，不合格药品库（区）应标示（   ）

（第 31～32 题备选答案）

    A. 处方药   B. 甲类非处方药

    C. 乙类非处方药   D. 处方药和甲类非处方药

    E. 处方药和乙类非处方药

31. 药品生产、经营企业不得采用邮售、互联网交易等方式直接向公众销售（   ）

32. 药品生产、经营企业不得以搭售、买药赠药、买商品赠药品的方式向公众赠送（   ）

【X 型题】

33. GSP 的适用范围包括（   ）

    A. 医疗机构

B. 药品批发企业

C. 药品零售企业

D. 药品研发机构

E. 药品生产企业销售药品过程中的药品储存和运输环节

34. 药品经营企业的质量管理文件包括（　　）

　　A. 质量管理制度　　　　B. 岗位职责

　　C. 操作规定　　　　　　D. 记录和凭证

　　E. 档案和报告

35. 冷藏、冷冻药品到货时应重点检查（　　）

　　A. 药品数量

　　B. 药品外观性状

　　C. 药品运输过程的温度记录

　　D. 药品运输方式

　　E. 药品运输时间

36. 冷藏、冷冻药品在运输过程中应符合下列哪些要求（　　）

　　A. 不得直接接触冰袋、冰排等蓄冷剂

　　B. 必须直接接触冰袋、冰排等蓄冷剂

　　C. 实时监测并记录温度数据

　　D. 发生设备故障等突发事件，能够采取相应的应对措施

　　E. 发生设备故障等突发事件，必须停止运输

37. 药品经营企业必须（　　）

　　A. 取得药品经营许可证

　　B. 取得药品经营合格证

　　C. 取得制剂许可证

D. 取得营业执照

E. 遵守《药品管理法》

38. 未取得药品经营许可证经营药品的，应承担的法律责任包括（　　）

　　A. 没收违法销售的药品

　　B. 没收违法所得

　　C. 处违法销售的药品货值金额十五倍以上三十倍以下的罚款

　　D. 处违法销售的药品货值金额十倍以上二十倍以下的罚款

　　E. 构成犯罪的，依法追究刑事责任

39. 药品经营许可证的许可事项变更包括（　　）

　　A. 经营方式　　　　　　B. 经营地点

　　C. 经营范围　　　　　　D. 注册地址

　　E. 企业负责人

40. 药品零售企业销售药品时，应当开具标明（　　）等内容的销售凭证。

　　A. 药品名称　　　　　　B. 生产厂商

　　C. 数量　　　　　　　　D. 批号

　　E. 价格

41. 《药品经营质量管理规范》规定，应分开存放的药品是（　　）

　　A. 国产药与进口药　　　B. 药品与非药品

　　C. 内用药与外用药　　　D. 中药材与中药饮片

　　E. 处方药与非处方药

（谢　奇）

第9章

医疗机构药事管理

医疗机构是以救死扶伤、防病治病、保障人们健康为宗旨，从事疾病诊断、治疗活动的社会组织。《医疗机构管理条例》和《医疗机构管理条例实施细则》所称医疗机构，是指依据《医疗机构管理条例》和《医疗机构管理条例实施细则》的规定，经登记取得医疗机构执业许可证的机构。

第1节　医疗机构药事管理概述

一、医疗机构药事管理的含义

2011年1月30日卫生部、国家中医药管理局、总后勤部卫生部联合颁发的《医疗机构药事管理规定》明确指出："医疗机构药事管理，是指医疗机构以病人为中心，以临床药学为基础，对临床用药全过程进行有效的组织实施与管理，促进临床科学、合理用药的药学技术服务和相关的药品管理工作。"

国家卫生健康委员会（简称卫健委）、国家中医药管理局负责全国医疗机构药事管理工作的监督管理。县级以上地方卫生行政部门、中医药行政部门负责本行政区域内医疗机构药事管理工作的监督管理。军队卫生行政部门负责军队医疗机构药事管理工作的监督管理。

为贯彻落实党中央、国务院决策部署，按照深化医改重点任务安排，国家卫生健康委会同教育部、财政部、人力资源和社会保障部、国家医保局、国家药监局6部门于2020年2月21日发布了《关于加强医疗机构药事管理促进合理用药的意见》，提出"加强医疗机构药事管理，实现医疗机构药品品种遴选、采购、供应、储存、临床使用等全流程规范管理，保障医疗质量和安全，促进合理用药，成为当前工作的重点。"

二、医疗机构药事管理部门及其职责

医疗机构药事管理和药学工作是医疗工作的重要组成部分。医疗机构应当根据本规定设置药事管理组织和药学部门。

（一）药事管理与药物治疗学委员会

1. **设置**　二级以上医院应当设立药事管理与药物治疗学委员会；其他医疗机构应当成立药事管理与药物治疗学组。

药事管理与药物治疗学委员会（组）应当建立健全相应工作制度，日常工作由药学部门负责。

2. **组成**　二级以上医院药事管理与药物治疗学委员会委员由具有高级技术职务任职资格的药学、临床医学、护理和医院感染管理、医疗行政管理等人员组成。成立医疗机构药事管理与药物治疗学组的医疗机构由药学、医务、护理、医院感染、临床科室等部门负责人和具有药师、医师以上专业技术职务任职资格人员组成。

医疗机构负责人任药事管理与药物治疗学委员会（组）主任委员，药学和医务部门负责人任药事管理与药物治疗学委员会（组）副主任委员。

3. **职责**　药事管理与药物治疗学委员会（组）的职责如下。

（1）贯彻执行医疗卫生及药事管理等有关法律、法规、规章。审核制定本机构药事管理和药学工作规章制度，并监督实施。

（2）制定本机构药品处方集和基本用药供应目录。

（3）推动药物治疗相关临床诊疗指南和药物临床应用指导原则的制定与实施，监测、评估本机构药物使用情况，提出干预和改进措施，指导临床合理用药。

（4）分析、评估用药风险和药品不良反应、药品损害事件，并提供用药咨询与指导。

（5）建立药品遴选制度，审核本机构临床科室申请的新购入药品、调整药品品种或者供应企业和申报医院制剂等事宜。

（6）监督、指导麻醉药品、精神药品、医疗用毒性药品及放射性药品的临床使用与规范化管理。

（7）对医务人员进行有关药事管理法律法规、规章制度和合理用药知识教育培训；向公众宣传安全用药知识。

（二）药学部门

1. 设置 医疗机构应当根据本机构功能、任务、规模设置相应的药学部门，配备和提供与药学部门工作任务相适应的专业技术人员、设备和设施。

三级医院设置药学部，并可根据实际情况设置二级科室；二级医院设置药剂科；其他医疗机构设置药房。

2. 药学部（药剂科）任务 药学部门具体负责药品管理、药学专业技术服务和药事管理工作，开展以病人为中心，以合理用药为核心的临床药学工作，组织药师参与临床药物治疗，提供药学专业技术服务。药学部门应当建立健全相应的工作制度、操作规程和工作记录，并组织实施。

由于医院的规模、性质和任务不同，医院药学部门的任务也不完全一致。基本任务如下。

（1）根据医院医疗、预防、教学、科研、保健的需要，做好药品的采购、保管、供应、管理工作。

（2）严格遵守操作常规，及时准确地调配处方或摆药发药。

（3）有条件的医院可配制临床常用、疗效确切而市场无供应的制剂。

（4）加强药品质量管理、建立健全药品监控和质量检验制度，保证临床用药安全有效。

（5）积极开展临床药学工作，做好用药咨询、处方分析、药品不良反应监测等工作，逐步推行临床药师制度。

（6）运用药物经济学的方法对医院药品资源利用状况、药品使用状况进行研究评估。

（7）围绕合理用药和新药开发开展药效学、药动学、新剂型、安全性等药学研究。

（8）承担医药院校学生教学、实习及药学人员进修任务，组织开展药学专业技术人员规范化培训教育和药学继续教育，提高其总体素质。

（9）组织药品法律法规在医院的实施，并对落实执行检查情况实行监督检查。

我国综合性医院药学部门内设机构的组织机构图见图 9-1，各医院可以参照组织机构图设置必需的部门。

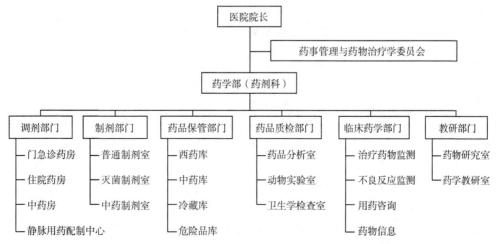

图9-1 我国综合性医院药学部门内设机构的组织机构图

3. 药学部门负责人任职条件　二级以上医院药学部门负责人应当具有高等学校药学专业或者临床药学专业本科以上学历，以及本专业高级技术职务任职资格；除诊所、卫生所、医务室、卫生保健所、卫生站以外的其他医疗机构药学部门负责人应当具有高等学校药学专业专科以上或者中等学校药学专业毕业学历，以及药师以上专业技术职务任职资格。

4. 药学专业技术人员　医疗机构应当配备依法经过资格认定的药师或者其他药学技术人员，负责本单位的药品管理、处方审核和调配、合理用药指导等工作。非药学技术人员不得直接从事药剂技术工作。

医疗机构药学专业技术人员按照有关规定取得相应的药学专业技术职务任职资格。医疗机构药学专业技术人员不得少于本机构卫生专业技术人员的 8%。建立静脉用药调配中心（室）的，医疗机构应当根据实际需要另行增加药学专业技术人员数量。

医疗机构应当根据本机构性质、任务、规模配备适当数量临床药师，三级医院临床药师不少于 5 名，二级医院临床药师不少于 3 名。临床药师应当具有高等学校临床药学专业或者药学专业本科毕业以上学历，并应当经过规范化培训。

医疗机构直接接触药品的药学人员，应当每年进行健康检查。患有传染病或者其他可能污染药品的疾病的，不得从事直接接触药品的工作。

医疗机构应当加强对药学专业技术人员的培养、考核和管理，制订培训计划，组织药学专业技术人员参加毕业后规范化培训和继续医学教育，将完成培训及取得继续医学教育学分情况，作为药学专业技术人员考核、晋升专业技术职务任职资格和专业岗位聘任的条件之一。

5. 医疗机构药师工作职责

（1）负责药品采购供应、处方或者用药医嘱审核、药品调剂、静脉用药集中调配和医院制剂配制，指导病房（区）护士请领、使用与管理药品。

（2）参与临床药物治疗，进行个体化药物治疗方案的设计与实施，开展药学查房，为患者提供药学专业技术服务。

（3）参加查房、会诊、病例讨论和疑难、危重患者的医疗救治，协同医师做好药物使用遴选，对临床药物治疗提出意见或调整建议，与医师共同对药物治疗负责。

（4）开展抗菌药物临床应用监测，实施处方点评与超常预警，促进药物合理使用。

（5）开展药品质量监测，药品严重不良反应和药品损害的收集、整理、报告等工作。

（6）掌握与临床用药相关的药物信息，提供用药信息与药学咨询服务，向公众宣传合理用药知识。

（7）结合临床药物治疗实践，进行药学临床应用研究；开展药物利用评价和药物临床应用研究；参与新药临床试验和新药上市后安全性与有效性监测。

（8）其他与医院药学相关的专业技术工作。

第 2 节　医疗机构处方与调剂业务管理

一、处方管理

（一）处方概述

1. 处方的含义　2007 年 5 月 1 日起实施的《处方管理办法》明确规定：处方是指由注册的执业医师和执业助理医师（以下简称医师）在诊疗活动中为患者开具的、由取得药学专业技术职务任职资格的药学专业技术人员（以下简称药师）审核、调配、核对，并作为患者用药凭证的医疗文书。处方包括医疗机构病区用药医嘱单。处方是医生对患者用药的书面文件，是药剂人员调配药品的依据，具有法律、技术、经济责任。

2. 处方的格式　处方由前记、正文和后记三部分组成。常见处方格式见图 9-2。

（1）前记：包括医疗、预防、保健机构名称，处方编号，费别，患者姓名、性别、年龄、门诊或住院病历号，科别或病室和床位号，临床诊断，开具日期等，并可添列专科要求的项目。

（2）正文：是处方的重要部分，以 Rp 或 R（拉丁文 Recipe "请取"的缩写）标示，分列药品名称、规格、数量、用法用量。

（3）后记：医师签名和（或）加盖专用签章，药品金额以及审核、调配、核对、发药的药学专业技术人员签名。

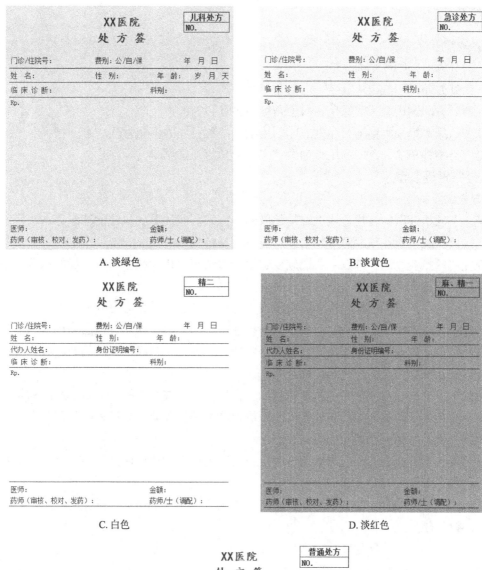

图9-2　常见处方格式

链　接　电子处方

随着计算机的广泛应用，医院逐步推行使用电子处方。医师利用计算机开具、传递普通处方时，应当同时打印出纸质处方，其格式与手写处方一致；打印的纸质处方经签名或者加盖签章后有效。药师核发药品时，应当核对打印的纸质处方，无误后发给药品，并将打印的纸质处方与计算机传递处方同时收存备查。

3. 处方的颜色

（1）普通处方的印刷用纸为白色。

（2）急诊处方印刷用纸为淡黄色，右上角标注"急诊"。

（3）儿科处方印刷用纸为淡绿色，右上角标注"儿科"。

（4）麻醉药品和第一类精神药品处方印刷用纸为淡红色，右上角标注"麻、精一"。

（5）第二类精神药品处方印刷用纸为白色，右上角标注"精二"。

（二）处方管理制度

1. 处方权的获得

（1）经注册的执业医师在执业地点取得相应的处方权。经注册的执业助理医师在医疗机构开具的处方，应当经所在执业地点执业医师签名或加盖专用签章后方有效。

（2）经注册的执业助理医师在乡、民族乡、镇、村的医疗机构独立从事一般的执业活动，可以在注册的执业地点取得相应的处方权。

（3）医师应当在注册的医疗机构签名留样或者专用签章备案后，方可开具处方。

（4）医疗机构应当按照有关规定，对本机构执业医师和药师进行麻醉药品和精神药品使用知识和规范化管理的培训。执业医师经考核合格后取得麻醉药品和第一类精神药品的处方权，药师经考核合格后取得麻醉药品和第一类精神药品调剂资格。

（5）医师取得麻醉药品和第一类精神药品处方权后，方可在本机构开具麻醉药品和第一类精神药品处方，但不得为自己开具该类药品处方。药师取得麻醉药品和第一类精神药品调剂资格后，方可在本机构调剂麻醉药品和第一类精神药品。

（6）试用期人员开具处方，应当经所在医疗机构有处方权的执业医师审核、并签名或加盖专用签章后方有效。

（7）进修医师由接收进修的医疗机构对其胜任本专业工作的实际情况进行认定后授予相应的处方权。

2. 处方书写规则

（1）患者一般情况、临床诊断填写清晰、完整，并与病历记载相一致。

（2）每张处方限于一名患者的用药。

（3）字迹清楚，不得涂改；如需修改，应当在修改处签名并注明修改日期。

（4）药品名称应当使用规范的中文名称书写，没有中文名称的可以使用规范的英文名称书写；医疗机构或者医师、药师不得自行编制药品缩写名称或者使用代号；书写药品名称、剂量、规格、用法、用量要准确规范，药品用法可用规范的中文、英文、拉丁文或者缩写体书写，但不得使用"遵医嘱""自用"等含糊不清字句。

（5）患者年龄应当填写实足年龄，新生儿、婴幼儿写日、月龄，必要时要注明体重。

（6）西药和中成药可以分别开具处方，也可以开具一张处方，中药饮片应当单独开具处方。

（7）开具西药、中成药处方，每一种药品应当另起一行，每张处方不得超过5种药品。

（8）中药饮片处方的书写，一般应当按照"君、臣、佐、使"的顺序排列；调剂、煎煮的特殊要求注明在药品右上方，并加括号，如布包、先煎、后下等；对饮片的产地、炮制有特殊要求的，应当在药品名称之前写明。

（9）药品用法用量应当按照药品说明书规定的常规用法用量使用，特殊情况需要超剂量使用时，应当注明原因并再次签名。

（10）除特殊情况外，应当注明临床诊断。

（11）开具处方后的空白处画一斜线以示处方完毕。

（12）处方医师的签名式样和专用签章应当与院内药学部门留样备查的式样相一致，不得任意改动，否则应当重新登记留样备案。

3. 处方有效期　处方开具当日有效。特殊情况下需延长有效期的，由开具处方的医师注明有效期限，但有效期最长不得超过 3 天。

4. 处方限量规定

（1）处方一般不得超过 7 日用量；急诊处方一般不得超过 3 日用量；对于某些慢性病、老年病或特殊情况，处方用量可适当延长，但医师应当注明理由。医疗用毒性药品、放射性药品的处方用量应当严格按照国家有关规定执行。

（2）为门（急）诊患者开具的麻醉药品注射剂，每张处方为一次常用量；控缓释制剂，每张处方不得超过 7 日常用量；其他剂型，每张处方不得超过 3 日常用量。

第一类精神药品注射剂，每张处方为一次常用量；控缓释制剂，每张处方不得超过 7 日常用量；其他剂型，每张处方不得超过 3 日常用量。哌甲酯用于治疗注意缺陷障碍（儿童多动症）时，每张处方不得超过 15 日常用量。

第二类精神药品一般每张处方不得超过 7 日常用量；对于慢性病或某些特殊情况的患者，处方用量可以适当延长，医师应当注明理由。

（3）为门（急）诊癌症疼痛患者和中、重度慢性疼痛患者开具的麻醉药品、第一类精神药品注射剂，每张处方不得超过 3 日常用量；控缓释制剂，每张处方不得超过 15 日常用量；其他剂型，每张处方不得超过 7 日常用量。

（4）为住院患者开具的麻醉药品和第一类精神药品处方应当逐日开具，每张处方为 1 日常用量。

（5）对于需要特别加强管制的麻醉药品，盐酸二氢埃托啡处方为一次常用量，仅限于二级以上医院内使用；盐酸哌替啶处方为一次常用量，仅限于医疗机构内使用。

5. 处方保管规定　处方由调剂处方药品的医疗机构妥善保存。普通处方、急诊处方、儿科处方保存期限为 1 年，医疗用毒性药品、第二类精神药品处方保存期限为 2 年，麻醉药品和第一类精神药品处方保存期限为 3 年。处方保存期满后，经医疗机构主要负责人批准、登记备案，方可销毁。

（三）处方审核

为规范医疗机构处方审核工作，促进临床合理用药，保障患者用药安全，国家卫生健康委员会、国家中医药管理局和中央军委后勤保障部门于 2018 年 6 月联合制定了《医疗机构处方审核规范》。

1. 处方审核的概念　处方审核是指药学专业技术人员运用专业知识与实践技能，根据相关法律法规、规章制度与技术规范等，对医师在诊疗活动中为患者开具的处方，进行合法性、规范性和适宜性审核，并作出是否同意调配发药决定的药学技术服务。

2. 处方审核的基本要求　所有处方均应当经审核通过后方可进入划价收费和调配环节，未经审核通过的处方不得收费和调配。

3. 处方审核的人员要求　药师是处方审核工作的第一责任人。从事处方审核的药学专业技术人员（以下简称药师）应当满足以下条件。

（1）取得药师及以上药学专业技术职务任职资格。

（2）具有 3 年及以上门急诊或病区处方调剂工作经验，接受过处方审核相应岗位的专业知识培训并考核合格。

4. 处方审核流程

（1）药师接收待审核处方，对处方进行合法性、规范性、适宜性审核。

（2）若经审核判定为合理处方，药师在纸质处方上手写签名（或加盖专用印章）、在电子处方上进行电子签名，处方经药师签名后进入收费和调配环节。

（3）若经审核判定为不合理处方，由药师负责联系处方医师，请其确认或重新开具处方，并再次进入处方审核流程。

5. 处方审核内容

（1）合法性审核

1）处方开具人是否根据《执业医师法》取得医师资格，并执业注册。

2）处方开具时，处方医师是否根据《处方管理办法》在执业地点取得处方权。

3）麻醉药品、第一类精神药品、医疗用毒性药品、放射性药品、抗菌药物等药品处方，是否由具有相应处方权的医师开具。

（2）规范性审核

1）处方是否符合规定的标准和格式，处方医师签名或加盖的专用签章有无备案，电子处方是否有处方医师的电子签名。

2）处方前记、正文和后记是否符合《处方管理办法》等有关规定，文字是否正确、清晰、完整。

3）条目是否规范。

（3）适宜性审核

1）西药及中成药处方，应当审核以下项目：①处方用药与诊断是否相符；②规定必须做皮试的药品，是否注明过敏试验及结果的判定；③处方剂量、用法是否正确，单次处方总量是否符合规定；④选用剂型与给药途径是否适宜；⑤是否有重复给药和相互作用情况，包括西药、中成药、中成药与西药、中成药与中药饮片之间是否存在重复给药和有临床意义的相互作用；⑥是否存在配伍禁忌；⑦是否有用药禁忌：儿童、老年人、孕妇及哺乳期妇女、脏器功能不全患者用药是否有禁忌使用的药物，患者用药是否有食物及药物过敏史禁忌证、诊断禁忌证、疾病史禁忌证与性别禁忌证；⑧溶媒的选择、用法用量是否适宜，静脉输注的药品给药速度是否适宜；⑨是否存在其他用药不适宜情况。

2）中药饮片处方，应当审核以下项目：①中药饮片处方用药与中医诊断（病名和证型）是否相符；②饮片的名称、炮制品选用是否正确，煎法、用法、脚注等是否完整、准确；③毒麻贵细饮片是否按规定开方；④特殊人群如儿童、老年人、孕妇及哺乳期妇女、脏器功能不全患者是否有禁忌使用的药物；⑤是否存在其他用药不适宜情况。

（四）处方点评制度

1. 处方点评的概念　依据《医院处方点评管理规范（试行）》，处方点评是根据相关法规、技术规范，对处方书写的规范性及药物临床使用的适宜性（用药适应证、药物选择、给药途径、用法用量、药物相互作用、配伍禁忌等）进行评价，发现存在或潜在的问题，制定并实施干预和改进措施，促进临床药物合理应用的过程。

处方点评是医院持续医疗质量改进和药品临床应用管理的重要组成部分，是提高临床药物治疗学水平的重要手段。各级医院应当建立健全系统化、标准化和持续改进的处方点评制度，开展处方点评工作，并在实践工作中不断完善。

2. 处方点评的组织　医院处方点评工作在医院药物与治疗学委员会（组）和医疗质量管理委员会领导下，由医院医疗管理部门和药学部门共同组织实施。其中，医院药学部门成立处方点评工作小组，负责处方点评的具体工作。

处方点评工作小组成员应当具备以下条件：一是具有较丰富的临床用药经验和合理用药知识；二是具备相应的专业技术任职资格：二级及以上医院处方点评工作小组成员应当具有中级以上药学专业技术职务任职资格，其他医院处方点评工作小组成员应当具有药师以上药学专业技术职务任职资格。

3. 处方点评的实施

（1）医院药学部门应当会同医疗管理部门，根据医院诊疗科目、科室设置、技术水平、诊疗量等实际情况，确定具体抽样方法和抽样率，其中门急诊处方的抽样率不应少于总处方量的 1‰，且每月点评处方绝对数不应少于 100 张；病房（区）医嘱单的抽样率（按出院病历数计）不应少于 1%，且每月点评出院病历绝对数不应少于 30 份。

（2）按照《处方点评工作表》（附件）对门急诊处方进行点评；病房（区）用药医嘱的点评应当以患者住院病历为依据，实施综合点评，点评表格由医院根据本院实际情况自行制定。

（3）三级以上医院应当逐步建立健全专项处方点评制度。专项处方点评是医院根据药事管理和药物临床应用管理的现状和存在的问题，确定点评的范围和内容，对特定的药物或特定疾病的药物（如国家基本药物、血液制品、中药注射剂、肠外营养制剂、抗菌药物、辅助治疗药物、激素等临床使用及超说明书用药、肿瘤患者和围手术期用药等）使用情况进行的处方点评。

（4）处方点评工作应坚持科学、公正、务实的原则，有完整、准确的书面记录，并通报临床科室和当事人。处方点评小组在处方点评工作过程中发现不合理处方，应当及时通知医疗管理部门和药学部门。

4. 处方点评的结果 处方点评结果分为合理处方和不合理处方。其中，不合理处方包括不规范处方、用药不适宜处方及超常处方。

5. 处方点评结果的应用与持续改进

（1）医院药学部门应当会同医疗管理部门对处方点评小组提交的点评结果进行审核，定期公布处方点评结果，通报不合理处方；根据处方点评结果，对医院在药事管理、处方管理和临床用药方面存在的问题，进行汇总和综合分析评价，提出质量改进建议，并向医院药物与治疗学委员会（组）和医疗质量管理委员会报告；发现可能造成患者损害的，应当及时采取措施，防止损害发生。

（2）医院药物与治疗学委员会（组）和医疗质量管理委员会应当根据药学部门会同医疗管理部门提交的质量改进建议，研究制定有针对性的临床用药质量管理和药事管理改进措施，并责成相关部门和科室落实质量改进措施，提高合理用药水平，保证患者用药安全。

（3）各级卫生行政部门和医师定期考核机构，应当将处方点评结果作为重要指标纳入医院评审评价和医师定期考核指标体系。

（4）医院应当将处方点评结果纳入相关科室及其工作人员绩效考核和年度考核指标，建立健全相关的奖惩制度。

链接 处方点评结果的判断标准

1. 有下列情况之一的，应当判定为不规范处方

（1）处方的前记、正文、后记内容缺项，书写不规范或者字迹难以辨认的。

（2）医师签名、签章不规范或者与签名、签章的留样不一致的。

（3）药师未对处方进行适宜性审核的（处方后记的审核、调配、核对、发药栏目无审核调配药师及核对发药药师签名，或者单人值班调剂未执行双签名规定）。

（4）新生儿、婴幼儿处方未写明日、月龄的。

（5）西药、中成药与中药饮片未分别开具处方的。

（6）未使用药品规范名称开具处方的。

（7）药品的剂量、规格、数量、单位等书写不规范或不清楚的。

（8）用法、用量使用"遵医嘱""自用"等含糊不清字句的。

（9）处方修改未签名并注明修改日期，或药品超剂量使用未注明原因和再次签名的。

（10）开具处方未写临床诊断或临床诊断书写不全的。

（11）单张门急诊处方超过 5 种药品的。

（12）无特殊情况下，门诊处方超过 7 日用量，急诊处方超过 3 日用量，慢性病、老年病或特殊情况下需要适当延长处方用量未注明理由的。

（13）开具麻醉药品、精神药品、医疗用毒性药品、放射性药品等特殊管理药品处方未执行国家

有关规定的。

（14）医师未按照抗菌药物临床应用管理规定开具抗菌药物处方的。

（15）中药饮片处方药物未按照"君、臣、佐、使"的顺序排列，或未按要求标注药物调剂、煎煮等特殊要求的。

2. 有下列情况之一的，应当判定为用药不适宜处方

（1）适应证不适宜的。

（2）遴选的药品不适宜的。

（3）药品剂型或给药途径不适宜的。

（4）无正当理由不首选国家基本药物的。

（5）用法、用量不适宜的。

（6）联合用药不适宜的。

（7）重复给药的。

（8）有配伍禁忌或者不良相互作用的。

（9）其他用药不适宜情况的。

3. 有下列情况之一的，应当判定为超常处方

（1）无适应证用药。

（2）无正当理由开具高价药的。

（3）无正当理由超说明书用药的。

（4）无正当理由为同一患者同时开具2种以上药理作用相同药物的。

二、调剂业务管理

《药品管理法》《药品管理法实施条例》等相关规定：医疗机构审核和调配处方的药剂人员必须是依法经资格认定的药师或者其他药学技术人员。依法经过资格认定的药师或者其他药学技术人员调配处方，应当进行核对，对处方所列药品不得擅自更改或者代用。对有配伍禁忌或者超剂量的处方，应当拒绝调配；必要时，经处方医师更正或者重新签字，方可调配。

（一）调剂概念

调剂是指配药、配方、发药，又称调配处方。它是专业性、技术性、管理性、法律性、事务性、经济性综合一体的活动过程，也是药学人员、医护人员协同活动的过程。通过这个过程，将药品从药房转移到了用药者手中，这是药品使用的重要环节。

（二）调剂的流程

1. **调配处方**　认真审核处方，准确调配药品，正确书写药袋或粘贴标签，注明患者姓名和药品名称、用法、用量、包装。

2. **交付药品**　向患者交付药品时，按照药品说明书或者处方用法，进行用药交代与指导，包括每种药品的用法、用量和注意事项等。

具体流程见图9-3。

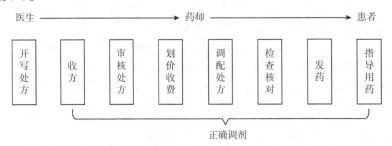

图9-3　调剂流程示意图

链 接　四查十对

药师调剂处方时必须做到"四查十对"：查处方，对科别、姓名、年龄；查药品，对药名、剂型、规格、数量；查配伍禁忌，对药品性状、用法用量；查用药合理性，对临床诊断。

（三）调剂模式

我国医疗机构的调剂模式主要分为门（急）诊调剂工作模式和住院部调剂工作模式。

1. 门（急）诊调剂工作模式　门诊和急诊调剂工作都是由药师直接面对患者。门诊调剂工作量大，活动高峰时间明显。急诊调剂工作经常需要应急作业，需要在平时充分做好应对突发事件的准备，做到急救药品随时需要，随时供应。

门（急）诊调剂工作应当根据医院调剂人员多少和调剂工作量大小采用不同的调剂模式。一般窗口发药常采用以下三种模式。

（1）独立配方法：各发药窗口从收方到发药的工作均由一人完成。优点是节省人力，责任明确。但效率低，易发生差错。适合小药房和急诊药房的调剂工作。

（2）流水配方法：将整个配方过程进行具体分工，共同完成。1 人收方和审方，1～2 人调配处方、取药，另设 1 人专门核对和发药。适用于大医院门诊药房及候诊患者较多的情况。

（3）综合法：独立配方与分工协作相结合的方法。每个发药窗口设 2 人，1 人负责收方、审方和核对发药，另一人负责配方。此法结合了上述两种方法的优点，配方效率高，差错少，人员占用少，符合调剂工作规范化的要求。普遍适用于各类医院门诊药房。

2. 住院部调剂工作模式　住院调剂工作与门急诊调剂有所不同，药师一般不直接面对患者，而是将住院患者所需药品定期发至病区。目前我国医院主要采用以下三种模式。

（1）凭方发药：护士凭医生处方到住院药房取药，药房依据处方逐件配方。优点是能使药师直接了解患者的用药情况，便于及时纠正临床用药不当的现象，促进合理用药；缺点是增加药剂人员和医护人员的工作量，这种发药方式多用于麻醉药品、精神药品、毒性药品等少数临床用药。

（2）病区小药柜制：病区使用药品请领单向病区药房领取协商规定量的常用药品，存放在病区小药柜内。每天医生查房后，治疗护士按医嘱取药发给患者服用。优点是便于患者及时用药，减轻护士和药师的工作量；缺点是药师不易了解患者的用药情况，不便及时纠错。此外由于病区和科室分别都保存相当数量的药品，容易造成药品积压，过期失效，甚至遗失浪费。

（3）中心摆药制：根据病区治疗单或医嘱由药剂人员或护士在药房（或病区药房）将药品摆入患者的服用杯（盒）内，经病区护士核对后发给患者服用。摆药室的人员由药剂人员和护士组成。药品的请领、保管和账目由药师负责。摆药方式有 3 种。

1）摆药、查对均由药师负责。

2）护士摆药，药师核对。

3）护士摆药并相互核对。

中心摆药制的优点是便于药品管理，避免药品变质、失效和损失；摆药经多重核对，可避免差错事故发生；能密切医、药、护关系，便于合理用药，提高药疗水平。

链 接　自动化药房

自动化药房是专为药房设计的药品自动化管理系统，它利用人工智能技术代替手工操作。自动药房的密集存储系统可以大大节约药房的存储空间；智能机器手可以显著节省因手工操作而占用的取药时间（图 9-4）。药房自动化把药师从繁重而附加值低的体力劳动中解放出来，从而使药师有更多精力为患者提供更专业的药学服务，同时可为医院降低管理成本，给医院带来更大的社会效益及经济效益。

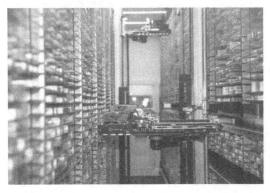

图 9-4　智能机器手

（四）静脉用药集中调配

静脉用药集中调配是指医疗机构药学部门根据医师处方或用药医嘱，经药师进行适宜性审核，由药学专业技术人员按照无菌操作要求，在洁净环境下对静脉用药物进行加药混合调配，使其成为可供临床直接静脉输注使用的成品输液操作过程。静脉用药集中调配是药品调剂的一部分。

《医疗机构药事管理规定》要求，医疗机构根据临床需要建立静脉用药调配中心（室）（PIVAS），实行集中调配供应。PIVAS 应当符合《静脉用药集中调配质量管理规范》，在 PIVAS 以外调配静脉用药，参照《静脉用药集中调配质量管理规范》执行。

PIVAS 的适应范围包括全静脉营养液、细胞毒性药物、心肌保护液和抗生素等，尤其适宜儿科用药、全静脉营养用药和肿瘤科用药。

第3节　医疗机构制剂管理

一、医疗机构制剂概述

（一）医疗机构制剂的概念

医疗机构制剂（又称医院制剂、院内制剂、医院自制制剂、医院自配制剂），是指医疗机构根据本单位临床需要经批准而配制、自用的固定处方制剂。医疗机构配制的制剂，应当是市场上没有供应的品种。

（二）医疗机构制剂的特征

1. **药剂科自配**　医院制剂由医院药剂科来完成，其他科室（除放射性核素室配放射性制剂外）不得配制供应。

2. **医院自用**　医院制剂不得在市场上销售，只能凭医生处方在本医院内部使用。特殊情况下，经国务院或者省、自治区、直辖市人民政府的药品监督管理部门审批，可在指定的医疗机构之间调剂使用。

3. **质量合格**　医院制剂需按要求检验合格后，凭医生处方使用。

4. **配制规范**　医院制剂需向所在地卫生部门和药品监督管理部门报批备案，并按批准内容进行配制。

5. **补缺品种**　医院制剂仅限于本单位临床需要而市场上无供应的药物制剂。

二、医疗机构制剂的注册管理

《药品管理法》规定：医疗机构设立制剂室，应当经所在地省、自治区、直辖市人民政府药品监督管理部门批准，发给医疗机构制剂许可证。医疗机构制剂许可证有效期为 5 年。

根据《医疗机构制剂注册管理办法（试行）》要求：医疗机构制剂的申请人，应当是持有医疗机构执业许可证并取得医疗机构制剂许可证的医疗机构。

（一）申报与审批

1. 申请医疗机构制剂，应当进行相应的临床前研究，包括处方筛选、配制工艺、质量指标、药理、毒理学研究等。

2. 申请医疗机构制剂注册所报送的资料应当真实、完整、规范。

3. 申请制剂所用的化学原料药及实施批准文号管理的中药材、中药饮片必须具有药品批准文号，并符合法定的药品标准。

4. 医疗机构制剂的名称，应当按照国家药品监督管理局颁布的药品命名原则命名，不得使用商品名称。

5. 医疗机构配制制剂使用的辅料和直接接触制剂的包装材料、容器等，应当符合国家药品监督管理局有关辅料、直接接触药品的包装材料和容器的管理规定。

6. 医疗机构制剂的说明书和包装标签应当按照国家药品监督管理局有关药品说明书和包装标签的管理规定印制，其文字、图案不得超出核准的内容，并需标注"本制剂仅限本医疗机构使用"字样。

7. 有下列情形之一的，不得作为医疗机构制剂申报。

（1）市场上已有供应的品种。

（2）含有未经国家药品监督管理局批准的活性成分的品种。

（3）除变态反应原外的生物制品。

（4）中药注射剂。

（5）中药、化学药组成的复方制剂。

（6）麻醉药品、精神药品、医疗用毒性药品、放射性药品。

（7）其他不符合国家有关规定的制剂。

8. 医疗机构制剂批准文号的格式为：X 药制字 H（Z）+4 位年号+4 位流水号。X-省、自治区、直辖市简称，H-化学制剂，Z-中药制剂。

（二）调剂使用

医疗机构制剂一般不得调剂使用。发生灾情、疫情、突发事件或者临床急需而市场没有供应时，需要调剂使用的，属省级辖区内医疗机构制剂调剂的，必须经所在地省、自治区、直辖市药品监督管理部门批准；属国家药品监督管理局规定的特殊制剂以及省、自治区、直辖市之间医疗机构制剂调剂的，必须经国家药品监督管理局批准。医疗机构制剂的调剂使用，不得超出规定的期限、数量和范围。

（三）补充申请与再注册

1. 医疗机构配制制剂，应当严格执行经批准的质量标准，并不得擅自变更工艺、处方、配制地点和委托配制单位。需要变更的，申请人应当提出补充申请，报送相关资料，经批准后方可执行。

2. 医疗机构制剂批准文号的有效期为 3 年。有效期届满需要继续配制的，申请人应当在有效期届满前 3 个月按照原申请配制程序提出再注册申请，报送有关资料。

3. 有下列情形之一的，省、自治区、直辖市（食品）药品监督管理部门不予批准再注册，并注销制剂批准文号。

（1）市场上已有供应的品种。

（2）按照本办法应予撤销批准文号的。

（3）未在规定时间内提出再注册申请的。

（4）其他不符合规定的。

（四）监督管理

1. 配制和使用制剂的医疗机构应当注意观察制剂不良反应，并按照国家药品监督管理局的有关规定报告和处理。

2. 省、自治区、直辖市药品监督管理部门对质量不稳定、疗效不确切、不良反应大或者其他原因危害人体健康的医疗机构制剂，应当责令医疗机构停止配制，并撤销其批准文号。已被撤销批准文号的医疗机构制剂，不得配制和使用；已经配制的，由当地药品监督管理部门监督销毁或者处理。

3. 医疗机构制剂的抽查检验，按照国家药品监督管理局药品抽查检验的有关规定执行。

三、医疗机构制剂的质量管理

医院制剂也是药品，其质量特性必须与药品这种特殊商品相一致，对其实施质量管理的总要求也是全面质量管理。《医疗机构制剂配制质量管理规范（试行）》（GPP）等法律法规对此提出具体要求。

（一）管理人员与部门

由主管院长、药剂科主任及制剂室、药品检验室主要负责人组成质量管理组，负责质量管理的全过程，制剂室按操作规程配制制剂，药品检验室进行与制剂质量有关的质量检验。

（二）质量标准

标准制剂配制时须依据国家标准、《中国医院制剂规范》等法定质量标准执行；非标准制剂和临时制剂的质量标准由医院自行拟定，并报省级药品质量主管部门批准后才可执行。

（三）规章制度

要按照自配制剂标准操作规程，质量检验和卫生制度严格执行。

（四）制剂配制

1. 严格执行操作规程，制剂所用原料、辅料、包装材料应与规定的标准相符合，注射用原料应符合注射用规格标准，中药材做必要的真伪鉴别。

2. 每批制剂均应有一份能反映配制各个环节的完整记录，对制剂所需原辅料的药名、用量及规格仔细核对；确认时要严格执行标准操作规程，配制完毕经配制人和核对人共同签名。

3. 每次配制后应清场，并填写清场记录，每次配制前应确认无上次遗留物；更换品种时必须彻底清场，并由负责清场人员记录并签名。

4. 普通制剂需用蒸馏水配制，水质应符合《中国药典》（2020 年版）规定，无菌制剂所用的注射用水需新鲜配制。配制灭菌制剂前，应对水质进行 pH、氯化物、氨、重金属离子等检查。

5. 配制药品所需容器、衡器、量器应保持清洁、准确。配制内服、外用、毒性药品的量具、容器应严格分开。

6. 自配制剂成品的包装和标签书写应正确、清晰，标明品名、批准文号、含量、规格、批号、适应证、禁忌证、用法用量、注意事项、制剂单位等，必要时应附使用说明书。

四、医疗机构制剂的使用管理

根据《药品管理法》《药品管理法实施条例》等相关规定，医疗机构制剂应坚持本单位自用的原则，不得在市场销售或变相销售，不得发布医疗机构制剂广告。国务院药品监督管理部门规定的特殊制剂的调剂使用以及省、自治区、直辖市之间医疗机构制剂的调剂使用，必须经国务院药品监督管理部门批准。省内医院之间制剂的调剂使用，须经省级药品监督管理部门批准，由省局指定医疗机构，并规定数量进行加工或调剂。

制剂的发放使用必须经配制全过程审核，应符合规定并经质量检查合格，再经质量管理组织审查批准，缺少任一程序都严禁发放使用于临床。

制剂必须结合剂型特点、原料药的稳定性和制剂稳定性试验结果，确定制剂的使用期限。制剂在使用过程中出现质量问题，应及时进行处理。发现的不良反应按规定予以记录并填表上报。

五、医疗机构制剂的监督管理

医疗机构制剂配制监督管理是指药品监督管理部门依法对医疗机构制剂配制条件和配制过程等进行审查、许可、检查的监督管理活动。国家药品监督管理局负责全国医疗机构制剂配制的监督管理工作。省、自治区、直辖市药品监督管理部门负责本辖区医疗机构制剂配制的监督管理工作。

根据《医疗机构制剂配制监督管理办法（试行）》规定，监督检查的主要内容是医疗机构执行《医疗机构制剂配制质量管理规范》的情况、医疗机构制剂许可证换发的现场检查以及日常的监督检查。

监督检查时，医疗机构应当提供有关情况和材料：①实施《医疗机构制剂配制质量管理规范》自查情况；②医疗机构执业许可证、医疗机构制剂许可证；③药检室和制剂质量管理组织负责人以及主要配制条件、配制设备的变更情况；④制剂室接受监督检查及整改落实情况；⑤不合格制剂被质量公报通告后的整改情况；⑥需要审查的其他材料。

监督检查完成后，药品监督管理部门在医疗机构制剂许可证副本上载明检查情况，并记载以下内容：①检查结论；②配制的制剂是否发生重大质量事故，是否有不合格制剂受到药品质量公报通告；③制剂室是否有违法配制行为及查处情况；④制剂室当年是否无配制制剂行为。

医疗机构制剂配制发生重大质量事故，必须立即报所在地省、自治区、直辖市药品监督管理部门和有关部门，省、自治区、直辖市药品监督管理部门应当在 24 小时内报国家药品监督管理局。

第 4 节 医疗机构药品管理

医疗机构使用药品的管理，也称医院药品管理，是一项技术性、经济性、政策性很强的工作，是医疗机构药事管理的重要内容之一。药剂科具体负责医疗机构的药品管理。但它不仅仅是药剂科的工作，还涉及医院领导和其他职能科室、医护人员、药品生产企业、药品经营企业及国家有关的法律、法规和制度。

一、医疗机构药品管理的含义与目标

（一）含义

医疗机构药品管理是指对医疗机构医疗、科研所需的药品的准入、采购、存储、分配、使用和评价等方面的管理。从管理对象来分，包括一般医疗用药管理，特殊药品（毒麻精放）管理，科研用药品、特别是研究中新药的管理，中药材（中药饮片）的管理。从管理类型来分，医院药品管理分为质量管理和经济管理。

（二）目标

1. 保障医疗机构医疗、科研所需药品的供应，并保证准确无误。
2. 贯彻国家药事法规，保证所供应的药品质量合格、安全、有效。
3. 符合国家医疗卫生政策和医院的经济、财政管理制度，贯彻减轻患者和国家负担的原则。

二、医疗机构药品准入管理

1. 医疗机构应建立药品准入（遴选）制度。
2. 药事管理与药物治疗学委员会（组）是医疗机构药品准入的审批组织，定期召开会议：①审核临床科室申请的新购入药品；②从药品集中采购入围药品目录范围内组织遴选本医疗机构使用的药品品种；③调整本医疗机构药品品种；④调整本医疗机构药品供应企业；⑤组织申报医院制剂；⑥组织制定本医疗机构药品处方集和基本用药供应目录。
3. 药事管理与药物治疗学委员会（组）休会期间，患者确因治疗需要使用本医疗机构目录外的药品的，由科室提出书面申请，经药剂科进行资质和用药适应性审查，经医务部门审核后，并获得委员会主任委员或经授权的副主任委员书面同意后方能使用。
4. 临时审批使用的品种须经药事管理与药物治疗学委员会（组）集体讨论通过后才能正式加入医疗机构基本用药目录和处方集。

三、药品的采购管理

2010 年 7 月卫生部、国务院纠风办、国家发展和改革委员会、监察部、财政部、国家工商总局、国家食品药品监督管理局联合发布实施的《医疗机构药品集中采购工作规范》要求：实行以政府主导、以省（区、市）为单位的医疗机构网上药品集中采购工作。医疗机构和药品生产经营企业购销药品必须通过各省（区、市）政府建立的非营利性药品集中采购平台开展采购，实行统一组织、统一平台和统一监管。

（一）采购部门

《医疗机构药事管理规定》中规定：医疗机构临床使用的药品应当由药学部门统一采购供应。经药事管理与药物治疗学委员会（组）审核同意，核医学科可以购用、调剂本专业所需的放射性药品。其他科室或者部门不得从事药品的采购、调剂活动，不得在临床使用非药学部门采购供应的药品。

（二）采购方式

2015 年由国务院办公厅发布的《关于完善公立医院药品集中采购工作的指导意见》明确规定：公立医院使用的所有药品（不含中药饮片）均应通过省级药品集中采购平台采购。

（三）药品集中采购程序

1. 各医疗机构制订、提交拟集中招标采购的药品品种规格和数量。

2. 汇总各医疗机构提交的药品采购计划。

3. 依法组织专家委员会审核各医疗机构提交的采购计划，确定集中采购的药品品种、规格、数量并向医疗机构反馈。

4. 确定采购方式，编制、发送招标采购工作文件。

5. 审核投标人（药品供应企业）的合法性、信誉和能力，确认其资格。

6. 审核投标产品的批准文件和近期自检合格证明文件。

7. 组织开标、评标或谈判，确定中标企业和药品品种、品牌、规格、数量、价格、供货方式及其他约定。

8. 组织医疗机构直接与中标企业按招标结果签订购销合同。购销合同应符合国家有关法律法规规定，明确购销双方的权利和义务。

9. 合同各方依据招标文件和购销合同做好药品配送工作。

链接　带量采购

带量采购，就是在招标公告中，会公示所需的采购量。

2018 年 11 月 14 日，中央全面深化改革委员会第五次会议审议通过《国家组织药品集中采购试点方案》，明确了国家组织、联盟采购、平台操作的总体思路。

2018 年 11 月 15 日，经中央全面深化改革委员会同意，国家组织药品集中采购试点，试点地区范围为北京、天津、上海、重庆和沈阳、大连、厦门、广州、深圳、成都、西安 11 个城市（以下简称 4+7 城市）。试点地区委派代表组成联合采购办公室作为工作机构，代表试点地区公立医疗机构实施集中采购，日常工作和具体实施由上海市医药集中招标采购事务管理所承担。并发布文件《4+7 城市药品集中采购文件》，其中文件注明在化学药品的采购时，需要约定采购量。

2019 年 1 月 1 日，国务院办公厅印发《国家组织药品集中采购和使用试点方案》，对国家组织药品集中采购和使用试点工作作出部署，选择北京、天津、上海、重庆和沈阳、大连、厦门、广州、深圳、成都、西安 11 个城市开展试点工作。

2019 年 9 月，上海阳光医药采购网在官网发布《联盟地区药品集中采购文件》，文件指出，在国家组织药品集中采购和使用试点城市及已跟进落实省份执行集中采购结果的基础上，国家组织相关地区形成联盟，依法合规开展跨区域联盟药品集中带量采购。

国家组织药品集中采购和使用试点，目的在于实现药价明显降低，减轻患者药费负担；降低企业交易成本，净化流通环境，改善行业生态；引导医疗机构规范用药，支持公立医院改革；探索完善药品集中采购机制和以市场为主导的药品价格形成机制。

四、药品的验收管理

医疗机构必须从具有药品生产、经营资格的企业购进药品。必须建立和执行进货验收制度，购进药品应当逐批验收，并建立真实、完整的药品验收记录。医疗机构接受捐赠药品、从其他医疗机构调入急救药品也应当遵守规定。

药品验收记录应当包括药品通用名称、生产厂商、规格、剂型、批号、生产日期、有效期、批准文号、供货单位、数量、价格、购进日期、验收日期、验收结论等内容。验收记录必须保存至超过药品有效期 1 年，但不得少于 3 年。

五、药品的储存与养护管理

（一）药品储存的措施

医疗机构应当有专用的场所和设施、设备储存药品。药品的存放应当符合药品说明书标明的条件。

医疗机构需要在急诊室、病区护士站等场所临时存放药品的，应当配备符合药品存放条件的专柜。有特殊存放要求的，应当配备相应设备。

医疗机构应当制定和执行药品保管、养护管理制度，并采取必要的控温、防潮、避光、通风、防火、防虫、防鼠、防污染等措施，保证药品质量。

（二）药品保管的措施

药品应按照其自然属性分库、分区、分垛存放，在储存过程中应做到以下几点。

1. 实行色标管理　色标管理指用不同颜色的设施来分隔不用性质的库区或货位的管理方式。一般情况下，合格库区、发货库区、零货称取库区为绿色；待验库区、退货库区为黄色；不合格库区为红色。

2. "六分开"

（1）处方药与非处方药分开。

（2）内服药与外用药分开。

（3）性质相互影响、容易串味的品种与其他的药品分开。

（4）新药、贵重药品与其他药品分开。

（5）国家基本医疗保险药品目录的药品与其他药品分开。

（6）医院自配制剂与外购药品分开。

3. "七专"　下列七类药品要做到专库或专区或单独存放。

（1）麻醉药品。

（2）一类精神药品。

（3）医疗用毒性药品。

（4）放射性药品。

（5）易燃、易爆危险性药品。

（6）准备退货药品、过期、霉变等不合格药品。

（7）对存储环境的某些条件如光线和温度有要求的药品。

4. "七防"

（1）避光：对易受光线影响而变质的药品，存放室门窗可悬挂黑色布、遮光纸，或者放入库、箱中，存放在暗处。

（2）防潮：易受湿度影响而变质的药品，应控制药库湿度，保持在35%～75%。

（3）控温：易受温度影响而变质的药品应分别控制药库温度，即冷库 2～10℃、阴凉库<20℃、常温库 0～30℃。

（4）防火。

（5）防虫。

（6）防鼠。

（7）防污染。

5. 药品搬运和堆垛　应严格遵守药品外包装图示标志的要求，规范操作。

6. 配备药品养护人员　医疗机构应当配备药品养护人员，定期对储存药品进行检查和养护，监测和记录储存区域的温湿度，维护储存设施设备，并建立相应的养护档案。

（三）药品有效期管理

《医疗机构药品监督管理办法（试行）》规定：医疗机构应当建立药品效期管理制度。药品发放应当遵循"近效期先出"的原则。

1. 药品有效期的概念　药品有效期是指在一定存储条件下，能够保证药品质量合格的期限。《药品管理法》规定，超过有效期的药品为劣药。

2. 药品有效期的表示方法

（1）我国药品有效期的表示方法：2006 年国家食品药品监督管理局发布的《药品说明书和标签管理规定》中规定：药品标签中的有效期应当按照年、月、日的顺序标注，年份用四位数字表示，月、日用两位数表示。其具体标注格式为"有效期至××××年××月"或者"有效期至××××年××月××日"；也可以用数字和其他符号表示为"有效期至××××.××."或者"有效期至××××/××/××"等。有效期若标注到日，应当为起算日期对应年月日的前一天，若标注到月，应当为起算月份对应年月的前一月。

（2）世界各国对年、月、日的表示方法：部分欧洲国家是按日-月-年排列，如 15/10/2016，或 15th Oct.2016，即指 2016 年 10 月 15 日；美国产品大多是按月-日-年排列，如上例则表示为 10/15/2016，或 Oct.15th 2016；日本产品按年-月-日排列，如上例表示为 2016-10-15。

六、药品的经济管理

（一）管理办法

医院对药品的管理实行"金额管理，重点统计，实耗实销"的管理办法。具体内容如下。

1. 金额管理　指用货币量来控制和核算医院各个环节的药品，即药库、调剂室和各科室药品的入库、出库、领用、消耗和结存要按照数量、单价、金额记账。

2. 重点统计　就是对本单位经营的重点药品从入库、出库、领用、消耗、出售、库存都要进行数量统计。重点统计的药品包括麻醉药品、精神药品、毒性药品和贵重药品等。

3. 实耗实销　各调剂室实际销售和有关科室实际销售的药品，按照实际金额向财务部门报销、结算。

（二）分级管理制度

根据药品的性质、需求数量和库存价值，将医疗机构的药品分成三级，采取不同的管理措施实行区别管理。

1. 一级管理

（1）范围：麻醉药品，一类精神药品，毒性药品的原料药。

（2）管理办法：处方要求单独存放，每日清点，必须做到账物相符。

2. 二级管理

（1）范围：二类精神药品，贵重药品，自费药品。

（2）管理办法：专柜存放，专账登记，贵重药品要每日清点，必须做到账物相符。

3. 三级管理

（1）范围：普通药品。

（2）管理办法：金额管理，季度盘存，以存定销。

第 5 节　临床药物应用管理

一、临床药学概述

（一）临床药学的概念

《医疗机构药事管理规定》中指出：临床药学是指药学与临床相结合，直接面向患者，以病人为中心，研究与实践临床药物治疗，提高药物治疗水平的综合性应用学科。

（二）临床药学的发展

临床药学起源于美国，当时由于药物的不良反应及药源性的损害给许多患者、家庭和社会带来了痛苦和沉重的负担，这种社会和患者的需要促成了临床药学的诞生和发展。20 世纪五六十年代，美国首先建立了临床药学这一新兴学科，把过去传统的药学教育重点由"药"转向"人"。医院药学工作者除了完成药品的供应调剂等工作外，还要到临床去参与医师用药，协助临床选药，以提高疗效、减少毒副作用的发生，促使药师的工作重点转向临床药学，逐渐涉足临床用药的领域。

我国的临床药学于 20 世纪 80 年代在一些大型医院开始开展。1987 年，卫生部批准了 12 家重点医院作为全国临床药学试点单位；1991 年，卫生部在医院分级管理文件中首次规定了三级医院必须开展临床药学工作，并作为医院考核指标之一；2002 年 1 月，卫生部和国家中医药管理局颁布了《医疗机构药事管理暂行规定》，其中第二条和第十条都提及了临床药学相关的发展，明确指出医院药学部门要建立以病人为中心的药学管理模式。2005 年 11 月发文《关于开展临床药师培训试点工作的通知》，公布了《临床药师培训试点工作方案》。2006 年《卫生部临床药师在职培训与考核标准（试行）》出台，在全国指定了 19 家医院作为临床药师培训基地并提出了培训模式，这项工作启动至今已取得一定经验。2007 年卫生部医政司发布《卫生部医政司关于开展临床药师制试点工作的通知》（卫医疗便函〔2007〕190 号）明确指出，将 42 家医院作为试点，开展药师制的试点工作，临床药师数量原则上三级医院不少于 5 名，二级医院不少于 3 名。2011 年出台的《医疗机构药事管理规定》明确要求："药学部门具体负责药品管理、药学专业技术服务和药事管理工作，开展以病人为中心，以合理用药为核心的临床药学工作，组织药师参与临床药物治疗，提供药学专业技术服务。"

作为医院药学的主要内容，我国的临床药学经过 30 多年的发展，在全国各类医院中已经普遍开展，并取得了一定的成绩，为合理用药和提高医疗质量做出了应有的贡献。但我国的临床药学的发展极不均衡，特别是在中小型医院及边远区域，临床药学工作的开展还有很多困难存在，亟待进一步解决，以使我国的临床药学工作不断普及与提高。

（三）临床药学的主要内容

临床药学不仅是医院内发展的趋势，而且也使药师在患者治疗方面找到了自己的价值。临床药学在实践时，其主要内容包括以下方面。

1. 药物信息的收集和咨询服务。
2. 开展治疗药物血药浓度监测（TDM）工作及参与个体给药方案的制定。
3. 参与临床治疗实践。
4. 参与新药评价及上市后药物不良反应的监测工作。
5. 进行药物相互作用研究和配伍研究。
6. 建立药历，进行处方、药历分析，了解本院用药情况。

二、临床合理用药管理

临床应用管理是对医疗机构临床诊断、预防和治疗疾病用药全过程实施监督管理，其基本出发点和归宿都是合理用药。这就要求医疗机构应该做到以下几个方面。

1. 遵循安全、有效、经济、合理的用药原则，尊重患者对药品使用的知情权和隐私权。
2. 依据国家基本药物制度、抗菌药物临床应用指导原则和中成药临床应用指导原则，制定本机构基本药物临床应用管理办法，建立并落实抗菌药物临床应用分级管理制度。
3. 建立由医师、临床药师和护士组成的临床治疗团队，开展临床合理用药工作。
4. 遵循有关药物临床应用指导原则、临床路径、临床诊疗指南和药品说明书等合理使用药物；对医师处方、用药医嘱的适宜性进行审核。
5. 配备临床药师。临床药师应当全职参与临床药物治疗工作，对患者进行用药教育，指导患者安全用药。
6. 建立临床用药监测、评价和超常预警制度，对药物临床使用安全性、有效性和经济性进行监测、分析、评估，实施处方和用药医嘱点评与干预。
7. 建立药品不良反应、用药错误和药品损害事件监测报告制度。医疗机构临床科室发现药品不良反应、用药错误和药品损害事件后，应当积极救治患者，立即向药学部门报告，并做好观察与记录。医疗机构应当按照国家有关规定向相关部门报告药品不良反应，用药错误和药品损害事件应当立即向所在地县级卫生行政部门报告。

8. 结合临床和药物治疗，开展临床药学和药学研究工作，并提供必要的工作条件，制订相应管理制度，加强领导与管理。

> **链接** 抗菌药物临床应用管理办法
>
> 为加强医疗机构抗菌药物临床应用管理，规范抗菌药物临床应用行为，提高抗菌药物临床应用水平，促进临床合理应用抗菌药物，控制细菌耐药，保障医疗质量和医疗安全，根据相关卫生法律法规，卫生部于 2012 年 4 月 24 日发布《抗菌药物临床应用管理办法》(卫生部令第 84 号)。该办法分总则、组织机构和职责、抗菌药物临床应用管理、监督管理、法律责任、附则 6 章 59 条，2012年 8 月 1 日起施行。

三、药学服务

（一）药学服务的概念

药学服务是指药学技术人员应用药学专业知识、技能和工具，向社会公众（包括医护人员、患者及家属、其他关心用药的群体等）提供直接的、负责任的、与药品使用相关的各类服务。药学服务的宗旨是提高药物治疗的安全性、有效性和经济性，改善和提高社会公众的健康水平和生活质量。

（二）药学服务的特点

药学服务是药师为维护患者乃至公众健康进行的专业服务，有以下几个基本特征。

1. 与药物治疗有关 药学服务要求药师不仅要提供合格的药品，更重要的是关注疾病的合理治疗，要对疾病治疗过程进行决策，包括药品的选择、剂量的确定、给药方法的优化、治疗效果的评估等，同时还包括提供人文关怀，以实现安全、有效、经济的药物治疗。

2. 具有主动性 药学服务强调对患者健康的关注和责任，尽管不需要对患者提供实际照顾，但药师应对服务对象实施发自内心、负责的服务，这种行为方式不同于既往被动的按处方发药的服务方式。

3. 目标明确 药学服务的预期目标明确，包括预防疾病、治愈疾病、消除或减轻症状、阻止或延缓病程、减少不良反应，提高公众生活质量，而不只是保证高质量的药品和足够的血药浓度，这些目标正是医护人员和公众所期望的，也是医疗卫生保健的最终目标。

4. 关注生活质量 把药物治疗与改善患者生活质量联系起来，体现了对药物治疗本质认识的深化，药物不再仅用于防治疾病，更应以改善患者生活质量为目标。

5. 承担相应责任 逐步将药物治疗托付给药师，并监督落实该计划，以保证取得预期结果。这一过程中，药师需要倾注身心，直接对药物治疗结果负责。

（三）全程化药学服务

1. 全程化药学服务的提出和概念 临床药学的开展拉开了医院药学由被动的供应服务型向主动的技术服务型转变的序幕，药学服务的实施则促进了医院药学长足的发展，它倡导的以患者为中心、以提高患者生活质量为目标的服务理念，充分体现现代药学对患者的人文关怀，营造了良好的医疗环境，尽管如此，药学服务的实施过程也遇到了诸多的问题。我国的药学专家在药学服务理论的基础上提出了全程化药学服务的理念。

全程化药学服务，就是在整个医疗卫生保健过程中，不论是在任何场所，在预防保健、药物治疗前和过程中及愈后等任何时期，围绕提高生活质量这一既定目标，直接为公众提供有责任的、与药物有关的服务。该服务不仅由药师个人实施，而且更需要通过集体合作完成。全程化药学服务将药学服务观念渗透到整个医疗卫生保健过程中，是医院药学又一新的里程碑。

2. 全程化药学服务的特点

（1）医院药学服务全程化：医院药师开展多方位的药学服务工作是社会发展的迫切需要。药师通过提供直接的和有责任的与药物有关的服务，以达到提高患者生活质量的目标。医院药师在患者用药前、用药过程及用药后提供全程化药学服务。不管是预防性的、治疗性的或恢复性的（包括急诊），无论何时何地，药学服务直接面向需要服务的人群，所以药学服务无固定服务对象、固定服务时间、固定服务场所。

（2）全程化药学服务系统化：药学服务中根本的关系是药师与患者的关系，全程化药学服务则强调药师通过实施药学服务，确保患者合理用药，减少药源性疾病的发生，同时与医疗保健、护理服务一起来提高公众生活质量。医药结合涵盖了药学服务的核心内容，护理工作的优劣与药学服务有显著相关性，体现了医、护、药等专业人员的相互协作。另外全程化药学服务具有多学科支撑性，因此它是一个系统的服务工程。

（3）全程化药学服务社会化：药学服务中的"服务"不同于一般的仅限于行为上的功能，它包含的是一个群体（药师）对另一个群体（患者）的关怀和责任。由于这种服务是与药物有关，那么这种服务应该涉及全社会所有使用药物的患者，也就是说药学服务本身具有很强的社会属性，其社会属性不仅体现在为医院患者服务（医院本身具有社会的属性），它还体现在为社区、家庭中的患者提供服务。作为药师除了在医疗机构，更要深入社区、家庭给予患者更多的用药方面的指导，提高患者用药的依从性。

药学服务是所有药师应尽的一种社会责任。实施全程化药学服务是社会发展的必然，作为药师如何使药物更合理、更有效、更经济地发挥治疗和预防作用是我们的责任。全程化药学服务为药品对人类发挥最理想的作用提供了有力保障。

> **链接** 关于加快药学服务高质量发展的意见
>
> 为进一步明确新时期药学服务发展方向，不断满足人民群众的健康需求，国家卫生健康委和国家中医药管理局于2018年11月联合印发了《关于加快药学服务高质量发展的意见》（国卫医发〔2018〕45号），该意见从5个方面提出了14项要求，促进药学服务的高质量发展：一是进一步提高对药学服务重要性的认识。二是推进分级诊疗建设，构建上下贯通的药学服务体系。三是加快药学服务转型，提供高质量药学服务。四是加强药师队伍建设，充分调动药师队伍积极性。五是积极推进"互联网+药学服务"健康发展。

自测题

选择题

【A型题】

1. 开办医疗机构必须依法取得（　　）
   A. 医疗机构执业许可证
   B. 医疗机构准许证
   C. 医疗机构制剂许可证
   D. 医疗机构许可证
   E. 医疗机构执业准许证

2. 哪级以上医院应成立药事管理与药物治疗学委员会（　　）
   A. 一级　　　　　　　　B. 二级
   C. 三级　　　　　　　　D. 四级
   E. 特级

3. 根据《医疗机构药事管理规定》有关规定，医疗机构药学专业技术人员不得少于本机构卫生专业技术人员的（　　）
   A. 3%　　B. 5%　　C. 8%　　D. 10%　　E. 15%

4. 以下不属于处方前记部分的是（　　）
   A. 医疗机构名称　　　　　B. 患者姓名
   C. 开具日期　　　　　　　D. 临床诊断
   E. 用法用量

5. 普通药品门诊处方一般不超过（　　）用量。
   A. 1天　　B. 3天　　C. 5天　　D. 7天　　E. 9天

6. 医疗机构配制制剂必须依法取得（　　）
   A. 药品生产许可证　　　　B. 药品经营许可证
   C. 医疗机构制剂许可证　　D. 营业执照

E. 医疗机构执业许可证

7. 医疗机构制剂批准文号的有效期为（　　）

　　A. 1 年　　B. 2 年　　C. 3 年　　D. 4 年　　E. 5 年

8. 医院对药品的经济管理实行（　　）

　　A. 金额管理、季度统计、实耗实销的管理办法

　　B. 金额管理、控制加成、实耗实销的管理办法

　　C. 金额管理、按月统计、实耗实销的管理办法

　　D. 金额管理、重点统计、实耗实销的管理办法

　　E. 金额管理、结构调整、限额报销的管理办法

9. 药学服务的效果体现不包括（　　）

　　A. 改善病情或症状　　　　B. 减少和降低发病率

　　C. 消除并发症　　　　　　D. 缩短住院时间

　　E. 指导药品的正确使用方法

10. 医疗机构药学管理工作模式是（　　）

　　A. 以患者为中心　　　　B. 以疾病为中心

　　C. 以治疗为中心　　　　D. 以效益为中心

　　E. 以预防为中心

【B 型题】

（第 11～12 题备选答案）

　　A. 临床诊断　　　　　　B. 科别、姓名、年龄

　　C. 药品性状、用法用量　D. 药名、剂型

　　E. 规格、数量

根据《处方管理办法》的"四查十对"原则

11. 查配伍禁忌，对（　　）

12. 查用药合理性，对（　　）

（第 13～15 题备选答案）

　　A. 药师签名　　　　　　B. 临床诊断

　　C. 药品专有标识　　　　D. 用法用量

　　E. 药品批准文号

13. 属于处方前记内容的是（　　）

14. 属于处方正文内容的是（　　）

15. 属于处方后记内容的是（　　）

（第 16～20 题备选答案）

　　A. 人类疾病谱的变化以及人们对提高生命质量的期望

　　B. 社会公众对药学服务的迫切需求

　　C. 药学学科的发展

　　D. 药品分类管理制度的建立

　　E. 药师素质的提高与队伍的壮大

16. 为实施药学服务提供了重要的技术保障属于（　　）

17. 实施药学服务的基础是（　　）

18. 为药学服务奠定了重要的理论基础是（　　）

19. 为实施药学服务奠定了重要的制度保障是（　　）

20. 实施药学服务的前提是（　　）

【X 型题】

21. 医疗机构购进药品的要求包括（　　）

　　A. 禁止医务人员自行采购药品

　　B. 由药学部门统一采购供应

　　C. 医疗机构采购同一通用名称药品的品种不得超过 3 种

　　D. 执行药品进货检查验收制度

　　E. 坚持质量优先、价格合理的采购原则

22. 《处方管理办法》中处方书写规则有（　　）

　　A. 患者一般情况、临床诊断填写清晰、完整，并与病历记载相一致

　　B. 西药和中成药可以分别开具处方，也可以开具一张处方

　　C. 患者为新生儿、婴幼儿时写日、月龄

　　D. 特殊情况需要超剂量用药时，应当注明原因，由药师签名

　　E. 开具处方后的空白处画一斜线以示处方完毕

23. 以下有关调配处方的注意事项中，正确的是（　　）

　　A. 仔细阅读处方，按照药品顺序逐一调配

　　B. 对贵重药品及麻醉药品等分别登记账卡

　　C. 调配好一张处方的所有药品后再调配下一张处方，以免发生差错

　　D. 对需要特殊保存的药品加贴醒目的标签提示患者注意

　　E. 调配或核对后签名或盖名章

24. 医院药剂科一般设置的科室有（　　）

　　A. 中西药调剂、制剂室　　B. 中西药库房

　　C. 药品检验室　　　　　　D. 放射性药品调配室

　　E. 临床药学室

25. 药物临床应用管理包括（　　）

　　A. 临床药师参与临床药物治疗方案设计

　　B. 医务人员及时报告可疑严重药品不良反应

　　C. 药师应拒绝调配违反治疗原则的处方

　　D. 严格执行药品注册规定，不得擅自进行临床试验

　　E. 逐步建立临床药师制度

（岑菲菲）

第10章

中药管理

第1节 中药管理概述

一、中药概述

中药是指在传统中医药基础理论指导下，用中医药学术语来表达其功效，依照君臣佐使关系，按照一定的规律，用以防病治病的药品。包括中药材、中药饮片、中成药。

中药材指药用植物、动物、矿物的药用部分采收后经产地初加工形成的原料药材，包括植物类药材、动物类药材以及矿物类药材，其中绝大多数为植物类药材，如板蓝根、大青叶、金银花、羚羊角、朱砂等。

中药饮片指在中医药理论指导下，按照传统加工方法将中药材经炮制成一定规格，供中医临床配方使用的制成品。有狭义和广义之分。就广义而言，凡是供中医临床配方使用的所有药材统称为"饮片"。狭义上则是指经过切制加工制成不定形状的药材，才称为饮片，如片、块、段等药材加工品。

中成药也就是中药成药，是指根据疗效确切、应用广泛的处方、验方或秘方，经药品监督管理部门审批同意，按照严格的质量标准和生产工艺，以中药材、中药饮片为原料，批量生产、配制加工而成的药品，如丸、丹、膏、散、露、酒剂、糖浆剂、片剂、冲剂等。

中成药是依法取得药品生产许可证的药品生产企业生产的具有特定的名称，并标明功能主治、用法用量和规格的中药制剂，如丹参片、六味地黄丸等。中成药中每种药品的组成成分及其配比是固定的，不可随意更改，具有用药方便、快捷等多方面的优点。

中药起源于野生药材，我国地大物博，野生药材资源丰富，据调查我国共有12 800余种中药材，其中大部分为野生药材。但随着生态环境的破坏，野生药材资源不断减少。

考点： 中药、中药饮片、中成药的含义

二、中药的特色与作用

中医药学是中华民族的优秀传统文化，是我国科学技术的重要内容之一，是我国卫生事业的重要组成部分，具有独特的优势，是重要的社会卫生资源。中药是中医用以防病治病的主要武器，是中医赖以生存的物质基础。中药在长期的医疗实践中得到了发展，中药的发展丰富了祖国医学的内容，也促进了中医理论的发展。中医、中药是一个不能分割的整体，中医缺少了中药，即失去了防病治病的武器，就没有物质基础；而中药离开了中医，也就失去了服务对象和使用价值。另一方面，中医药和现代医药各有所长、相互补充，共同承担维护人民健康、提高人口素质的战略任务。中医中药在历次重大疫情中，特别是近年来在防治"非典""禽流感""新冠肺炎"等传染性疾病方面发挥了重大的作用。临床上，中药在治疗疑难杂症等方面显示了独到的功效。在我国广大农村和城镇，中药有着深厚的群众基础，深受人们的喜爱和依赖。因此，中药在防病治病中有不可替代的作用，中药的资源优势、疗效优势、预防保健优势及市场前景越来越得到世界认可。近年来，美国、日本、德国等一些发达国家为规避西药的毒副作用，加速了对中药的研制和开发。保护和发展中药使其造福于人类已成为医药界的共识。

三、中药现代化

中药现代化是指在继承和发展中医药优势和特色的基础上，充分利用现代科学技术的方法和手段，

遵循国际认可的医药标准规范，研究优质、高效、安全、稳定、质量可控、服用方便并且具有现代剂型的新一代中药，而且是能够正式进入国际医药市场并在国际上广泛流通，让世人共享的中药产品或药品。

中药现代化是一个继承和发展的过程，其实质是以中医药理论和经验为基础，借鉴国际通行的医药标准和规范，运用现代科学技术对中药进行研究、开发、生产、经营、使用和监督管理。

（一）中药现代化发展的基本原则和战略目标

1. 基本原则

（1）继承与创新相结合。

（2）资源的可持续利用与产业的可持续发展相结合。

（3）政府引导，企业为主，共同推进。

（4）总体布局与区域发展相结合。

（5）与中医现代化协同发展。

2. 战略目标

（1）构筑国家现代化中药创新体系。

（2）制订和完善现代中药标准和规范。

（3）开发一批疗效确切的中药新产品。

（4）形成具有市场竞争优势的现代中药产业。

（二）中药现代化发展的重点任务、主要措施

1. 重点任务　包括创新平台建设、标准化建设、基础理论研究、中药产品创新、优势产业培育、中药资源保护和可持续利用等六个方面的任务。

2. 主要措施

（1）加强中药现代化发展的整体规划，建立高效、协调的管理机制。

（2）建立多渠道的中药现代化投入体系。

（3）加大对中药产业的政策支持。

（4）加强对中药资源及中药知识产权保护管理力度。

（5）加速中药现代化人才培养。

（6）进一步扩大中药的国际交流与合作。

（7）充分发挥中药行业协会的作用。

考点：中药现代化发展的基本原则

第2节　野生药材资源保护管理

一、野生药材资源保护的目的与原则

（一）目的

为保护和合理利用我国的野生药材资源，适应人民医疗保健事业的需要，1987年10月30日国务院发布了《野生药材资源保护管理条例》（以下简称《条例》），自1987年12月1日起实施。

在中华人民共和国境内采猎、经营野生药材的任何单位或个人，除国家另有规定外，都必须遵守本条例。

（二）原则

国家对野生药材资源实行保护、采猎相结合的原则，并创造条件开展人工种养。

二、国家重点保护野生药材资源的分级与品种目录

国家重点保护的野生药材名录共收载了野生药材物种76种，中药材42种。其中一级保护的野生

药材物种有 4 种，中药材 4 种；二级保护的野生药材物种 27 种，中药材 17 种；三级保护野生药材物种 45 种，中药材 21 种。

国家重点保护的野生药材物种分为三级。

一级：濒临灭绝状态的稀有珍贵野生药材物种。其包括：虎骨（已被禁止贸易）、豹骨、羚羊角、鹿茸（梅花鹿）。

二级：分布区域缩小、资源处于衰竭状态的重要野生药材物种。其包括：鹿茸（马鹿）、麝香（林麝、马麝和原麝）、熊胆（黑熊和棕熊）、穿山甲、蟾酥（中华大蟾蜍和黑框蟾蜍）、蛤蟆油（中国林蛙）、金钱白花蛇（银环蛇）、乌梢蛇、蕲蛇（五步蛇）、蛤蚧、甘草（甘草、胀果甘草和光果甘草）、黄连（黄连、三角叶黄连和云连）、人参、杜仲、厚朴（厚朴和凹叶厚朴）、黄柏（黄檗和黄皮树）、血竭（剑叶龙血树）。

三级：资源严重减少的主要常用野生药材物种。其包括：川贝母（川贝母、暗紫贝母、甘肃贝母和梭砂贝母）、伊贝母（新疆贝母和伊犁贝母）、刺五加、黄芩、天冬（天门冬）、猪苓、龙胆（龙胆、条叶龙胆、三花龙胆和坚龙胆）、防风、远志（远志和卵叶远志）、胡黄连、肉苁蓉、秦艽（秦艽、麻花秦艽、粗茎秦艽和小秦艽）、细辛（北细辛、汉城细辛和细辛）、紫草（新疆紫草和紫草）、五味子（五味子和华中五味子）、蔓荆子（单叶蔓荆和蔓荆）、诃子（诃子和绒毛诃子）、山茱萸、石斛（环草石斛、马鞭石斛、黄草石斛、铁皮石斛和金钗石斛）、阿魏（新疆阿魏和阜康阿魏）、连翘、羌活（羌活和宽叶羌活）。

国家重点保护的野生药材物种名录，由国家医药管理部门会同国务院野生动物、植物管理部门制定。在国家重点保护的野生药材物种名录之外，需要增加的野生药材保护物种，由省、自治区、直辖市人民政府制定并抄送国家医药管理部门备案。

考点：国家重点保护的野生药材物种的分级及药材名称

> **链接** 各级保护野生药材相关知识点的记忆口诀
>
> 一级稀有灭绝，二级重要衰竭，三级常用减少，资源由少到多，级别一二三降。二级衰竭一级珍，一马（马鹿茸）牧草（甘草）射（麝香）蟾（蟾酥）涂，二黄（黄连、黄柏）双蛤（蛤蚧、蛤蟆油）穿（穿山甲）厚（厚朴）杜（杜仲），三蛇（蕲蛇、金钱白花蛇、乌梢蛇）狂饮人（人参）熊（熊胆）血（血竭），虎（虎骨）豹（豹骨）羚羊（羚羊角）梅花鹿（梅花鹿茸）；三级减少主常用，紫（紫草）薇（阿魏）丰（防风）萸（山茱萸）赠猪（猪苓）肉（肉苁蓉），川[川（伊）贝母]味（五味子）黄（胡黄连、黄芩）连（连翘）送石斛，荆（蔓荆子）诃（诃子）刺（刺五加）秦（秦艽）赴远（远志）东（天冬），胆大[龙胆（草）]细心（细辛）也难活（独活）。

三、野生药材资源保护管理的办法

（一）一级保护野生药材管理规定

禁止采猎一级保护野生药材物种，一级保护野生药材物种属于自然淘汰的，其药用部分由各级药材公司负责经营管理，但不得出口。

（二）二、三级保护野生药材管理规定

采猎、收购二、三级保护野生药材物种的，必须按照批准的计划执行。采猎者必须持有采药证，需要进行采伐或狩猎的，必须申请采伐证或狩猎证。不得在禁止采猎区、禁止采猎期采猎二、三级保护野生药材物种，并不得使用禁用工具进行采猎。二、三级保护野生药材物种属于国家计划管理的品种，由中国药材公司统一经营管理，其余品种由产地县药材公司或其委托单位按照计划收购。二、三级保护野生药材物种的药用部分，除国家另有规定外，实行限量出口。

考点：国家重点保护的野生药材的采猎和出口管理规定

案例 10-1

2009 年 4 月 22 日中国质量新闻网报道：满洲里海关查获俄罗斯列车司机走私珍稀动物制品案，一举查获国家一级保护动物赛加羚羊角 53 根。经鉴定，53 根羚羊角为高鼻羚羊角，又名赛加羚羊角，是国家一级保护动物，总价值 40 万元。

问题：该案件责任人应该怎样处理，依据是什么？

四、法律责任

违反采猎、收购保护野生药材物种规定的单位或个人，由当地县以上医药管理部门会同同级有关部门没收其非法采猎的野生药材及使用工具，并处以罚款。违反规定，未经野生药材资源保护管理部门批准进入野生药材资源保护区从事科研、教学、旅游等活动者，当地县以上医药管理部门和自然保护区主管部门有权制止，造成损失的，必须承担赔偿责任。使用违反保护野生药材物种收购、经营、出口管理规定的，由工商行政管理部门或有关部门没收其野生药材和全都违法所得，并处以罚款。保护野生药材资源管理部门的工作人员徇私舞弊的，由所在单位或上级管理部门给予行政处分，造成野生药材资源损失的，必须承担赔偿责任。破坏野生药材资源情节严重，构成犯罪的，由司法机关依法追究刑事责任。

考点：违反《条例》的相关处罚规定

案例 10-1 分析

羚羊角为国家一级保护野生药材物种。《条例》明确规定：禁止采猎一级保护野生药材物种。本案例情节较重，应移交司法机关追究相关责任人的刑事责任。

第 3 节　中药材生产与经营管理

一、中药材生产质量管理的目的与意义

《中药材生产质量管理规范》（GAP），是中药材生产和质量管理的基本准则，适用于中药材（含植物药和动物药）生产企业生产中药材的全过程。GAP 从保证中药材质量出发，规范中药材各生产环节以至全过程，以控制影响药材质量的各种因子，达到药材真实、优质、稳定、可控的目的。其核心内容和最终目标就是生产优质高效的药材。

GAP 是保证中药材质量，促进中药标准化、现代化及国际化的重要措施。中药标准化包括药材标准化、饮片标准化和中成药标准化。其中药材的标准化是基础，没有中药材的标准化就不可能有饮片及中成药的标准化，只有中药材生产的规范化才能有中药材的标准化。

GAP 是中药材生产和质量管理的基本准则。GAP 的目的是规范中药材生产，保证中药材质量，促进中药标准化、现代化。GAP 主要适用于中药材生产企业生产中药材（含植物、动物药）的全过程，制定 GAP 的意义如下。

第一是企业的需要，生产、经营企业为了获得来源稳定、质量高、农药残留少的中药材，强烈要求在产地建立中药材基地，使中药材生产企业有章可循。

第二是实现中药有效监督管理的需要，实施 GAP，把中药材生产正式纳入药品监管体系，为药品监督管理部门实现中药有效监管提供了法律保证。

二、中药材生产质量管理规范

我国的 GAP 是 2002 年国家药品监督管理局发布的《中药材生产质量管理规范（试行）》，共计 10 章 57 条，自 2002 年 6 月 1 日起施行至今。其基本内容涵盖总则，产地生态环境，种质和繁殖材料，栽培与养殖管理，采收与初加工，包装、运输与贮藏，质量管理，人员和设备，文件管理和附则。

（一）GAP 中对中药材的相关规定

1. 产地生态环境要求 中药材生产企业按照中药材产地适宜性优化原则，因地制宜，合理布局。

2. 种质和繁殖材料 对生产中药材采用的物种的种名、亚种、变种或品种应准确地鉴定和审核。

3. 药用植物栽培 根据药用植物生产发育要求，确定栽培适宜区域，制订相应的种植规程。

4. 药用动物养殖管理 根据其生存环境、食性、行为特点及对环境的适应能力，确定养殖方式和方法。

5. 采收与初加工 野生或半野生药用动、植物的采集，应坚持"最大持续产量"原则，即不危害生态环境，可持续生产（采收）的最大产量。

6. GAP 对包装、运输与储藏的规定

（1）药材包装要求：包装前应检查并清除劣质品及异物。

（2）药材运输要求：药材批量运输时，不应与其他有毒、有害、易串味物质混装。运载容器应具有较好的通气性，以保持干燥。

（3）药材储藏要求：药材仓库应通风、干燥、避光，并具有防鼠、虫及禽畜的措施。

7. 质量管理 生产企业应设置质量管理部门，配备相应的人员、场所和设备，负责中药材生产全过程的监督管理和质量监控。

（二）GAP 中对人员、设备及相关文件的规定

1. 人员和设备

（1）人员要求：生产企业的技术负责人、质量管理部门负责人应有相关的大专以上学历和药材生产实践经验。对从事中材生产的人员和田间工作的人员也提出了具体要求，并规定从事加工、包装、检验的人员应定期进行健康检查，患有传染病、皮肤病和外伤性疾病等疾病人员不得从事直接接触药材的工作。对从事中药材生产的有关人员应定期培训与考核。

（2）设备要求：对生产企业的环境卫生、生产和检验用的仪器、仪表、量具、衡器等，其适用范围和精密度应符合生产和检验的要求，有明显的状态标志，并定期校验。

2. 文件管理 生产企业应有生产管理、质量管理等标准操作规程。对每种中药材的生产全过程均应详细记录，必要时可附图片、图像。对记录的内容做了具体规定。要求原始记录、生产计划及执行情况、合同及协议书均应存档，至少保存 5 年。

考点：GAP 中相关要求

三、中药材经营管理

（一）《药品管理法》有关规定

1.《药品管理法》第五十五条明确指出 药品上市许可持有人、药品生产企业、药品经营企业和医疗机构应当从药品上市许可持有人或者具有药品生产、经营资格的企业购进药品；但是，购进未实施审批管理的中药材除外。（实施批准文号管理的中药材、中药饮片品种目录由国务院药品监督管理部门会同国务院中医药管理部门制定。）

2.《药品管理法》第五十八条第二款明确指出 药品经营企业销售中药材，应当标明产地。

3.《药品管理法》第六十条明确指出 城乡集市贸易市场可以出售中药材，国务院另有规定的除外。除外的情形主要包括罂粟壳、28 种毒性中药材品种、42 种国家重点保护的野生动植物药材品种以及实施批准文号管理的中药材。

4.《药品管理法》第六十三条明确指出 新发现和从境外引种的药材，经国务院药品监督管理部门批准后，方可销售。

5.《药品管理法》第四十八条第二款明确指出 发运中药材应当有包装。在每件包装上，应当注明品名、产地、日期、供货单位，并附有质量合格的标志。

考点：《药品管理法》中关于中药材经营管理的相关知识

链接　中药材专业市场简介

目前我国共有 17 家规范化中药材专业市场：安徽亳州中药材商品交易中心；河南省禹州中药材专业市场；成都市荷花池药材专业市场；河北省安国中药材专业市场；江西樟树中药材市场；广州市清平中药材专业市场；山东鄄城县舜王城药材市场；重庆市解放路药材专业市场；哈尔滨三棵树药材专业市场；兰州市黄河中药材专业市场；西安万寿路中药材专业市场；湖北省蕲州中药材专业市场；湖南岳阳花板桥中药材市场；湖南省邵东县药材专业市场；广西玉林中药材专业市场；广东省普宁中药材专业市场；昆明菊花园中药材专业市场。其中安徽亳州、河北安国、河南禹州、江西樟树 4 家中药材市场历史悠久，早在清朝就有"四大药都"的美誉。

（二）其他规定

1. 中药材市场管理规定　为规范中药材交易市场，打击违法经营，国务院办公厅于 1994 年颁发了《国务院办公厅关于继续整顿和规范药品生产经营秩序，加强药品管理工作的通知》，并组织人员对全国中药材市场进行了清理整顿，规范了 17 个、取缔了 60 多个中药材市场。1998 年在《关于严禁开办或变相开办各种药品集贸市场的紧急通知》中对中药材市场的管理作了进一步的要求。

《整顿中药材专业市场的标准》规定下列药品严禁在中药材专业市场内交易：须经加工炮制的中药饮片；中成药；化学原料药及其制剂、抗生素、生化药品、放射性药品，血清疫苗、血液制品、诊断用药和有关医疗器械；罂粟壳以及 28 种毒性中药材品种；国家重点保护的 42 种野生动植物药材品种（家种、家养除外），国家法律、法规明令禁止上市的其他药品。

2.《进口药材管理办法》涉及中药管理的规定

（1）进口药材的申请与审批：药材进口单位（指办理首次进口药材审批的申请人或者办理进口药材备案的单位），应当是中国境内的中成药上市许可持有人、中药生产企业，以及具有中药材或者中药饮片经营范围的药品经营企业。药材进口申请包括首次进口和非首次进口药材申请。首次进口药材是指非同一国家（地区）、非同一申请人、非同一药材基原的进口药材。首次进口药材，应当按照本办法规定取得进口药材批件后，向口岸药品监督管理部门办理备案。非首次进口药材，应当按照本办法规定直接向口岸药品监督管理部门办理备案。非首次进口药材实行目录管理，具体目录由国家药品监督管理局制定并调整。尚未列入目录，但申请人、药材基原以及国家（地区）均未发生变更的，按照非首次进口药材管理。进口的药材应当符合国家药品标准。《中国药典》（2020 年版）未收载的品种，应当执行进口药材标准；《中国药典》（2020 年版）、进口药材标准均未收载的品种，应当执行其他的国家药品标准。少数民族地区进口当地习用的少数民族药药材，尚无国家药品标准的，应当符合相应的省、自治区药材标准。首次进口药材申请人应当在取得进口药材批件后 1 年内，从进口药材批件注明的到货口岸组织药材进口。

（2）《进口药材批件》编号格式为：（省、自治区、直辖市简称）药材进字+4 位年号+4 位顺序号。

考点： 进口药材的相关规定

第 4 节　中药饮片生产与经营管理

一、中药饮片生产管理

颁布国家药品标准的中药饮片为国家基本药物，国家另有规定的除外，质量优劣直接关系到中医临床医疗效果。

（一）《药品管理法》《药品管理法实施条例》中关于中药饮片生产的有关规定

1.《药品管理法》第四十四条第二款明确指出　"中药饮片应当按照国家药品标准炮制；国家药品标准没有规定的，应当按照省、自治区、直辖市人民政府药品监督管理部门制定的炮制规范炮制。省、自治区、直辖市人民政府药品监督管理部门制定的炮制规范应当报国务院药品监督管理部门备案。

不符合国家药品标准或者不按照省、自治区、直辖市人民政府药品监督管理部门制定的炮制规范炮制的，不得出厂、销售。"

2. **《药品管理法实施条例》中指出**　　"药品生产企业生产药品所使用的原料药，必须具有国务院药品监督管理部门核发的药品批准文号或者进口药品注册证书、医药产品注册证书；但是，未实施批准文号管理的中药材、中药饮片除外。"

3. **《药品管理法实施条例》中指出**　　"生产中药饮片，应当选用与药品性质相适应的包装材料和容器；包装不符合规定的中药饮片，不得销售。中药饮片包装必须印有或者贴有标签。中药饮片的标签必须注明品名、规格、产地、生产企业、产品批号、生产日期，实施批准文号管理的中药饮片还必须注明药品批准文号。"

4. **《药品管理法实施条例》中指出**　　"生产没有国家药品标准的中药饮片，不符合省、自治区、直辖市人民政府药品监督管理部门制定的炮制规范的；医疗机构不按照省、自治区、直辖市人民政府药品监督管理部门批准的标准配制制剂的，依照《药品管理法》第一百一十七条的规定给予处罚。"

（二）《关于加强中药饮片监督管理的通知》对中药饮片管理的规定

为进一步加强中药饮片监督管理，促进中医药事业健康发展，国家药品监督管理局于 2011 年 1 月 5 日发布《关于加强中药饮片监督管理的通知》（国食药监安〔2011〕25 号），就加强中药饮片监督管理工作提出有关要求。

1. **提高加强中药饮片监管重要性的认识**　　各级卫生行政、药品监督管理部门和中医药管理部门应充分认识加强中药饮片监管对推动医药卫生体制改革，强化基本药物制度建设的重要意义，依法加强辖区内中药饮片的生产、经营和使用各个环节的监管，工作中应加强协调配合，形成监管合力，切实保障中药饮片质量。

2. **加强中药饮片生产经营行为监管**　　各级药品监管部门应加强中药饮片生产、经营行为监管。生产中药饮片必须持有药品生产许可证；必须以中药材为起始原料，使用符合药用标准的中药材，并应尽量固定药材产地；必须严格执行国家药品标准和地方中药饮片炮制规范、工艺规程；必须在符合药品 GMP 条件下组织生产，出厂的中药饮片应检验合格，并随货附纸质或电子版的检验报告书。批发零售中药饮片必须持有药品经营许可证。批发企业销售给医疗机构、药品零售企业和使用单位的中药饮片，应随货附加盖单位公章的生产、经营企业资质证书及检验报告书（复印件）。

严禁生产企业外购中药饮片半成品或成品进行分包装或改换包装标签等行为。严禁经营企业从事饮片分包装、改换标签等活动；严禁从中药材市场或其他不具备饮片生产经营资质的单位或个人采购中药饮片。

3. **加强医疗机构中药饮片监管**　　各级卫生行政和中医药管理部门应加强对中药饮片使用环节的监管，进一步规范医疗机构对饮片的管理工作。医疗机构从中药饮片生产企业采购，必须要求企业提供资质证明文件及所购产品的质量检验报告书；从经营企业采购的，除要求提供经营企业资质证明外，还应要求提供所购产品生产企业的质量检验报告书。医疗机构必须按照《医院中药饮片管理规范》的规定使用中药饮片，保证在储存、运输、调剂过程中的饮片质量。

严禁医疗机构从中药材市场或其他没有资质的单位和个人，违法采购中药饮片调剂使用。

医疗机构如加工少量自用特殊规格饮片，应将品种、数量、加工理由和特殊性等情况向所在地市级以上药品监管部门备案。

4. **明确监管责任，严格执法监督**　　各省级药品监督管理局、卫生行政和中医药管理部门应按照本通知要求，加强中药饮片生产、经营及使用环节的监督和现场检查。发现医疗机构违反规定，使用不符合要求饮片的，卫生行政、中医药管理部门应按照有关规定予以严肃处理。发现中药饮片生产、流通及使用环节存在违法生产、采购和使用的，药品监管部门一律依法查处。

（三）毒性中药饮片的生产管理规定

1. **定点生产原则**　　国家中医药管理部门对毒性中药饮片，实行统一规划、合理布局、定点生产。

其定点生产具体原则如下。

（1）对市场需求量大，毒性药材生产较多的地区定点要合理布局，相对集中，按省区确定 2～3 个定点企业。

（2）对一些产地集中的毒性中药材品种，如朱砂、雄黄、附子等要全国集中统一定点生产，供全国使用。逐步实现以毒性中药材主产区为中心择优定点生产。

（3）毒性中药饮片定点生产企业，要符合《医疗用毒性药品管理办法》等要求。

2. 企业管理原则　加强对定点生产毒性中药饮片企业的管理。

（1）建立健全毒性中药饮片各项生产管理制度，包括生产管理、质量管理、仓储管理。

（2）强化和规范毒性中药饮片生产工艺技术管理，制定切实可行的工艺操作规程，建立批生产记录，保证生产过程的严肃性、规范性。

（3）加强毒性中药饮片包装管理，严格执行《中药饮片包装管理办法》，包装要有突出、鲜明的毒药标识。

（4）建立毒性中药饮片生产技术经济指标统计报告制度。

（5）定点生产的毒性中药饮片，应销往具有经营毒性中药饮片资质的经营单位或直销到医疗单位。

二、中药饮片经营管理

（一）《医院中药饮片管理规范》（国中医药发〔2007〕11号）主要内容

1. 中药饮片的采购、验收及保管管理

（1）医院应当建立健全中药饮片采购制度，从合法的供应单位购进中药饮片。

（2）医院对所购的中药饮片，应当按照国家药品标准和省、自治区、直辖市药品监督管理部门制定的标准和规范进行验收，验收不合格的不得入库。

（3）中药饮片仓库应当有与使用量相适应的面积，具备通风、调温、调湿、防潮、防虫、防鼠等条件及设施。

（4）中药饮片出入库应当有完整记录。中药饮片出库前，应当严格进行检查核对，不合格的不得出库使用。

2. 中药饮片调剂与临方炮制管理

（1）医院调剂用计量器具应当按照质量技术监督部门的规定定期校验，不合格的不得使用。

（2）中药饮片装斗时要清斗，认真核对，装量适当，不得错斗、串斗。

（3）中药饮片调配后，必须经复核后方可发出。医院应当定期对中药饮片调剂质量进行抽查并记录抽查结果。

（4）医院进行临方炮制，应当具备与之相适应的条件和设施，严格遵照国家药品标准和省、自治区、直辖市药品监督管部门制定的炮制规范进行。

医院应当建立健全中药饮片煎煮的工作制度、操作规程和质量控制措施并严格执行。中药饮片柜斗谱的书写应当正名正字；装斗前应当复核，防止错斗、串斗；应当定期清斗，防止饮片生虫、发霉、变质；不同批号的饮片装斗前应当清斗并记录。

（二）其他规范性文件中涉及中药饮片管理规定

《药品经营质量管理规范》（GSP）对经营中药饮片作了明确的规定：经营中药材、中药饮片的，应当有专用的库房和养护工作场所，直接收购地产中药材的应当设置中药样品室（柜）。采购中药材、中药饮片的还应当标明产地。中药饮片验收记录应当包括品名、规格、批号、产地、生产日期、生产厂商、供货单位、到货数量、验收合格数量等内容，实施批准文号管理的中药饮片还应当记录批准文号。对中药材和中药饮片应当按其特性采取有效方法进行养护并记录，所采取的养护方法不得对药品造成污染。中药材和中药饮片分库存放；中药饮片销售记录应当包括品名、规格、批号、产地、生产厂商、购货单位、销售数量、单价、金额、销售日期等内容。中药饮片柜斗谱的书写应当正名正字；

装斗前应当复核，防止错斗、串斗；应当定期清斗，防止饮片生虫、发霉、变质；不同批号的饮片装斗前应当清斗并记录。经营中药饮片的，有存放饮片和处方调配的设备；销售中药饮片做到计量准确，并告知煎服方法及注意事项；提供中药饮片代煎服务，应当符合国家有关规定。储存中药饮片应当设立专用库房。

（三）毒性中药饮片的经营管理

1. 毒性中药饮片的经营要求　具有经营毒性中药资格的企业采购毒性中药饮片，必须从持有毒性中药材的饮片定点生产企业合格证和定点生产标志的中药饮片生产企业或具有经营毒性中药资格的批发企业购进，严禁从非法渠道购进毒性中药饮片。

2. 毒性中药饮片的管理要求　毒性中药饮片管理必须严格按国家有关规定，实行专人、专库（柜）、专账、专用衡器，双人双锁保管，做到账、货、卡相符。

3. 毒性中药饮片的调剂管理

（1）群众自配民间单、秘、验方需用毒性中药，购买时要持有本单位或者城市街道办事处、乡（镇）人民政府的证明信，供应部门方可发售。

（2）调配含有毒性中药饮片的处方，每次处方剂量不得超过 2 日极量。对处方未注明"生用"的，应给付炮制品。如在审方时对处方有疑问，必须经处方医生重新审定后方可调配。处方保存 2 年备查。

第 5 节　中药品种保护

一、中药品种保护的目的与意义

（一）中药品种保护的目的

为了提高中药品种的质量，保护中药生产企业的合法权益，促进中药事业的发展，国务院于 1992 年 10 月 14 日颁布了《中药品种保护条例》（以下简称《条例》），自 1993 年 1 月 1 日起施行。2009 年 2 月 3 日，国家食品药品监督管理局制定并印发了《中药品种保护指导原则》。2018 年 9 月 30 日，国务院签署国务院令，对《中药品种保护条例》等 10 部行政法规的部分条款予以修改，自公布之日起施行。

（二）中药品种保护的意义

《条例》的颁布实施，标志着我国对中药的研制生产、管理工作走上了法制化轨道；对保护好中药名优产品，保护中药研制生产的知识产权，提高中药质量和信誉，推动中药制药企业的科研进步，开发临床安全有效的新药和促进中药走向国际医药市场均具有重要的意义。

中药品种保护制度在很大程度上解决了中药品种的低水平重复问题，保护了中药研制单位及生产企业开发中药新品种和提高中药质量标准的积极性，促进了企业主导品种的集约化和规模化生产，推动了中药行业集约化经营模式的形成，改善了无序竞争的局面，规范了中药生产经营秩序，促进了中药生产企业的科技进步和产品质量的提高。在促进药材资源的合理应用，提高中药品种的整体质量水平、逐步实现中药现代化等方面，也取得了一定的成效。

二、中药品种保护适用的范围与监督管理部门

（一）适用的范围

本条例属于国务院颁发的行政法规。适用于中国境内生产制造的中药品种，包括中成药、天然药物的提取物及其制剂和中药人工制成品。中药保护品种必须是列入国家药品标准的品种。

申请专利的中药品种，依照《中华人民共和国专利法》的规定办理，不适用本条例。

考点：中药品种保护适用的范围

（二）监督管理部门

国家药品监督管理部门负责全国中药品种保护的监督管理工作，国家中医药管理部门协同管理全

国中药品种的保护工作。

三、中药品种保护的品种范围、等级划分及条件

（一）中药保护品种范围

依照《中药品种保护条例》，受保护中药品种，必须是列入国家药品标准的品种。

（二）中药保护品种的等级划分及条件

《中药品种保护条例》规定受保护的中药品种分为一级和二级。中药一级保护品种的保护期限分别为 30 年、20 年、10 年，中药二级保护品种的保护期限为 7 年。

1. 申请中药一级保护品种应具备的条件　符合下列条件之一的中药品种，可以申请一级保护。

（1）对特定疾病有特殊疗效的。

（2）相当于国家一级保护野生药材物种的人工制成品。

（3）用于预防和治疗特殊疾病的。

2. 申请中药二级保护品种应具备的条件　符合下列条件之一的中药品种，可以申请二级保护。

（1）符合上述一级保护的品种或者已经解除一级保护的品种。

（2）对特定疾病有显著疗效的。

（3）从天然药物中提取的有效物质及特殊制剂。

考点：中药品种保护的范围、等级划分

四、申请中药品种保护的程序

（一）申请

中药生产企业向所在地省级药品监督管理部门提出申请，经初审签署意见后，报国家药品监督管理部门。在特殊情况下，中药生产企业也可直接向国家药品监督管理部门提出申请。

（二）审评

国家药品监督管理部门委托国家中药品种保护审评委员会进行审评。

（三）发证

国家药品监督管理部门根据审评结论，决定对申请的中药品种是否给予保护。经批准保护的中药品种，由国家药品监督管理部门发给中药保护品种证书，并在指定的专业报刊上予以公告。

五、中药品种的保护措施

（一）中药一级保护品种的保护措施

1. 品种保护规定　该品种的处方组成、工艺制法在保护期内由获得中药保护品种证书的生产企业和有关的药品监督管理部门、单位和个人负责保密，不得公开。负有保密责任的有关部门、企业和单位应按照国家有关规定，建立必要的保密制度。

2. 转让规定　向国外转让中药一级保护品种的处方组成、工艺制法，应当按照国家有关保密的规定办理。

3. 到期管理规定　因特殊情况需要延长保护期的，由生产企业在该品种保护期满前 6 个月，依照中药品种保护的申请办理程序申报。由国家药品监督管理部门确定延长的保护期限，不得超过第一次批准的保护期限。

（二）中药二级保护品种的保护措施

中药二级保护品种在保护期满后可以延长保护期限，时间为 7 年，由生产企业在该品种保护期满前 6 个月依据条例规定的程序申报。

（三）其他规定

1. 生产规定

（1）除临床用药紧张的中药保护品种另有规定外，被批准保护的中药品种在保护期内仅限于已获得中药保护品种证书的企业生产。

（2）对已批准保护的中药品种，如果在批准前是由多家企业生产的，其中未申请中药保护品种证书的企业方当自公告发布之日起 6 个月内向国家药品监督管理部门申报，按规定提交完整的资料，经指定的药品检验机构对申报品种进行质量检验，达到国家药品标准的，经国家药品监督管理部门审批后，补发批准文件和中药保护品种证书，对未达到国家药品标准的，国家药品监督管理部门依照药品管理的法律、行政法规的规定，撤销该中药品种的批准文号。

（3）生产中药保护品种的企业及有关主管部门，应重视生产条件的改进，提高品种的质量。

2. **其他规定**　中药保护品种在保护期内向国外申请注册时，必须经过国家药品监督管理部门批准同意。否则，不得办理。

六、法律责任

1. **泄密处理**　违反本《条例》的规定，将一级保护品种的处方组成、工艺制法泄密者，对其责任人员，由所在单位或者上级机关给予行政处分，构成犯罪的，依法追究刑事责任。

2. **仿制、伪造处理**　对违反本《条例》，擅自仿制和生产中药保护品种的，由县级以上药品监督管理部门以生产假药依法论处。伪造中药保护品种证书及有关证明文件进行生产、销售的，由县级以上药品监督管理部门没收其全部有关药品及违法所得，并处以有关药品正品价格 3 倍以下罚款，对构成犯罪的，由司法机关依法追究刑事责任。

考点： 中药品种保护的保护措施

自 测 题

选择题

【A 型题】

1. 国家对野生药材资源实行（　　　）
   A. 严禁采猎的原则
   B. 限量采猎的原则
   C. 保护和采猎相结合的原则
   D. 人工种养代替采猎的原则
   E. 放任不管的原则

2. 不符合我国中药管理规定的叙述是（　　　）
   A. 国家实行中药品种保护制度，具体办法由国务院制定
   B. 药品经营企业销售中药材必须标明产地
   C. 中药材和中药饮片应有包装，并附有质量合格的标识
   D. 城乡集市贸易市场可以销售中药材、中药饮片、中成药
   E. 城乡集贸市场不可以销售 28 种毒性中药材

3. 属于一级保护野生药材物种的是（　　　）
   A. 羚羊角　　　　　　B. 熊胆
   C. 人参　　　　　　　D. 穿山甲
   E. 麝香

4. 属于二级保护野生药材物种的是（　　　）
   A. 川贝母　　　　　　B. 细辛
   C. 山茱萸　　　　　　D. 黄连
   E. 石斛

5. 国家一级保护野生药材物种是指（　　　）
   A. 濒临灭绝状态的稀有珍贵野生药材物种
   B. 濒临灭绝状态的重要野生药材物种
   C. 资源处于衰竭状态的重要野生药材资源

D. 资源严重减少的主要常用野生药材物种
   E. 价格高的野生药材物种

6. 国家三级保护野生药材物种是指（　　　）
   A. 分布区域缩小的重要野生药材物种
   B. 濒临灭绝状态的稀有珍贵野生药材物种
   C. 资源处于衰竭状态的重要野生药材资源
   D. 资源严重减少的主要常用野生药材物种
   E. 价格偏低的野生药材资源

7. 依照《中药品种保护条例》，受保护的中药品种，必须是列入（　　　）
   A. 国家药品标准的品种
   B. 国家基本药物目录品种
   C. 国家基本医疗保险用药目录品种
   D. 国家非处方药目录品种
   E. 国家处方药目录品种

8. 根据《中药品种保护条例》，可以申请中药一级保护品种的是（　　　）
   A. 国家一级保护野生药材物种
   B. 对特定疾病有特殊疗效的中药品种
   C. 对特定疾病有显著疗效的中药品种
   D. 从天然药物中提取的有效物质及特殊制剂
   E. 价格昂贵的中药材品种

9. 《中药品种保护条例》适用于中国境内生产制造的中药品种，包括（　　　）
   A. 中成药、天然药物的提取物及其制剂和中药人工制成品
   B. 中成药、中药人工制成品和申请专利的中药品种

C. 中药材、中药饮片、成药和中药人工制成品

D. 中药饮片、中成药、天然药物的提取物及其制剂和中药人工制成品

E. 中药材、中药饮片、中成药和民族药

10. 对擅自仿制和生产中药保护品种的，药品监督管理部门以（　　）

A. 生产劣药论处

B. 生产假药论处

C. 无证生产药品论处

D. 生产假、劣药品论处

E. 私自生产药品论处

11. 关于《进口药材批件》叙述错误的是（　　）

A. 首次进口药材，应当按照本办法规定取得进口药材批件后，向口岸药品监督管理部门办理备案

B. 非首次进口药材，无须向口岸药品监督管理部门办理备案

C. 首次进口药材申请人应当在取得进口药材批件后 1 年内，从进口药材批件注明的到货口岸组织药材进口

D. 《进口药材批件》编号格式为：（省、自治区、直辖市简称）药材进字+4 位年号+4 位顺序号

E. 尚未列入目录，但申请人、药材基源以及国家（地区）均未发生变更的，按照非首次进口药材管理

12. 中药二级保护品种的保护期限是（　　）

A. 5 年　　　　B. 7 年　　　　C. 10 年

D. 15 年　　　E. 20 年

（孙建平）

第11章

特殊管理药品管理

第1节 特殊管理药品概述

一、特殊管理药品简介

我国《药品管理法》第一百一十二条规定："国务院对麻醉药品、精神药品、医疗用毒性药品、放射性药品和药品类易制毒化学品等有其他特殊管理规定的，依照其规定。"上述药品具有特殊的药理、生理作用，合理使用是医疗的必需品，解除患者病痛；若使用不当将严重危害患者及公众的生命健康安全。因此为了保证公众的健康，防止药物滥用造成危害，国家对这类药品实行特殊管理。

本章涉及的特殊管理药品，包括麻醉药品、精神药品、医疗用毒性药品、放射性药品、药品类易制毒化学品、兴奋剂、预防性生物制品（疫苗）等，标识如图11-1所示。

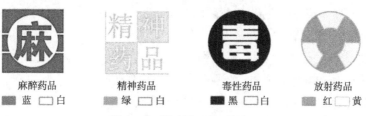

麻醉药品　　　精神药品　　　毒性药品　　　放射药品
　■ 蓝 □ 白　　　■ 绿 □ 白　　　■ 黑 □ 白　　　■ 红 □ 黄

图 11-1　特殊管理药品标识

考点：特殊管理药品的类型

二、特殊管理药品的特点

2016年2月6日《国务院关于修改部分行政法规的决定》对《麻醉药品和精神药品管理条例》进行了第二次修订，条例规定麻醉药品和精神药品，是指列入麻醉药品目录、精神药品目录（以下称目录）的药品和其他物质。

（一）麻醉药品

麻醉药品是指连续使用后易产生生理依赖性（身体依赖性）、能成瘾癖的药品。例如，阿片、吗啡、哌替啶等属于麻醉药品。

（二）精神药品

精神药品是指直接作用于人体中枢神经系统，使之兴奋或抑制，连续使用能产生依赖性的药品。例如，甲基苯丙胺（冰毒）、地西泮（安定）等属于精神药品。精神药品分为第一类精神药品和第二类精神药品。

（三）医疗用毒性药品

医疗用毒性药品是指毒性剧烈、治疗剂量与中毒剂量相近，使用不当会致人中毒或死亡的药品，简称毒性药品。

毒性药品有三个显著特点：一是毒性剧烈；二是治疗剂量与中毒剂量相近，也就是说此类药物的治疗窗较窄，稍有不慎就会超过治疗剂量而引起中毒；三是使用不当后会造成严重的后果，如中毒或致人死亡。

（四）放射性药品

放射性药品是指用于临床诊断或者治疗的放射性核素制剂或其标记药物。其在分子内或制剂内含有放射性，所放射出的射线具有较强的穿透力，可对人体组织发生电离作用，对人体产生较大的危害。

考点： 麻醉药品、精神药品、毒性药品、放射性药品的概念、特点

三、我国特殊管理类药品的主要法规

我国管理麻醉药品、精神药品和其他特殊类管理药品的主要法规如表 11-1 所示。

表 11-1　我国特殊管理类药品的主要法规

名称	颁发机构	颁发时间
《医疗用毒性药品管理办法》	国务院	1988.12
《放射性药品管理办法》	国务院	1989.01
《麻醉药品和精神药品管理条例》	国务院	2005.08

第 2 节　麻醉药品与精神药品的管理

一、麻醉药品和精神药品的分类及品种

国家食品药品监督管理总局、公安部、国家卫计委于 2013 年 11 月 11 日联合发布了《麻醉药品品种目录（2013 年版）》和《精神药品品种目录（2013 年版）》，自 2014 年 1 月 1 日起施行。

（一）精神药品的分类及品种

依据精神药品对人体的依赖性和危害人体健康的程度将其分为第一类精神药品和第二类精神药品，其中第一类精神药品的毒性和成瘾性均强于第二类精神药品。

根据《精神药品品种目录（2013 年版）》，精神药品共 149 种，第一类精神药品 68 种，其中我国生产和使用的有 7 种：马吲哚、丁丙诺啡、三唑仑、司可巴比妥、哌醋甲酯、氯胺酮、γ-羟丁酸。第二类精神药品 81 种，其中我国生产和使用的有 28 种：异戊巴比妥、巴比妥、苯巴比妥、戊巴比妥、氯硝西泮、地西泮、氟西泮、劳拉西泮、硝西泮、奥沙西泮、艾司唑仑、阿普唑仑、咪达唑仑、喷他佐辛、地佐辛及其注射液、布托啡诺及其注射液、咖啡因、扎来普隆、甲丙氨酯、曲马多、麦角胺咖啡因片、氨酚氢可酮片、格鲁米特、匹莫林、唑吡坦、安钠咖、佐匹克隆、丁丙诺啡透皮贴剂。

国家对麻醉药品和精神类药品目录实行动态管理，对上市销售但尚未列入目录的药品或第二类精神药品发生滥用，已造成或可能造成严重危害的，国务院药品监督管理部门会同公安部、卫健委及时将该药品列入目录或将第二类精神药品调整为第一类精神药品。

（二）麻醉药品的分类及品种

在《精神药品品种目录（2013 年版）》中，麻醉药品共 121 种，其中我国生产和使用的品种包括制剂、提取物、提取物粉共 25 种：可卡因、可待因、双氢可待因、蒂巴因、吗啡（包括吗啡阿托品注射液）、乙基吗啡、氢吗啡酮、罂粟壳、罂粟浓缩物（包括罂粟果提取物、罂粟果提取物粉）、福尔可定、阿片（包括阿橘片、复方樟脑酊）、氢可酮、美沙酮、羟考酮、芬太尼、瑞芬太尼、舒芬太尼、右丙氧芬、二氢埃托啡、布桂嗪、地芬诺酯、哌替啶。

考点： 麻醉药品和精神药品的分类和品种

二、麻醉药品和精神药品的种植与实验研究管理

（一）麻醉药品药用原植物的种植管理

国家对麻醉药品药用原植物的种植、麻醉药品和精神药品的生产实行总量控制。麻醉药品和精神药品的年度生产计划由国务院药品监督管理部门和国务院农业主管部门根据麻醉药品年度生产计划共

同制定。麻醉药品药用原植物种植企业应当根据年度种植计划，种植麻醉药品药用原植物，并定期向国家药品监督管理部门和农业主管部门报告种植情况。其他未经批准的单位和个人不得种植麻醉药品药用原植物。

（二）麻醉药品和精神药品的实验研究管理

开展麻醉药品和精神药品的实验研究单位应经国家药品监督管理部门批准，并必须具备下列条件。以医疗、科学研究或教学为目的；有保证实验所需麻醉药品和精神药品安全的措施和管理制度；单位及工作人员 2 年内没有违反有关禁毒的法律、行政法规规定的行为。

麻醉药品和精神药品的实验研究单位申请相关药品批准证明文件，应当依照药品管理法的规定办理；需要转让研究成果的，应当经国务院药品监督管理部门批准。经批准开展麻醉药品和精神药品实验研究，应当在 3 年内完成药物临床前研究，向国家药品监督管理部门申报药品注册。麻醉药品和第一类精神药品临床试验，不得以健康人为受试对象。

三、麻醉药品和精神药品的生产管理

（一）生产总量控制

国家对麻醉药品和精神药品的生产实行总量控制。麻醉药品和精神药品的年度生产计划由国务院药品监督管理部门根据麻醉药品和精神药品的需求总量制定。麻醉药品药用原植物年度种植计划，是由国务院药品监督管理部门和国务院农业主管部门根据麻醉药品年度生产计划共同制定，其他单位和个人不得种植麻醉药品药用原植物。

（二）定点企业的审批

麻醉药品和精神药品的定点生产企业应当具备条件：有药品生产许可证；有麻醉药品和精神药品生产批准证明文件；有符合规定的麻醉药品和精神药品生产设施、储存条件和相应的安全管理设施；有通过网络实施企业安全生产管理和向药品监督管理部门报告生产企业信息的能力；有保证麻醉药品和精神药品安全生产的管理制度；有与麻醉药品和精神药品安全生产要求相适应的管理水平和经营规模；麻醉药品和精神药品生产管理、质量管理部门的人员应当熟悉麻醉药品和精神药品管理及有关禁毒的法律、行政法规；没有生产、销售假药、劣药或者违反有关禁毒的法律、行政法规规定的行为；符合国务院药品监督管理部门公布的麻醉药品和精神药品定点生产企业数量和布局的要求。

四、麻醉药品和精神药品的经营管理

（一）实行定点经营

国家对麻醉药品和精神药品实行定点经营制度。未经批准的任何单位和个人不得从事麻醉药品和精神药品的经营活动。药品经营企业不得经营麻醉药品和第一类精神药品的原料药。但供医疗、科学研究、教学使用小包装的上述药品可以由国务院药品监督管理部门规定的药品批发企业经营。

（二）定点经营企业必备条件

麻醉药品和精神药品定点批发企业除应当具备《药品管理法》第五十二条规定从事药品经营活动规定的条件外，还应当具备下列条件：有符合本条例规定的麻醉药品和精神药品储存条件；有通过网络实施企业安全管理和向药品监督管理部门报告经营信息的能力；单位及其工作人员 2 年内没有违反有关禁毒的法律、行政法规规定的行为；符合国务院药品监督管理部门公布的定点批发企业布局。

麻醉药品和第一类精神药品的定点批发企业，还应当具有保证供应责任区域内医疗机构所需麻醉药品和第一类精神药品的能力，并具有保证麻醉药品和第一类精神药品安全经营的管理制度。

（三）定点经营资格审批

1. 批发企业审批　跨省、自治区、直辖市从事麻醉药品和第一类精神药品批发业务的企业（以下称全国性批发企业），应当经国务院药品监督管理部门批准，并予公布。在本省、自治区、直辖市行政区域内从事麻醉药品和第一类精神药品批发业务的企业（以下称区域性批发企业），应当经所在地省、自治区、直辖市人民政府药品监督管理部门批准，并予公布。专门从事第二类精神药品批发业务的企业，应当经所在地省、自治区、直辖市人民政府药品监督管理部门批准，并予公布。

全国性批发企业和区域性批发企业在向所在地省、自治区、直辖市药品监督管理部门申请变更药品经营许可证经营范围后，可以从事第二类精神药品批发业务。

2. 零售（连锁）企业审批　麻醉药品和第一类精神药品不得零售。经所在地设区的市级药品监督管理机构批准，实行统一进货、统一配送、统一管理的药品零售连锁企业可以从事第二类精神药品零售业务。

考点：麻醉药品和精神药品的定点经营资格审批

（四）麻醉药品和精神药品购销

1. 麻醉和第一类精神药品的购销　全国性批发企业，应当从定点生产企业购进麻醉药品和第一类精神药品。区域性批发企业，可以从全国性批发企业购进麻醉药品和第一类精神药品，区域性批发企业从定点生产企业购进麻醉药品和第一类精神药品，须经所在地省级药品监督管理部门批准。

全国性批发企业可向区域性批发企业或经省级药品监督管理部门批准向取得麻醉药品和第一类精神药品使用资格的医疗机构及经批准的其他单位销售麻醉药品和第一类精神药品。区域性批发企业可向本省、自治区、直辖市区域内取得麻醉药品和第一类精神药品使用资格的医疗机构销售麻醉药品和第一类精神药品。

2. 第二类精神药品的购销　从事第二类精神药品批发业务的企业可以从第二类精神药品定点生产企业、具有第二类精神药品经营资格的定点批发企业（全国性批发企业、区域性批发企业、其他专门从事第二类精神药品批发业务的企业）购进第二类精神药品。从事第二类精神药品批发业务，可以将第二类精神药品销售给定点生产企业、具有第二类精神药品经营资格的药品批发企业、医疗机构、从事第二类精神药品零售的药品零售连锁企业。

第二类精神药品零售企业应当凭执业医师出具的处方，按规定剂型销售第二类精神药品，并将处方保存2年备查；零售第二类精神药品时，处方应经执业药师或其他依法经过资格认定的药学技术人员复核，禁止超剂量或无处方销售第二类精神药品；不得向未成年人销售第二类精神药品。

3. 销售配送要求　全国性批发企业和区域性批发企业向医疗机构销售麻醉药品和第一类精神药品，应当将药品送至医疗机构。医疗机构不得自行提货。企业销售出库的第二类精神药品不允许购货单位自提，须由供货企业将药品送达医疗机构库房或购买方注册的仓库地址。药品零售连锁企业对其所属的经营第二类精神药品的门店，应当严格执行统一进货、统一配送、统一管理。药品零售连锁企业门店所零售的第二类精神药品，应当由本企业直接配送，不得委托配送。

考点：麻醉药品、精神药品的购销

五、麻醉药品和精神药品的使用管理

（一）药品生产企业需用麻醉药品和精神药品的管理

药品生产企业需要以麻醉药品和第一类精神药品为原料生产普通药品，应向所在地省级药品监督管理部门报送年度需求计划，由省级药品监督管理部门汇总报国家药品监督管理部门批准后，向定点生产企业购买。药品生产企业需要以第二类精神药品为原料生产普通药品，应当将年度需求计划报所在地省级药品监督管理部门，并向定点批发企业或者定点生产企业购买。

（二）教学、科研单位所用的麻醉药品和精神药品的管理

应经所在地省级药品监督管理部门批准后，向定点批发企业或定点生产企业购买；需要标准品和对照品，应向全国定点批发企业购买。

（三）医疗机构使用麻醉药品和精神药品的管理

1.《麻醉药品、第一类精神药品购用印鉴卡》（简称《印鉴卡》）　医疗机构凭《印鉴卡》向本省行政区域内的定点批发企业购买麻醉药品和第一类精神药品。医疗机构使用麻醉药品和第一类精神药品，须经所在地设区的市级卫生主管部门批准后，取得《印鉴卡》。

《印鉴卡》有效期为 3 年，有效期期满前 3 个月，医疗机构需重新向市级卫生行政部门提出申请。

2. 麻醉药品和精神药品处方资格　医疗机构应按照国务院卫生主管部门的规定，对本单位执业医师进行有关麻醉药品和精神药品使用知识的培训、考核，经考核合格的，授予麻醉药品和第一类精神药品处方资格。执业医师取得该处方资格后，方可在本医疗机构开具麻醉药品和第一类精神药品处方，但不得为自己开具该种处方。

调配麻醉药品和第一类精神药品处方时，处方的调配人、核对人应当仔细核对，签署姓名，并予以登记；对不符合规定的，可拒绝发药。

3. 处方管理　开具麻醉药品、精神药品必须使用专用处方。麻醉药品和第一类精神药品的处方用纸为淡红色，右上角标注"麻、精一"；第二类精神药品处方用纸为白色，右上角标注为"精二"。处方的格式由国务院卫生主管部门规定，麻醉药品和精神药品单张处方限量见表 11-2。其中哌甲酯用于治疗注意缺陷障碍时，每张处方不得超过 15 日常用量。

4. 处方专册登记与保存　医疗机构应当对麻醉药品、精神药品处方进行专册登记。麻醉药品和第一类精神药品处方保存期限至少 3 年，第二类精神药品处方保存期限至少 2 年。

表 11-2　麻醉药品和精神药品处方限量

分类	剂型	一般患者	癌痛、慢性中、重度非癌痛患者	住院患者
麻醉药品、第一类精神药品	注射剂	1 次常用量	不得超过 3 日常用量	1 日常用量
	其他制剂	不得超过 3 日常用量	不得超过 7 日常用量	
	控缓释制剂	不得超过 7 日常用量	不得超过 15 日常用量	
第二类精神药品	所有剂型	不得超过 7 日常用量；慢性病或某些特殊情况，可适当延长，医师要注明理由		

考点： 麻醉药品、精神药品的处方管理规定

六、麻醉药品和精神药品的储存和运输管理

（一）储存管理

麻醉药品和第一类精神药品的使用单位应当设立专库或专柜储存麻醉药品和第一类精神药品。专库应当设有防盗设施并安装报警装置；专柜应当使用保险柜；专库和专柜应当实行双人双锁管理；配备专人负责管理工作，建立储存麻醉药品和第一类精神药品的专用账册；药品入库双人验收，出库双人复核，做到账物相符。专用账册的保存期限应当自药品有效期期满之日起不少于 5 年。

考点： 麻醉药品、精神药品的储存管理

（二）运输管理

1. 运输管理　托运或自行运输麻醉药品和第一类精神药品的单位，应当向所在省药品监督管理部门申请领取运输证明，证明有效期为 1 年。运输证明应当由专人保管，不得涂改、转让、转借。托运人办理麻醉药品和第一类精神药品运输手续后，应当将运输证明副本交付承运人。承运人在运输过程中应当携带运输证明副本，以备查验。通过铁路运输麻醉药品和第一类精神药品必须使用集装箱或铁路行李车运输。道路运输应采用封闭式车辆；公路、水路应有专人负责押运。

2. 邮寄麻醉药品和精神药品　寄件人需要提交所在地省级药品监督管理部门出具的准予邮寄证明。邮政营业机构在查验、收存准予邮寄证明后，给予收寄。省级邮政主管部门指定符合安全保障条件的邮政营业机构负责收寄麻醉药品和精神药品。邮政营业机构收寄麻醉药品和精神药品，应当依法对收寄的麻醉药品和精神药品予以查验。

考点： 麻醉药品、精神药品的运输管理

七、法律责任

国家药品监督管理部门应当根据规定的职责权限，对麻醉药品药用原植物以及麻醉药品和精神药品的实验研究、生产、经营、使用、储存、运输活动进行监督检查。

（一）种植企业违规的处罚

麻醉药品药用原植物种植企业违反规定，有下列情形之一的，由药品监督管理部门责令限期改正，给予警告；逾期不改正的，处 5 万元以上 10 万元以下的罚款；情节严重的，取消其种植资格：未根据麻醉药品药用原植物年度种植计划进行种植的；未根据规定报告种植情况的；未根据规定储存麻醉药品的。

（二）定点生产企业违规的处罚

定点生产企业违反规定，有下列情形之一的，由药品监督管理部门责令限期改正，给予警告，并没收违法所得和违法销售的药品；逾期不改正的，责令停产并处 5 万元以上 10 万元以下的罚款；情节严重的，取消其定点生产资格：未按照麻醉药品和精神药品年度生产计划安排生产的；未根据规定向药品监督管理部门报告生产情况的；未根据规定储存麻醉药品和精神药品，或者未依照规定建立、保存专用账册的；未根据规定销售麻醉药品和精神药品的；未根据规定销毁麻醉药品和精神药品的。

（三）定点批发企业违规的处罚

定点批发企业有下列情形之一的，由药品监督管理部门责令限期改正，给予警告；逾期不改正的，责令停业，并处 2 万元以上 5 万元以下的罚款；情节严重的，取消其定点批发资格：未依照规定购进麻醉药品和第一类精神药品的；未保证供药责任区域内的麻醉药品和第一类精神药品的供应的；未对医疗机构履行送货义务的；未依照规定报告麻醉药品和精神药品的进货、销售、库存数量以及流向的；未依照规定储存麻醉药品和精神药品，或者未依照规定建立、保存专用账册的；未依照规定销毁麻醉药品和精神药品的；区域性批发企业之间违反本条例的规定调剂麻醉药品和第一类精神药品，或者因特殊情况调剂麻醉药品和第一类精神药品后未依照规定备案的。

第二类精神药品零售企业违反规定储存、销售或者销毁第二类精神药品的，由药品监督管理部门责令限期改正，给予警告，并没收违法所得和违法销售的药品；逾期不改正的，责令停业，并处 5000 元以上 2 万元以下的罚款；情节严重的，取消其第二类精神药品零售资格。

（四）取得《印鉴卡》的医疗机构违规的处罚

取得《印鉴卡》的医疗机构违反本条例的规定，有下列情形之一的，由设区的市级卫生行政部门责令限期改正，给予警告；逾期不改正的，处 5000 元以上 1 万元以下的罚款；情节严重的，吊销其《印鉴卡》；对直接负责的主管人员和其他直接责任人员，依法给予降级、撤职、开除的处分：未根据规定购买、储存麻醉药品和第一类精神药品的；未根据规定保存麻醉药品和精神药品专用处方，或者未依照规定进行处方专册登记的；未根据规定报告麻醉药品和精神药品的进货、库存、使用数量的；紧急借用麻醉药品和第一类精神药品后未备案的；未根据规定销毁麻醉药品和精神药品的。

（五）处方开具调配、核对人员违规的处罚

具有麻醉药品和第一类精神药品处方资格的执业医师，违反本条例的规定开具麻醉药品和第一类精神药品处方，或者未按照临床应用指导原则的要求使用麻醉药品和第一类精神药品的，由其所在医疗机构取消其麻醉药品和第一类精神药品处方资格；造成严重后果的，由原发证部门吊销其执业证书。执业医师未按照临床应用指导原则的要求使用第二类精神药品或者未使用专用处方开具第二类精神药品，造成严重后果的，由原发证部门吊销其执业证书。

未取得麻醉药品和第一类精神药品处方资格的执业医师擅自开具麻醉药品和第一类精神药品处方，由县级以上卫生主管部门给予警告，暂停其执业活动；造成严重后果的，吊销其执业证书；构成犯罪的，依法追究刑事责任。处方的调配人、核对人违反规定未对麻醉药品和第一类精神药品处方进行核对，造成严重后果的，由原发证部门品销其执业证书。

（六）运输、邮寄违规的处罚

违反本条例的规定运输麻醉药品和精神药品由药品监督管理部门和运输管理部门依照各自职责，责令改正，给予警告，处 2 万元以上 5 万元以下的罚款。收寄麻醉药品、精神药品的邮政营业机构未依照规定办理邮寄手续的，由邮政主管部门责令改正，给予警告；造成麻醉药品、精神药品邮件丢失的，依照邮政法律、行政法规的规定处理。

第3节　医疗用毒性药品管理

为加强医疗用毒性药品的管理，防止中毒或死亡等严重事件发生，1988 年 12 月 27 日国务院发布的《医疗用毒性药品管理办法》对医疗用毒性药品的生产、加工、收购、经营、使用等方面的管理做出了规定。

一、医疗用毒性药品的定义与品种

（一）医疗用毒性药品的定义

医疗用毒性药品（简称毒性药品），是指毒性剧烈、治疗剂量与中毒剂量相近，使用不当会致人中毒或死亡的药品。

（二）医疗用毒性药品的品种

毒性药品的管理品种，由国务院卫生主管部门会同国务院药品监督管理部门规定。现已公布的毒性药品管理品种分为毒性中药和毒性西药两大类，其中毒性中药 27 种，毒性西药 13 种。

1. 毒性中药品种　砒石（红砒、白砒）、砒霜、生川乌、生马钱子、生甘遂、雄黄、生草乌、红娘虫、生白附子、生附子、水银、生巴豆、白降丹、生千金子、生半夏、斑蝥、青娘虫、洋金花、生天仙子、生南星、红粉（红升丹）、生藤黄、蟾酥、雪上一枝蒿、生狼毒、轻粉、闹羊花。

2. 毒性西药品种　去乙酰毛花苷、阿托品、洋地黄毒苷、氢溴酸后马托品、三氧化二砷、毛果芸香碱、升汞、水杨酸毒扁豆碱、亚砷酸钾、氢溴酸东莨菪碱、士的宁、亚砷酸注射液、A 型肉毒毒素及其制剂。

考点：医疗用毒性药品的定义和品种

> **链接**　国家将 A 型肉毒毒素列入毒性药品管理
>
> A 型肉毒毒素是一种具有剧烈毒性的蛋白质，在调制或储藏豆腐乳、豆豉、臭豆腐等食品时，如果原料或成品污染了自然界分布广泛的肉毒杆菌，在缺氧、温度适宜、营养充足的条件下，可能会产生肉毒毒素，此毒素毒性强，且无色、无味，不易察觉。
>
> 2003 年初，陕西一农家就曾发生 A 型肉毒毒素中毒的惨祸，全家 11 人食用了自制臭豆腐，3 人先后死亡。近年来，个别美容院未经批准将 A 型肉毒毒素用于美容除皱治疗。为此，2008 年 7 月 21 日国家食品药品监督管理局和卫生部联合下发了《关于将 A 型肉毒素列入毒性药品管理的通知》（国食药监办〔2008〕405 号），将 A 型肉毒毒素及其制剂列入毒性药品品种范围，以加强对 A 型肉毒素的监督管理。

二、医疗用毒性药品的生产管理

（一）生产单位

医疗用毒性药品的生产，由省级药品监督管理部门审查批准，并指定的生产企业承担，未取得毒性药品生产许可的企业，不得生产毒性药品。其年度生产计划，由省级药品监督管理部门根据医疗需要制定后下达给指定的生产单位，并报国家药品监督管理部门及国家中医药管理部门备案。

（二）生产管理

生产企业必须由医药专业人员负责生产、配剂和质量检验，并建立严格的管理制度，严防与其他药品混杂。每次配料，必须经二人以上复核无误，经手人签字备查，所有工具、容器要处理干净，以防污染其他药品。标示量要准确无误，包装容器要有毒药标志。

生产毒性药品及其制剂，必须严格执行生产工艺操作规程，在本单位药品检验人员的监督下准确投料，并建立完整的生产记录，保存五年备查。生产毒性药品过程中产生的废弃物，必须妥善处理，不得污染环境。

加工炮制毒性中药，必须按照《中国药典》（2020 年版）或者省、自治区、直辖市药品监督管理部门制定的炮制规范进行。毒性中药材饮片由国家药品监督管理部门统一规划、合理布局、定点生产。对于一些产地集中的毒性中药材品种，如朱砂、雄黄、附子等，要全国集中统一定点生产，供全国使用。毒性中药饮片必须按国家有关规定，实行专人、专库（柜）、专账、专用衡器、双人保管，做到账、货、卡相符。

考点： 医疗用毒性药品的生产管理

三、医疗用毒性药品的经营管理

（一）经营单位

医疗用毒性药品的经营单位，由省级药品监督管理部门指定。配方用药由零售药店、医疗机构负责。其他任何单位或个人均不得从事毒性药品的收购、经营和配方活动。

（二）经营管理

收购、经营、加工和使用毒性药品的单位必须建立健全保管、验收、领发、核对等制度，严防收假、收错，严禁与其他药品混杂，做到划定专用仓位或仓库，存放专柜加锁并由专人保管。毒性药品的包装容器上必须印有清晰完整的毒性标志。在运输毒性药品过程中，应采取有效措施，防止发生事故。

四、医疗用毒性药品的使用管理

医疗机构供应和调配毒性药品，应凭执业医师签名的正式处方；具有毒性药品经营资格的零售药店，应凭盖有执业医师所在医疗机构公章的正式处方，供应和调配毒性药品。每次剂量不得超过二日极量。

调配处方时，必须认真负责，计量准确，按医嘱注明使用要求，并由配方人以及具有药师以上技术职称的复核人员签名盖章后方可发出。对处方未注明"生用"的毒性中药，应付炮制品。发现处方有疑问时，须经处方医生重新审定再进行调配，处方一次有效，取药后处方保存二年备查。

科研和教学单位所需的毒性药品，必须持本单位的证明信，经单位所在地县级以上药品监督管理部门批准后，供应单位方能发售。

考点： 医疗用毒性药品的使用管理

五、法律责任

对违反《医疗用毒性药品管理办法》的规定，擅自生产、收购、经营毒性药品的单位或个人，由县级以上药品监督管理部门没收其全部毒性药品，并处以警告或按非法所得的5～10倍罚款。情节严重、致人伤残或死亡的，由司法机关依法追究其刑事责任。

第4节　放射性药品管理

案例 11-1

　　放射性核素也称放射性同位素，半衰期较短。虽然多数放射性核素有辐射，但能量不足以对人体造成长期伤害，这一类核素可药用，也就是放射性药物，亦称核素药物。核素在正常组织和病变组织的分布是不同的，在人体内注射核素后，通过扫描仪观测核素的分布状况，就能检测疾病。

　　近年来放射性药物的应用范围也在逐步扩大。新药氯化锶[89Sr]注射液（美他特龙）就被用于癌症晚期骨转移造成的骨痛。该药能把核素"锶[89Sr]"靶向输送到骨转移的病变部位，在特定的病变部位产生辐射杀死病变组织，而不会造成全身性伤害。此外，比较常见的放射性药物[32P]治疗真性红细胞增多症；[188Re]胶体治疗血友病关节出血。目前临床上的放射性治疗药物多为国外进口，我国在这方面也倾注了大量心血。如来昔决南钐[153Sm]注射液可用于成骨性骨转移的疼痛治疗；胶体磷[32P]酸铬注射液用于控制癌性胸腹水。随着研究的深入，会有更多的放射性药物造福于人类。

　　问题： 什么是放射性药品？请谈谈你对放射性药物的理解。

一、放射性药品的概念

放射性药品是指用于临床诊断或者治疗的放射性核素制剂或其标记药物。其在分子内或制剂内含有放射性，所放射出的射线具有较强的穿透力，可对人体组织发生电离作用，对人体产生较大的危害。

二、放射性药品的分类

放射性药品的国家标准，由国家药典委员会负责制定和修订。通常按其所含放射性核素及医疗用途进行分类。

（一）按核素分类

《中国药典》（2020 年版）收载 30 种放射性药品，其品种见表 11-3。

表 11-3　《中国药典》（2020 年版）收载 30 种放射性药品

放射性药品	放射性药品	放射性药品	放射性药品
来锡决南钐[^{153}Sm]注射液	注射用亚锡聚合白蛋白	碘[^{125}I]密封籽源	锝[^{99m}Tc]植酸盐注射液
氙[^{133}Xe]注射液	枸橼酸镓[^{67}Ga]注射液	碘[^{131}I]化钠口服溶液	锝[^{99m}Tc]喷替酸盐注射液
邻碘[^{131}I]马尿酸钠注射液	氟[^{18}F]脱氧葡糖注射液	诊断用碘[^{131}I]化钠胶囊	锝[^{99m}Tc]焦磷酸盐注射液
注射用亚锡亚甲基二膦酸盐	胶体磷[^{32}P]酸铬注射液	锝[^{99m}Tc]双半胱乙酯注射液	锝[^{99m}Tc]聚合白蛋白注射液
注射用亚锡依替菲宁	高锝[^{99m}Tc]酸钠注射液	锝[^{99m}Tc]双半胱氨酸注射液	磷[^{32}P]酸钠盐口服溶液
注射用亚锡喷替酸	铬[^{51}Cr]酸钠注射液	锝[^{99m}Tc]甲氧异腈注射液	磷[^{32}P]酸钠盐注射液
注射用亚锡植酸钠	氯化锶[^{89}Sr]注射液	锝[^{99m}Tc]亚甲基二膦酸盐注射液	
注射用亚锡焦磷酸钠	氯化亚铊[^{201}Tl]注射液	锝[^{99m}Tc]依替菲宁注射液	

考点：放射性药品的定义和分类

（二）按医疗用途分类

目前，我国使用的放射性药品主要用于诊断，即利用放射性药品对人体各脏器进行功能代谢检查及动脉和静脉体外显像，只有少量放射性药品才用于治疗各种疾病。我国常用的放射性药品作用如下：用于甲状腺疾病的诊断与治疗；用于肾功能检查和胃造影；用于胃显像；用于肺部肿瘤鉴别诊断；用于脑显像；用于肾上腺显像；用于心脏与大血管血池显像；用于心肌显像；用于胎盘定位诊断；用于肝显像；用于肾功能诊断；用于皮肤病治疗；用于红细胞寿命测定；用于真性红细胞增多症治疗；用于控制癌性胸腹水治疗等。

三、放射性药品的管理

（一）放射性药品生产和经营管理

国家对放射性药品实行合理布局、定点生产制度；申请开办放射性药品生产、经营的企业，应征得中国核工业集团总公司同意后，方可按规定办理筹建手续。开办放射性药品生产、经营的企业必须符合国家放射卫生防护基本标准，履行环境影响报告审批手续，依法取得放射性药品生产企业许可证、放射性药品经营企业许可证，方可从事放射性药品的生产、经营。

放射性药品的生产、供销业务由中国核工业集团总公司统一管理。放射性药品生产企业必须向中国核工业集团总公司报送年度生产计划，并抄报国家药品监督管理局。放射性药品生产企业只能向持有放射性药品生产企业许可证、放射性药品经营企业许可证或放射性药品使用许可证的单位销售放射性药品。

（二）放射性药品的包装、运输管理

放射性药品的包装必须安全实用，符合放射性药品质量要求，具有与放射性剂量相适应的防护装置。包装（放免试剂盒除外）应当分内包装和外包装两部分。内外包装必须贴有标签，在包装内放置说明书。内包装标签必须注明：药品品名、放射性比活度、装量；外包装标签必须注明：药品通用名、放射性比活度、标示时间、装量、生产时间、有效期、生产企业、批准文号、产品批号、放射性药品标识。

放射性药品的运输，必须按国家运输部门和邮政部门制定的有关放射性药品运输规定办理。严禁单位和个人随身携带放射性药品乘坐公共交通工具。

（三）放射性药品的使用管理

医疗机构使用的放射性药品，必符合国家放射性同位素卫生防护管理的规定，并获所在地省级公安、环保和药品监督管理部门联合颁发的放射性药品使用许可证。医疗机构凭借放射性药品使用许可证，申请办理订货。放射性药品使用许可证的有效期为 5 年，期满前 6 个月，医疗机构向原发证行政部门重新申请，经审核后换发新证。

放射性药品储存场所应当有放射性警示标志，储存在保险柜或专用库房，房间应设有报警装置，并有防盗设施，实行双人双锁，每次取用必须登记。储存非放射性药盒和放射免疫试剂盒，必须有冷藏设施。

考点：放射性药品的使用管理

第 5 节　其他实行特殊管理药品的管理

一、易制毒化学品的管理

为加强药品类易制毒化学品的管理，防止其流入非法渠道。2005 年 8 月国务院公布了《易制毒化学品管理条例》（国务院令第 445 号），2010 年 3 月卫生部发布了《药品类易制毒化学品管理方法》（卫生部令第 72 号），明确了药品类易制毒化学品管理。

（一）易制毒化学品的概念和品种分类

1. 易制毒化学品　指国家规定管制的可用于制造毒品的前体、原料、化学配剂等物质，流入非法渠道可用于制造毒品。易制毒化学品本身并不是毒品。但具有双重性，易制毒化学品既是一般医药、化工的工业原料，又是生产、制造或合成毒品必不可少的化学品。国家对这些物品的生产、运输、销售等制定了相应的管理办法，实行严格管制。

2. 品种分类　易制毒化学品分为三类。第一类是可以用于制毒的主要原料；第二类、第三类是可以用于制毒的化学配剂。药品类易制毒化学品属于第一类易制毒化学品。药品类易制毒化学品分为两类：麦角酸和麻黄碱等物质。《药品类易制毒化学品品种目录》（2010 年版）所列物质包括：麦角酸、麦角胺、麦角新碱和麻黄碱类物质（包括麻黄碱、伪麻黄碱、消旋麻黄碱、去甲麻黄碱、甲基麻黄碱、麻黄浸膏、麻黄浸膏粉等）及可能存在的相应的盐类。

考点：易制毒化学品的概念和分类

（二）药品类易制毒化学品管理部门及职责

国家药品监督管理局主管全国药品类易制毒化学品生产、经营、购买等方面的监督管理工作；县级以上地方药品监督管理部门负责本行政区域内的药品类易制毒化学品生产、经营、购买等方面的监督管理工作。

（三）药品类易制毒化学品的管理

对药品类易制毒化学品实行定点生产、定点经营及购买许可制度。

1. 生产、经营管理　生产、经营药品类易制毒化学品的企业，应当依照有关规定取得药品类易制毒化学品的生产、经营许可。申请经营药品类易制毒化学品原料药的经营企业，应具有麻醉药品和第一类精神药品定点经营资格或第二类精神药品定点经营资格。

药品类易制毒化学品单方制剂及小包装麻黄碱，纳入麻醉药品销售渠道经营，仅能由麻醉药品全国性批发企业和区域性批发企业经销，不得零售。

2. 购买许可　国家对药品类易制毒化学品实行购买许可制度。购买药品类易制毒化学品的，应当办理《药品类易制毒化学品购用证明》（以下简称《购用证明》）。《购用证明》由国家药品监督管理局统一印制,有效期为 3 个月。购买药品类易制毒化学品时必须使用《购用证明》原件,《购用证明》不得转借、转让。

3. 购销管理 药品类易制毒化学品生产企业应当将药品类易制毒化学品单方制剂(如盐酸麻黄碱片、盐酸麻黄碱注射液、盐酸麻黄碱滴鼻液等)和小包装麻黄碱销售给麻醉药品全国性批发企业。麻醉药品区域性批发企业之间不得购销药品类易制毒化学品单方制剂和小包装麻黄碱。

4. 安全管理 药品类易制毒化学品生产企业、经营企业、使用药品类易制毒化学品的药品生产企业和教学科研单位,应当按规定配备相应仓储安全管理设施,制定相应的安全管理制度。应当建立药品类易制毒化学品专用账册,保存期限应当自药品类易制毒化学品有效期满之日起不少于 2 年。存放药品类易制毒化学品的专库或专柜实行双人双锁管理,入库双人验收、出库双人复核,做到账物相符。

考点:药品类易制毒化学品的购买许可与管理

二、兴奋剂的管理

(一)兴奋剂的概念和分类

1. 兴奋剂 泛指所有在体育竞赛中禁用的药品,运动员为提高体育竞赛成绩服用的药品大多属于兴奋剂类药物。尽管被禁用的其他类型药品并不都具有兴奋性(如利尿剂),甚至还具有抑制性(β受体阻滞剂),国际上仍习惯沿用兴奋剂的称谓。

2. 兴奋剂目录 兴奋剂目录由国务院体育主管部门会同国务院药品监督管理部门、国务院卫生主管部门、国务院商务主管部门和海关总署制订,每年调整并公布。现执行《2018 年兴奋剂目录》,分为七大类,共计 323 个品种。其中蛋白同化制剂品种 84 个,肽类激素品种 62 个,麻醉药品品种 14 个,刺激剂(含精神药品)品种 72 个,药品类易制毒化学品品种 3 个,医疗用毒性药品品种 1 个,其他品种(β受体阻滞剂、利尿剂等)87 个。

3. 兴奋剂分类 1968 年反兴奋剂运动刚开始时,国际奥委会规定的违禁物质为四大类,目前已达到七大类。

(1)刺激剂:这类药物按药理学特点和化学结构可分为精神刺激药(苯丙胺等);拟交感神经胺类药物(麻黄碱等);咖啡因类(含黄嘌呤基团);杂环类中枢神经刺激物质(尼可刹米等)。

(2)麻醉止痛剂:按药理学特点和化学结构分为两大类,哌替啶类(哌替啶、美沙酮等);阿片生物碱类(包括吗啡、可待因、喷他佐辛等)。

(3)合成类固醇:多数为雄性激素的衍生物,为使用范围最广、频度最高的一类兴奋剂。

(4)利尿剂:通过快速排出体内水分,减轻体重;增加尿量,尽快减少体液和排泄物中其他兴奋剂代谢产物,以此来造成药检的假阴性结果。

(5)β受体阻滞剂:以抑制性为主,在体育运动中运用比较少,如普萘洛尔、吲哚洛尔等。

(6)内源性肽类激素:人生长激素(hGH)、胰岛素等。

(7)血液兴奋剂:又称为血液红细胞回输技术。

考点:兴奋剂的概念和分类

(二)兴奋剂生产经营管理

根据国家食品药品监督管理局《关于进一步加强兴奋剂管理的通知》(国食药监办〔2008〕712 号),要求进一步加强国家对兴奋剂的管理,全面落实《反兴奋剂条例》,切实规范兴奋剂及其复方制剂的生产经营行为。

1. 兴奋剂管理层次 依照《反兴奋剂条例》规定,我国对含兴奋剂药品的管理可体现为三个层次。兴奋剂目录所列禁用物质属于麻醉药品、精神药品、医疗用毒性药品和药品类易制毒化学品的,依照相关规定实施特殊管理;兴奋剂目录所列禁用物质属于我国未实施特殊管理的合成类固醇、肽类激素,依照相关规定实施严格管理;除实施特殊管理及严格管理的品种外,兴奋剂目录所列的其他禁用物质,实施处方药管理。

2. **含兴奋剂药品标签和说明书管理**　《反兴奋剂条例》规定：药品中含有兴奋剂目录所列禁用物质的，生产企业应当在包装标识或产品说明书上注明"运动员慎用"字样，未按规定标注的不得销售。

3. **合成类固醇、肽类激素的管理相关规定**　生产企业在取得药品生产许可证和药品批准文号后，才可生产合成类固醇、肽类激素；药品批发企业经省级药品监督管理部门批准后，方可从事合成类固醇、肽类激素的批发业务。

药品生产企业、批发企业在销售合成类固醇、肽类激素时，必须严格按规定渠道销售；建立客户档案，认真核实购买方资质证明材料、采购人员身份证明等情况，确认无误后方可销售；跟踪核实药品到货情况；销售情况及核实记录保存至药品有限期2年后备查。药品零售企业不得销售除胰岛素以外的蛋白同化制剂、肽类激素；对列入兴奋剂目录管理的单方制剂，必须严格凭处方销售；对含兴奋剂药品的复方制剂，应按照现行药品分类管理规定执行。

三、疫苗管理

疫苗作为用于健康人体预防和控制传染性疾病的预防性生物制品，流通与预防接种的质量与公众健康密切相关。2019年6月29日第十三届全国人民代表大会常务委员会第十一次会议通过《中华人民共和国疫苗管理法》，自2019年12月1日起施行。国务院药品监督管理部门负责全国疫苗监督管理工作。国务院卫生健康主管部门负责全国预防接种监督管理工作。

（一）疫苗概述

1. **疫苗**　是指为了预防、控制传染病的发生、流行，用于人体预防接种的预防性生物制品，包括免疫规划疫苗和非免疫规划疫苗。

免疫规划疫苗，是指居民应当按照政府的规定接种的疫苗，包括国家免疫规划确定的疫苗，省、自治区、直辖市人民政府在执行国家免疫规划时增加的疫苗，以及县级以上人民政府或者其卫生健康主管部门组织的应急接种或者群体性预防接种所使用的疫苗。非免疫规划疫苗，是指由居民自愿接种的其他疫苗。

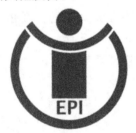

图11-2　"免疫规划"专用标识

疫苗上市许可持有人，是指依法取得疫苗药品注册证书和药品生产许可证的企业。

2. **疫苗的包装标识**　自2006年1月1日起，凡纳入国家免疫规划的疫苗制品的最小外包装上，须标明"免费"字样以及"免疫规划"专用标识。"免费"字样标注在疫苗最小外包装的显著位置，字样红色，宋体字，大小可与疫苗通用名称相同。"免疫规划"专用标识应当印刷在疫苗最小外包装顶面的正中处，宝石蓝色，见图11-2。

考点：疫苗的概念和分类

3. **疫苗接种监管主体**　国务院药品监督管理部门负责全国疫苗监督管理工作。国务院卫生健康主管部门负责全国预防接种监督管理工作。省、自治区、直辖市人民政府药品监督管理部门负责本行政区域疫苗监督管理工作。设区的市级、县级人民政府承担药品监督管理职责的部门（以下称药品监督管理部门）负责本行政区域疫苗监督管理工作。县级以上地方人民政府卫生健康主管部门负责本行政区域预防接种监督管理工作。

4. **疫苗电子追溯系统**　国务院药品监督管理部门会同国务院卫生健康主管部门制定统一的疫苗追溯标准和规范，建立全国疫苗电子追溯协同平台，整合疫苗生产、流通和预防接种全过程追溯信息，实现疫苗可追溯。疫苗上市许可持有人应当建立疫苗电子追溯系统，与全国疫苗电子追溯系统协同平台相衔接，实现生产、流通和预防接种全过程最小包装单位疫苗可追溯、可核查。疾病预防控制机构、接种单位应当依法如实记录疫苗的流通、预防接种等情况，并按照规定向全国疫苗电子追溯协调平台提供追溯信息。

（二）疫苗的流通管理

1. 经营条件及范围　国家免疫规划疫苗由国务院卫生健康主管部门会同国务院财政部门等组织集中招标或者统一谈判，形成并公布中标价格或者成交价格，各省、自治区、直辖市实行统一采购。国家免疫规划疫苗以外的其他免疫规划疫苗、非免疫规划疫苗由各省、自治区、直辖市通过省级公共资源交易平台组织采购。

省级疾病预防控制机构应当根据国家免疫规划和本行政区域疾病预防、控制需要，制定本行政区域免疫规划疫苗使用计划，并按照国家有关规定向组织采购疫苗的部门报告，同时报省、自治区、直辖市人民政府卫生健康主管部门备案。疫苗上市许可持有人应当按照采购合同约定，向疾病预防控制机构供应疫苗。

2. 疫苗的购销证明文件　疫苗上市许可持有人在销售疫苗时，应当提供加盖其印章的批签发证明复印件或者电子文件；销售进口疫苗的，还应当提供加盖其印章的进口药品通关单复印件或者电子文件。疾病预防控制机构、接种单位在接收或者购进疫苗时，应当索取前款规定的证明文件，并保存至疫苗有效期满后不少于五年备查。

疫苗上市许可持有人应当按照规定，建立真实、准确、完整的销售记录，并保存至疫苗有效期满后不少于五年备查。疾病预防控制机构、接种单位、疫苗配送单位应当按照规定，建立真实、准确、完整的接收、购进、储存、配送、供应记录，并保存至疫苗有效期满后不少于五年备查。

3. 疫苗冷链管理要求　冷链指为保证从疫苗生产企业到接种单位运转过程中的质量而装备的储运、运输冷藏设施、设备。疫苗储存、运输全过程应当始终处于规定的温度环境，不得脱离冷链，并定时监测、记录温度。

疫苗配送企业、疾病预防控制机构、接种单位应对疫苗运输过程进行温度监测，填写"疫苗运输温度记录表"。运输时间超过 6 小时，须记录途中温度。途中温度记录时间间隔不超过 6 小时。

考点：疫苗的销售、供应、冷链管理

（三）疫苗的监督管理

药品监督管理部门、卫生健康主管部门按照各自职责对疫苗研制、生产、流通和预防接种全过程进行监督管理，监督疫苗上市许可持有人、疾病预防控制机构、接种单位等依法履行义务。药品监督管理部门依法对疫苗研制、生产、储存、运输以及预防接种中的疫苗质量进行监督检查。

国家建设中央和省级两级职业化、专业化药品检查员队伍，加强对疫苗的监督检查。

省、自治区、直辖市人民政府药品监督管理部门选派检查员入驻疫苗上市许可持有人。检查员负责监督检查药品生产质量管理规范执行情况，收集疫苗质量风险和违法违规线索，向省、自治区、直辖市人民政府药品监督管理部门报告情况并提出建议，对派驻期间的行为负责。

疫苗质量管理存在安全隐患，疫苗上市许可持有人等未及时采取措施消除的，药品监督管理部门可以采取责任约谈、限期整改等措施。严重违反药品相关质量管理规范的，药品监督管理部门应当责令暂停疫苗生产、销售、配送，立即整改；整改完成后，经药品监督管理部门检查符合要求的，方可恢复生产、销售、配送。药品监督管理部门应当建立疫苗上市许可持有人及其相关人员信用记录制度，纳入全国信用信息共享平台，按照规定公示其严重失信信息，实施联合惩戒。

疫苗存在或者疑似存在质量问题的，疫苗上市许可持有人、疾病预防控制机构、接种单位应当立即停止销售、配送、使用，必要时立即停止生产，按照规定向县级以上人民政府药品监督管理部门、卫生健康主管部门报告。卫生健康主管部门应当立即组织疾病预防控制机构和接种单位采取必要的应急处置措施，同时向上级人民政府卫生健康主管部门报告。药品监督管理部门应当依法采取查封、扣押等措施。对已经销售的疫苗，疫苗上市许可持有人应当及时通知相关疾病预防控制机构、疫苗配送单位、接种单位，按照规定召回，如实记录召回和通知情况，疾病预防控制机构、疫苗配送单位、接种单位应当予以配合。

自测题

选择题

【A 型题】

1. 根据《麻醉药品和精神药品种类目录》（2013 年版），以下不属于麻醉药品的是（　　）
   A. 哌替啶　　　　　　　B. 瑞芬太尼
   C. 丁丙诺啡　　　　　　D. 美沙酮
   E. 羟考酮

2. 根据《麻醉药品和精神药品种类目录》（2013 年版），以下不属于第一类精神药品的是（　　）
   A. 三唑仑　　　　　　　B. 氯胺酮
   C. 马吲哚　　　　　　　D. 异戊巴比妥
   E. 司可巴比妥

3. 根据《麻醉药品和精神药品管理条例》，具有销售第二类精神药品资格零售企业（　　）
   A. 应当凭执业医师出具的处方，按规定剂量销售第二类精神药品
   B. 应当凭执业医师出具的处方，按医嘱剂量销售第二类精神药品
   C. 应当凭医师出具的处方，按医嘱剂量销售第二类精神药品
   D. 应当凭执业助理医师出具的处方，按规定剂量销售第二类精神药品
   E. 应当凭执业药师出具的处方，按规定剂量销售第二类精神药品

4. 《麻醉药品、精神药品管理条例》关于麻醉药品监督管理，说法正确的是（　　）
   A. 麻醉药品药用原植物由国家药品监督管理局监督管理
   B. 麻醉药品目录由国家药品监督管理局会同公安部、卫健委制定、调整并公布
   C. 麻醉药品目录由公安部、卫生和计划生育委员会制定、调整并公布
   D. 麻醉药品目录由国家药品监督管理局制定、调整并公布
   E. 麻醉药品流入非法渠道的行为由国家药品监督管理局查处

5. 根据《麻醉药品和精神药品管理条例》，医院从药品批发企业购进第一类精神药品时（　　）
   A. 应由医院自行到药品批发企业提货
   B. 应由公安部门协助医院到药品批发企业提货
   C. 应由药品批发企业将药品送至医院
   D. 应由公安部门协助药品批发企业将药品送至医院
   E. 应由公安部门监督药品批发企业将药品送至医院

6. 办理《麻醉药品、第一类精神药品购用印鉴卡管理规定》变更事项的受理部门是（　　）
   A. 设区的市级药品监督管理部门
   B. 设区的市级卫生行政部门
   C. 省级药品监督管理部门
   D. 省级卫生行政部门
   E. 国务院卫生行政部门

7. 《麻醉药品、第一类精神药品购用印鉴卡管理规定》有效期为（　　）
   A. 1 年　　　　B. 2 年　　　　C. 3 年
   D. 4 年　　　　E. 5 年

8. 根据《医疗用毒性药品管理办法》，下列叙述正确的是（　　）
   A. 采购的毒性中药材，包装材料上无须标上毒性药标志
   B. 生产含有毒性药材的中成药时，须在本单位药品检验员的监督下准确投料
   C. 科研和教学单位所需的毒性药品，凭本单位介绍信，在指定的供应部门购买
   D. 医疗单位供应和调配毒性药品每次处方剂量不得超过 3 日剂量
   E. 擅自收购毒性药品，可没收非法所得，并处以警告

9. 根据《医疗用毒性药品管理办法》，执业医师开具处方中含有毒性中药川乌，执业药师调配处方时（　　）
   A. 应当给付川乌的炮制品
   B. 应当给付生川乌
   C. 应当拒绝调配
   D. 每次处方剂量不得超过 3 日剂量
   E. 取药后处方保存 1 年备查

10. 根据《疫苗流通和预防接种管理条例》，关于疫苗的管理，正确的是（　　）
    A. 第一类疫苗最小包装上没有标明免费字样
    B. 第一类疫苗生产企业接种单位供应第一类疫苗
    C. 强制当地儿童接种第二类疫苗
    D. 县级疾病预防机构向接种单位供应第二类疫苗
    E. 疫苗批发机构用普通车辆运输疫苗

【B 型题】

（第 11～13 题备选答案）
   A. 氯胺酮　　　　　　　B. 芬太尼
   C. 麦角胺　　　　　　　D. 地西泮
   E. 头孢氨苄

11. 属于麻醉药品品种的是（　　）

12. 属于第一类精神药品品种的是（　　）

13. 属于第二类精神药品品种的是（　　）

（第 14～16 题备选答案）
   A. 伪麻黄碱　　　　　　B. γ-羟丁酸
   C. 苯巴比妥　　　　　　D. 芬太尼
   E. 阿司匹林

14. 按麻醉药品管理的是（　　）

15. 按第一类精神药品管理的是（　　）
16. 按第二类精神药品管理的是（　　）
　　（第 17～20 题备选答案）
　　A. 县级药品监督管理部门
　　B. 设区的市级药品监督管理部门
　　C. 省、自治区、直辖市人民政府药品监督管理部门
　　D. 国务院药品监督管理部门
　　E. 国务院卫生行政部门
根据《麻醉药品和精神药品管理条例》规定
17. 全国性批发企业向取得使用资格的医疗机构销售麻醉药品和第一类精神药品，须经批准的部门是（　　）
18. 区域性批发企业由于特殊地理位置的原因，需要就近向其他省级行政区域内取得使用资格的医疗机构销售麻醉药品和第一类精神药品，须经批准的部门是（　　）
19. 区域性批发企业从定点生产企业购进麻醉药品和第一类精神药品，须经批准的部门是（　　）
20. 区域性批发企业由于特殊情况需要调剂麻醉药品和第一类精神药品，应在调剂后 2 日内备案的部门是（　　）
　　（第 21～25 题备选答案）
　　A. 1 年　　　　　B. 2 年　　　　　C. 3 年
　　D. 4 年　　　　　E. 5 年
根据《麻醉药品和精神药品管理条例》的规定
21. 麻醉药品处方至少保存（　　）
22. 麻醉药品专用账册的保存期限自药品有效期期满之日起不少于（　　）
23. 第二类精神药品处方至少保存（　　）
24. 医疗用毒性药品及其制剂的生产记录保存（　　）备查
25. 毒性药品处方保存（　　）备查
　　（第 26～27 题备选答案）
　　A. 第一类疫苗　　　　B. 第二类疫苗
　　C. 第一类精神药品　　D. 第二类精神药品
　　E. 麻醉药品
26. 最小包装上标注有"免费"字样的是（　　）
27. 凭处方在药品零售连锁企业购买使用的是（　　）
　　（第 28～30 题备选答案）
　　A. 定点药品零售企业
　　B. 疫苗药品批发企业
　　C. 县级疾病预防控制机构
　　D. 设区的市级以上疾病预防控制机构
　　E. 国家疾病预防控制机构

28. 可以向省级疾病预防控制机构供应第一类疫苗的是（　　）
29. 可以向接种单位、其他疫苗批发企业销售第二类疫苗的是（　　）
30. 不得从事疫苗经营活动的是（　　）
【 X 型题】
31. 国家对麻醉药品和精神药品实施（　　）
　　A. 备案管理制度　　　　B. 定点生产制度
　　C. 分类管理制度　　　　D. 定点经营制度
　　E. 生产总量控制
32. 根据《麻醉药品和精神药品管理条例》，经营第二类精神药品的零售连锁企业对第二类精神药品必须采取的措施包括（　　）
　　A. 实行专人管理
　　B. 建立专用账册
　　C. 设立独立的专库或专柜储存
　　D. 实行双人验收
　　E. 设立监控报警设施
33. 根据《麻醉药品和精神药品种类目录》(2013 年版)，以下属于第二类精神药品的是（　　）
　　A. 布托诺菲及其注射剂
　　B. 地佐辛及其注射剂
　　C. 纳布啡及其注射剂
　　D. 吗啡阿托品及其注射剂
　　E. 氨苄西林注射剂
34. 根据《疫苗流通和预防接种管理条例》，属于第一类疫苗的是（　　）
　　A. 县级以上人民政府组织的应急接种疫苗
　　B. 县级以上卫生主管部门组织的群体性预防接种所使用的疫苗
　　C. 国家免疫规划确定的疫苗
　　D. 公民自费并且自愿受种的其他疫苗
　　E. 省、自治区、直辖市人民政府在执行国家免疫规划时增加的疫苗
35. 根据《医疗用毒性药品管理办法》规定，药厂生产毒性药品及其制剂（　　）
　　A. 必须由医药专业人员负责生产、配制和质量检验
　　B. 应建立严格的管理制度
　　C. 严格执行生产工艺操作规程，严防与其他药品混杂
　　D. 每次配料，在本单位药品检验人员的监督下准确投料，必须经二人以上复核无误
　　E. 应详细记录每次生产所用原料和成品数

（孙佳琳）

第 12 章

药品信息管理

药品信息是指有关药品和药品活动的特征和变化，其包含两个方面：一是有关药品特征、特性和变化方面的信息；二是有关药品活动方面的信息。国家及药事活动各机构对以上两个方面的管理，称为药品信息管理。本章主要阐述药品信息管理中"药品包装、标签、说明书、药品批准文号和编码管理"。

第 1 节　药品包装管理

一、药品包装的概念、分类与作用

（一）药品包装的概念

药品包装是指包裹或容纳药品的包装材料、容器及辅助物。

（二）药品包装的分类

药品包装分为内包装和外包装。内包装是指直接接触药品的包装材料和容器（以下简称药包材），如安瓿瓶、输液瓶等。外包装指内包装以外的包装，由里向外分为中包装、大包装，如纸盒、纸箱等。

（三）药品包装的作用

药品包装的作用主要体现在以下三个方面。

1. 保护功能　药品包装能使药物制剂中的药物成分与外界隔离，既能防止药物组分的挥发减少，又能阻止外界空气、微生物等进入药物制剂中。

2. 商品宣传功能　药品包装上印有或贴有很多药品相关信息，这些信息不但为人们普及医药知识，同时也为该药品进行了很好的市场宣传。

3. 方便应用功能　药品包装的应用方便了药品的携带和使用，比如单剂量包装的药品，启封后不用考虑后续的密封、储存问题，大大提高了服药人的用药依从性。

考点：药品包装的分类、作用

二、药品包装材料与管理

我国对药品包装的管理主要集中在内包装管理，即对直接接触药品的包装材料和容器的管理。内包装和药品之间的相容性，直接影响到药品的质量特性，不适宜的内包装会严重影响药品质量，危害人们身体健康。

（一）药品包装材料的分类

1. 按材质分类　药品包装材料（简称药包材）有多种材质形式，如塑料、金属、玻璃、陶瓷、橡胶等。某一固定剂型，存在多种包装形式，每一种包装形式又是由一种或几种材质组成。因此我们在市场上见到的药包材种类琳琅满目。

比如大容量注射剂，就是我们平时俗称的输液，市面上就有三种包装形式：玻璃瓶包装、塑料瓶包装、塑料袋包装。其中玻璃瓶包装由玻璃瓶、丁基胶塞、铝塑组合盖组成；塑料瓶包装由聚丙烯瓶和聚异戊二烯组合盖组成；塑料袋包装由塑料复合膜袋和聚异戊二烯组合盖组成。小容量注射剂，市面上有两种包装形式：玻璃安瓿瓶、塑料安瓿瓶。其中玻璃安瓿瓶又分为低硼硅玻璃安瓿瓶、中硼硅玻璃安瓿瓶、含锆玻璃安瓿瓶等。片剂，市面上有塑料瓶包装、塑料袋包装、铝塑泡罩式包装、双锡箔纸包装等。

2. 按注册管理分类　药品包装材料按注册管理可以分为以下三类。

Ⅰ类药包材指直接接触药品且直接使用的药品包装用材料、容器。包括药用丁基橡胶瓶塞、药品包装用 PTP 铝箔、药用 PVC 硬片、药用塑料复合硬片、复合膜（袋）、塑料输液瓶（袋）等。

Ⅱ类药包材指直接接触药品，但便于清洗，在实际使用过程中，经清洗后需要并可以消毒灭菌的药品包装用材料、容器。包括药用玻璃管、玻璃输液瓶、玻璃模制抗生素瓶、玻璃（黄料、白料）药瓶、安瓿等。

Ⅲ类药包材指Ⅰ、Ⅱ类以外其他可能直接影响药品质量的药品包装用材料、容器。包括抗生素瓶铝（合金铝）盖、输液瓶铝（合金铝）盖、铝塑组合盖、口服液瓶铝（合金铝）盖、铝塑组合盖等。

（二）药品包装材料的管理

为了加强药包材的监督管理，保障药包材质量，国家从 1991 年的《药品包装用材料、容器生产管理办法（试行）》开始对药包材进行规范化监督管理，2000 年发布了《药品包装用材料、容器管理办法（暂行）》，2004 年发布了《直接接触药品的包装材料和容器管理办法》，2017 年又颁布了《国务院关于取消一批行政许可事项的决定》（国发〔2017〕46 号）和《中共中央办公厅　国务院办公厅印发〈关于深化审评审批制度改革鼓励药品医疗器械创新的意见〉》（厅字〔2017〕2 号），2019 年颁布了新版《药品管理法》，2020 年颁布了新版《药品注册管理办法》。历时 29 年对药包材管理规章不断修订改进。

实行药品与包装材料关联审批。包装材料在审批药品注册申请时一并审评审批，经关联审评审批的包装材料及其质量标准在指定平台公示，供相关企业选择。药品上市许可持有人对生产制剂所选用的包装材料的质量负责。

取消药包材单独审批后，国家药品监管局通过以下措施加强事中事后监管：将药品包装材料和容器审批的有关要求纳入药品注册，与药品审批一并办理；明确由药品注册申请人所在地药品监督管理部门加强延伸监管，将药品包装材料和容器生产企业纳入日常监管范围；加强事中事后监管，加大对违法违规行为的处罚力度，严控风险，确保药品的安全性和有效性。

考点：药品包装材料的关联审批

第 2 节　药品标签与说明书管理

药品标签和说明书是指导合理用药的重要依据，其形式和内容在申请药品注册时一并上报，由国家药品监督管理部门予以核准。

一、药品标签管理

（一）药品标签的概念和分类

药品标签是指药品包装上印有或贴有的内容。药品标签在药品流通、储存和使用活动中，起着举足轻重的作用，同时也是消费者获取药品信息的最直接途径。但由于篇幅所限，药品标签所承载的药品信息一般不够详尽。

药品标签分为内标签和外标签。内标签是指直接接触药品包装上的标签，外标签是指内标签以外的标签。

（二）文字要求

药品包装必须按照规定印有或者贴有标签，不得夹带其他任何介绍或者宣传产品、企业的文字、音像及其他资料。药品标签应当以说明书为依据，其内容不得超出说明书的范围，不得印有暗示疗效、误导使用和不适当宣传产品的文字和标识。

药品标签中的文字应当清晰易辨，标识应当清楚醒目，不得有印字脱落或者粘贴不牢等现象，不得以粘贴、剪切、涂改等方式进行修改或者补充。药品标签应当使用国家语言文字工作委员会公布的规范化汉字，增加其他文字对照的，应当以汉字表述为准。

（三）内容管理

1. 药品内标签　应当包含药品通用名称、适应证或者功能主治、规格、用法用量、生产日期、产品批号、有效期、生产企业等内容。包装尺寸过小无法全部标明上述内容的，至少应当标注药品通用名称、规格、产品批号、有效期等内容。

2. 药品外标签　应当注明药品通用名称、成分、性状、适应证或者功能主治、规格、用法用量、不良反应、禁忌、注意事项、贮藏、生产日期、产品批号、有效期、批准文号、生产企业等内容。适应证或者功能主治、用法用量、不良反应、禁忌、注意事项不能全部注明的，应当标出主要内容并注明"详见说明书"字样。

3. 用于运输、贮藏的包装的标签　至少应当注明药品通用名称、规格、贮藏、生产日期、产品批号、有效期、批准文号、生产企业，也可以根据需要注明包装数量、运输注意事项或者其他标记等必要内容。

4. 原料药的标签　应当注明药品名称、贮藏、生产日期、产品批号、有效期、执行标准、批准文号、生产企业，同时还需注明包装数量及运输注意事项等必要内容。

5. 中药材标签　必须注明品名、产地、日期、调出单位，并附有质量合格标志。

6. 中药饮片标签　必须注明品名、规格、产地、生产企业、生产日期、产品批号，实施批准文号管理的中药饮片还应注明批准文号。

7. 同一药品生产企业生产的同一药品　药品规格和包装规格均相同的，其标签的内容、格式及颜色必须一致；药品规格或者包装规格不同的，其标签应当明显区别或者规格项明显标注。

同一药品生产企业生产的同一药品，分别按处方药与非处方药管理的，两者的包装颜色应当明显区别。

对贮藏有特殊要求的药品，应当在标签的醒目位置注明。

（四）有效期标注要求

药品标签中的有效期应当按照年、月、日的顺序标注，年份用四位数字表示，月、日用两位数表示。其具体标注格式为"有效期至××××年××月"或者"有效期至××××年××月××日"；也可以用数字和其他符号表示为"有效期至××××.××."或者"有效期至××××/××/××"等。

预防用生物制品有效期的标注按照国家药品监督管理局批准的注册标准执行，治疗用生物制品有效期的标注自分装日期计算，其他药品有效期的标注自生产日期计算。

有效期若标注到日，应当为起算日期对应年月日的前一天，若标注到月，应当为起算月份对应年月的前一个月。

（五）药品名称的管理

药品标签中标注的药品名称必须符合国家药品监督管理部门公布的药品通用名称和商品名称的命名原则，并与药品批准证明文件的相应内容一致。

药品通用名称应当显著、突出，其字体、字号和颜色必须一致，并符合以下要求：

1. 位置要求　对于横版标签，必须在上 1/3 范围内显著位置标出；对于竖版标签，必须在右 1/3 范围内显著位置标出。

2. 字体要求　不得选用草书、篆书等不易识别的字体，不得使用斜体、中空、阴影等形式对字体进行修饰。

3. 字体颜色要求　字体颜色应当使用黑色或者白色，与相应的浅色或者深色背景形成强烈反差。

4. 同行书写要求　除因包装尺寸的限制而无法同行书写的，不得分行书写。

药品商品名称不得与通用名称同行书写，其字体和颜色不得比通用名称更突出和显著，其字体以单字面积计不得大于通用名称所用字体的 1/2。

（六）专有标识的管理

麻醉药品、精神药品、医疗用毒性药品、放射性药品、外用药品和非处方药品等国家规定有专有标识的，其说明书和标签必须印有规定的标识，见图 12-1。

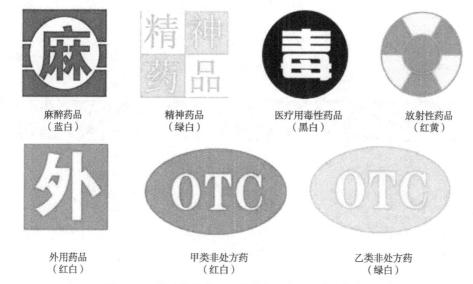

图 12-1　特殊管理药品、外用药、非处方药专有标识

考点：药品标签的管理内容

二、药品说明书管理

（一）药品说明书的概念及作用

药品说明书是由国家药品监督管理部门批准，由药品生产企业印制并提供的有关药品安全性、有效性等基本科学信息的说明性文件。

药品说明书包含作用特点、用法用量、药理毒理等重要科学数据和结论，科学严谨地介绍了药品的性质。药品说明书是指导患者用药的重要依据，也是处理医疗事故的裁决依据，因此其具有技术性和法律性特点。同时药品说明书为医药知识的普及也作出了重大贡献。

（二）药品说明书管理规定

药品说明书与药品标签有着相同的文字规范要求，同时要求药品生产企业生产供上市销售的最小包装必须附有说明书。

1. 内容、格式和书写要求　药品说明书应当包含药品安全性、有效性的重要科学数据、结论和信息，用以指导安全、合理使用药品。药品说明书的具体格式、内容和书写要求由国家药品监督管理部门制定并发布。

2. 词汇、单位要求　药品说明书对疾病名称、药学专业名词、药品名称、临床检验名称和结果的表述，应当采用国家统一颁布或规范的专用词汇，度量衡单位应当符合国家标准的规定。

3. 成分标注要求　药品说明书应当列出全部活性成分或者组方中的全部中药药味。注射剂和非处方药还应当列出所用的全部辅料名称。药品处方中含有可能引起严重不良反应的成分或者辅料的，应当予以说明。

4. 对生产企业的要求　药品生产企业应当主动跟踪药品上市后的安全性、有效性情况，需要对药品说明书进行修改的，应当及时提出申请。根据药品不良反应监测、药品再评价结果等信息，国家药品监督管理局也可以要求药品生产企业修改药品说明书。药品说明书获准修改后，药品生产企业应当将修改的内容立即通知相关药品经营企业、使用单位及其他部门，并按要求及时使用修改后的说明书和标签。药品说明书应当充分包含药品不良反应信息，详细注明药品不良反应。药品说明书核准日期和修改日期应当在说明书中醒目标示。

（三）药品说明书格式及书写要求

药品说明书包括化学药品和治疗用生物制品说明书、预防用生物制品说明书、中药、天然药物处方药说明书、化学药品非处方药说明书和中成药非处方药说明书五种。其格式见表12-1。

表 12-1　药品说明书格式

处方药"核准和修改日期"标注位置　　　　　　　　　　　　　　　　　　　　　　　　　　专有标识

×××说明书

提示语位置

警示语位置

项目	化学药品和治疗用生物制品处方药	预防用生物制品	中药、天然药物处方药	化学药品非处方药	中成药非处方药
【药品名称】	√	√	√	√	√
【成分】	√		√	√	√
【性状】			√	√	√
【成分和性状】		√			
【作用类别】				√	
【适应证、功能主治】	√		√	√	√
【接种对象】		√			
【作用与用途】		√			
【规格】	√	√	√	√	√
【用法用量】	√		√		
【免疫程序和剂量】		√			
【不良反应】	√	√	√	√	√
【禁忌】	√	√	√	√	√
【注意事项】	√	√	√	√	√
【孕妇及哺乳期妇女用药】	√		√		
【儿童用药】	√		√		
【老年用药】	√				
【药物相互作用】	√		√	√	√
【药物过量】	√				
【临床试验】	√		√		
【药理毒理】	√		√		
【药代动力学】	√				
【贮藏】	√	√	√	√	√
【包装】	√	√	√	√	√
【有效期】	√	√	√	√	√
【执行标准】	√	√	√	√	√
【批准文号】	√	√	√	√	√
【说明书修订日期】					√
【生产企业】	√	√	√	√	√

药品说明书的书写要求如下。

1. 核准和修改日期　处方药需要在说明书的左上角位置标注核准和修改日期，核准日期为国家药品监督管理局批准药品的注册时间，修改日期为最新一次修改的时间。

2. 专有标识　说明书右上角位置为非处方药、外用药品、特殊管理药品的专有标识。

3. **提示语**　处方药的提示语为"请仔细阅读说明书并在医师指导下使用"，非处方药的提示语为"请仔细阅读说明书并按说明使用或在药师指导下购买和使用"。

4. **警示语**　警示语是对药品严重不良反应或潜在安全性问题的警告，也可以包括药品禁忌、注意事项及药物过量等需要警示使用者应特别注意的事项。

5. **药品名称**　中药天然药物应罗列通用名称、汉语拼音；化学药品和生物制品应罗列通用名称、商品名称（未批准，不列出）、英文名称（无，可不写）、汉语拼音。

6. **成分**

（1）化学药品非处方药说明书：应列出所有成分及含量，并且列出所有辅料。

（2）中成药非处方药说明书：除《中药品种保护条例》第十三条规定的情形外，必须列出全部处方组成和辅料，处方所含成分及药味排序应与药品标准一致。处方中所列药味其本身为多种药材制成的饮片，且该饮片为国家药品标准收载的，只需写出该饮片名称。

（3）中药、天然药物处方药说明书：应列出处方中所有的药味或有效部位、有效成分等。注射剂还应列出所用的全部辅料名称；处方中含有可能引起严重不良反应的辅料的，在该项下也应列出该辅料名称。成分排序应与国家批准的该品种药品标准一致，辅料列于成分之后。对于处方已列入国家秘密技术项目的品种，以及获得中药一级保护的品种，可不列此项。

（4）化学药品和治疗用生物制品说明书：列出活性成分的化学名称、化学结构式、分子式、分子量；复方制剂可以不列出每个活性成分化学名称、化学结构式、分子式、分子量内容。本项可以表达为"本品为复方制剂，其组分为："。组分按一个制剂单位（如每片、粒、支、瓶等）分别列出所含的全部活性成分及其量；多组分或者化学结构尚不明确的化学药品或者治疗用生物制品，应当列出主要成分名称，简述活性成分来源；处方中含有可能引起严重不良反应的辅料的，该项下应当列出该辅料名称；注射剂应当列出全部辅料名称。

7. **性状**　包括药品的外观（颜色、外形）、气、味等并且要符合药品标准。其中化学药品和治疗用生物制品说明书还应包括药品的溶解度及物理常数等。

8. **成分和性状**　包括该制品的主要成分（如生产用毒株或基因表达提取物等）和辅料、生产用细胞、制备工艺、成品剂型和外观等。冻干制品还应增加冻干保护剂的主要成分。

9. **作用类别**　按照国家药品监督管理局公布的该药品非处方药类别书写。

10. **适应证、功能主治**

（1）化学药品非处方药说明书：标注【适应证】，按照国家药品监督管理局公布的非处方药适应证书写。

（2）中成药非处方药说明书：标注【功能主治】，按照国家药品监督管理局公布的非处方药适应证书写。

（3）中药、天然药物处方药说明书：标注【适应证】/【功能主治】，应与国家批准的该品种药品标准中的功能主治或适应证一致。

（4）化学药品和治疗用生物制品处方药说明书：标注【适应证】，应当根据该药品的用途，采用准确的表述方式，明确用于预防、治疗、诊断、缓解或者辅助治疗某种疾病（状态）或者症状。

11. **接种对象**　应注明适宜接种的易感人群、接种人群的年龄、接种的适宜季节等。

12. **作用与用途**　应明确该制品的主要作用，如"用于×××疾病的预防"。

13. **规格**

（1）化学药品非处方药与中成药非处方药说明书：每单位制剂含主药的量，每一说明书只能写一种规格。

（2）中药、天然药物处方药说明书：应与国家批准的该品种药品标准中的规格一致。同一药品生产企业生产的同一品种，如规格或包装规格不同，应使用不同的说明书。

（3）化学药品和治疗用生物制品处方药说明书：指每支、每片或其他每一单位制剂中含有主药（或效价）的重量或含量或装量。生物制品应标明每支（瓶）有效成分的效价（或含量及效价）及装量（或冻干制剂的复溶后体积）。表示方法一般按照《中国药典》（2020年版）要求规范书写，有两种以上规格的应当分别列出。

（4）预防用生物制品说明书：明确该制品每1次人用剂量及有效成分的含量或效价单位，以及装量（或冻干制剂的复溶后体积）。

14. 用法用量

（1）化学药品非处方药与中成药非处方药说明书：用量按照国家公布的该药品非处方药用量书写，用法表述不能产生误导。

（2）中药、天然药物处方药说明书：应与国家批准的该品种药品标准中的用法用量一致。

（3）化学药品和治疗用生物制品处方药说明书：需按疗程用药或者规定用药期限的，必须注明疗程、期限。应当详细列出该药品的用药方法，准确列出用药的剂量、计量方法、用药次数及疗程期限，并应当特别注意与规格的关系。用法上有特殊要求的，应当按实际情况详细说明。

15. 免疫程序和剂量
应当明确接种部位、接种途径（如肌内注射、皮下注射、划痕接种等）。特殊接种途径的应描述接种的方法、全程免疫程序和剂量（包括免疫针次、每次免疫的剂量、时间间隔、加强免疫的时间及剂量）。每次免疫程序因不同年龄段而不同的，应当分别作出规定。冻干制品应当规定复溶量及复溶所用的溶媒。

16. 不良反应
实事求是地详细列出该药品已知的或者可能发生的不良反应。尚不清楚有无不良反应的，可在该项下以"尚不明确"来表述。其中预防用生物制品说明书还应包括接种后可能出现的偶然或者一过性反应的描述，以及对于出现的不良反应是否需要特殊处理的描述。

17. 禁忌
应列出该药品不能或暂缓应用的各种情况。尚不清楚有无禁忌的，可在该项下以"尚不明确"来表述。其中非处方药说明书应采用加重字体印刷。

18. 注意事项

（1）化学药品非处方药说明书：应列出使用该药必须注意的问题。

（2）中成药非处方药说明书：应列出使用该药必须注意的问题。如有与中医理论有关的证候、配伍、饮食等注意事项，应在该项下列出。中药和化学药品组成的复方制剂，应注明本品含××（化学药品通用名称），并列出成分中化学药品的相关内容及注意事项。

（3）中药、天然药物处方药说明书：如有药物滥用或者药物依赖性内容，应在该项下列出。如有与中医理论有关的证候、配伍、妊娠、饮食等注意事项，应在该项下列出。处方中如含有可能引起严重不良反应的成分或辅料，应在该项下列出。注射剂如需进行皮内敏感试验的，应在该项下列出。中药和化学药品组成的复方制剂，必须列出成分中化学药品的相关内容及注意事项。尚不清楚有无注意事项的，可在该项下以"尚不明确"来表述。

（4）化学药品和治疗用生物制品处方药说明书：应列出使用该药必须注意的问题。滥用或者药物依赖性内容可以在该项目下列出。

（5）预防用生物制品说明书：列出使用的各种注意事项。以特殊接种途径进行免疫的制品，应明确接种途径，如注明"严禁皮下或肌内注射"。使用前检查包装容器、标签、外观、有效期是否符合要求。还包括疫苗包装容器开启时，对制品使用的要求（如需振摇），冻干制品的重溶时间等。疫苗开启后应在规定的时间内使用，以及由于接种该制品而出现的紧急情况的应急处理办法等。减毒活疫苗还需在该项下注明：本品为减毒活疫苗，不推荐在该疾病流行季节使用。

19. 孕妇及哺乳期妇女用药
着重说明该药品对妊娠、分娩及哺乳期母婴的影响，并写明可否应用本品及用药注意事项。未进行相关研究的，中药、天然药物处方药说明书可不列出此项，但化学药品和治疗用生物制品说明书应当在该项下予以说明。

20. 儿童用药

（1）中药、天然药物处方药说明书：如进行过该项相关研究，应说明儿童患者可否应用该药品。

可应用者需说明用药注意事项。如未进行该项相关研究，可不列此项。

（2）化学药品和治疗用生物制品处方药说明书：主要包括儿童由于生长发育的关系而对于该药品在药理、毒理或药代动力学方面与成人的差异，并写明可否应用本品及用药注意事项。

21. 老年用药

（1）中药、天然药物处方药说明书：如进行过该项相关研究，应对老年患者使用该药品的特殊情况予以说明。包括使用限制、特定监护需要、与老年患者用药相关的危险性，以及其他与用药有关的安全性和有效性的信息。如未进行该项相关研究，可不列此项。

（2）化学药品和治疗用生物制品处方药说明书：主要包括老年人由于机体各种功能衰退的关系而对于该药品在药理、毒理或药代动力学方面与成人的差异，并写明可否应用本品及用药注意事项。

22. 药物相互作用

（1）化学药品非处方药与中成药非处方药说明书：应列出与该药产生相互作用的药物及合并用药的注意事项，必须注明"如与其他药物同时使用可能会发生药物相互作用，详情请咨询医师或药师"。

（2）中药、天然药物处方药说明书：如进行过该项相关研究，应详细说明哪些或哪类药物与本药品产生相互作用，并说明相互作用的结果。如未进行该项相关研究，可不列此项，但注射剂除外，注射剂必须以"尚无本品与其他药物相互作用的信息"来表述。

（3）化学药品和治疗用生物制品处方药说明书：列出与该药产生相互作用的药品或者药品类别，并说明相互作用的结果及合并用药的注意事项。

23. 药物过量　详细列出过量应用该药品可能发生的毒性反应、剂量及处理方法。

24. 临床试验

（1）中药、天然药物处方药说明书：对于 2006 年 7 月 1 日之前批准注册的中药、天然药物，如在申请药品注册时经国家药品监督管理部门批准进行过临床试验，应当描述为"本品于××××年经＿＿＿批准进行过＿＿＿例临床试验"。对于 2006 年 7 月 1 日之后批准注册的中药、天然药物，如申请药品注册时，经国家药品监督管理部门批准进行过临床试验的，应描述该药品临床试验的概况，包括研究对象、给药方法、主要观察指标、有效性和安全性结果等。未进行过临床试验的，可不列此项。

（2）化学药品和治疗用生物制品处方药说明书：为本品临床试验概述，应当准确、客观地进行描述。内容包括临床试验的给药方法、研究对象、主要观察指标、临床试验的结果，以及不良反应等。

25. 药理毒理

（1）中药、天然药物处方药说明书：药理作用是指非临床药理试验结果，应分别列出与已明确的临床疗效密切相关的主要药效试验结果。毒理研究是指非临床安全性试验结果，应分别列出主要毒理试验结果。未进行相关研究的，可不列此项。

（2）化学药品和治疗用生物制品处方药说明书：药理作用为临床药理中药物对人体作用的有关信息。也可列出与临床适应证有关或有助于阐述临床药理作用的体外试验和（或）动物试验的结果。毒理研究所涉及的内容是指与临床应用相关，有助于判断药物临床安全性的非临床毒理研究结果。应当描述动物种属类型、给药方法和主要毒性表现等重要信息。复方制剂的毒理研究内容应当尽量包括复方给药的毒理研究结果，若无该信息，应当写入单药的相关毒理内容。

26. 药代动力学

（1）中药、天然药物处方药说明书：应包括药物在体内的吸收、分布、代谢和排泄过程及药代动力学的相关参数，一般应以人体临床试验结果为主，如缺乏人体临床试验结果，可列出非临床试验结果，并加以说明。

（2）化学药品和治疗用生物制品处方药说明书：应当包括药物在体内吸收、分布、代谢和排泄的全过程及其主要的药代动力学参数，以及特殊人群的药代动力学参数或特征。说明药物是否通过乳汁分泌、是否通过胎盘屏障及血脑屏障等。应以人体临床试验结果为主，如缺乏人体临床试验结果，可列出非临床试验的结果，并加以说明。

27. **贮藏**   按药品标准书写，有特殊要求的应注明相应温度，其中预防用生物制品说明书应当按照规定明确该制品保存和运输的条件，尤其应当明确温度条件。

28. **包装**   包括直接接触药品的包装材料和容器及包装规格。

29. **有效期**   是指该药品在规定的储存条件下，能够保持质量稳定的期限，以月为单位描述。

30. **执行标准**   列出执行标准的名称、版本或药品标准编号。

31. **批准文号**   是指该药品的药品批准文号、进口药品注册证号或者医药产品注册证号。

32. **说明书修订日期**   是指批准使用该非处方药说明书的日期。

33. **生产企业**   国产药品该项应与药品生产许可证载明的内容一致，进口药品应与提供的政府证明文件一致。包括企业名称、生产地址、邮政编码、电话号码、传真号码、网址（如无，可不写）。其中非处方药说明书最后加重标注："如有问题可与生产企业联系"。

考点：药品说明书的管理内容

第3节   药品批准文号管理

药品批准文号体现在国家药品监督管理部门下发的药品注册证明文件上。药品批准文号是药品监督管理部门对特定生产企业按法定标准、生产工艺和生产条件对某一药品的法律认可凭证，每一个生产企业的每一个品种都有一个特定的批准文号。药品生产企业必须在取得药品批准文号后方可生产。药品批准文号不允许随意改变。对上市后经过再评价，证明疗效不确切、不良反应大或者其他原因危害人民健康的药品，药品监督管理部门有权撤销其批准文号。

药品批准文号会被生产企业印刷在药品标签和药品说明书上。境内生产药品批准文号格式为：国药准字 H（Z、S）+四位年号+四位顺序号。中国香港、澳门和台湾地区生产药品批准文号格式为：国药准字 H（Z、S）C+四位年号+四位顺序号。其他境外生产药品批准文号格式为：国药准字 H（Z、S）J+四位年号+四位顺序号。其中，H 代表化学药，Z 代表中药，S 代表生物制品。药品批准文号，不因上市后的注册事项的变更而改变。中药另有规定的从其规定。

考点：药品批准文号的格式

第4节   国家药品编码管理

一、国家药品编码

1. **国家药品编码的概念**   国家药品编码，是指在药品研制、生产、经营、使用和监督管理中由计算机使用的表示特定信息的编码标识。国家药品编码以数字或数字与字母组合形式表现。

2. **国家药品编码的适用范围**   国家药品编码适用于药品研究、生产、经营、使用和监督管理等各个领域以及电子政务、电子商务的信息化建设、信息处理和信息交换。

3. **国家药品编码的编制**   国家药品编码包括本位码、监管码和分类码。本位码由药品国别码、药品类别码、药品本体码、校验码依次连接而成（图 12-2）。

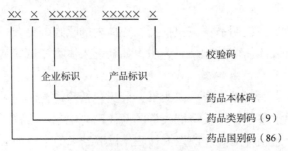

图 12-2   国家药品编码本位码组成

　　国家药品编码本位码国别码为"86"，代表在我国境内生产、销售的所有药品；国家药品编码本位码类别码为"9"，代表药品；国家药品编码本位码本体码的前 5 位为药品企业标识，根据企业法人营业执照、药品生产许可证，遵循一照一证的原则，按照流水的方式编制；国家药品编码本位码本体码的后 5 位为药品产品标识，是指前 5 位确定的企业所拥有的所有药品产品。药品产品标识根据药品批准文号，依据药品名称、剂型、规格，遵循一物一码的原则，按照流水的方式编制。

二、中国药品电子监管码

　　1. 中国药品电子监管码的概念　中国药品电子监管码是政府对药品实施电子监管，为每件药品赋予的标识。

　　2. 中国药品电子监管码的格式　中国药品电子监管码是一维条码，20 位，首位数字 8 代表药品，2～7 位是类别码，8～16 位是单件序列号，17～20 位为校验码（图 12-3）。

图 12-3　中国药品电子监管码组成

　　3. 中国药品电子监管码的特点　中国药品电子监管码具有一件一码、数据库集中存储动态信息、全国覆盖、全程跟踪的特点。目前国家已不强行要求所有药品实施电子监管码管理，在国家要求药品可追溯的背景下，大部分的药品电子监管码已被药品追溯码所取代。

三、药品追溯码

　　1. 药品追溯码的概念　药品追溯码是指用于唯一标识药品各级销售单元的代码，由一列数字、字母和（或）符号组成。

　　2. 药品追溯码的构成　药品追溯码由 20 位字符构成。前 7 位为药品标识码，用于标识特定于某种与药品上市许可持有人、生产企业、药品通用名、剂型、制剂规格和包装规格对应的药品唯一性代码。中间 9 位为生产标识码，用于识别药品在生产过程中相关数据的代码。后 4 位为校检码，以验证药品追溯码的正确性。药品追溯码可为一维条码、二维条码和 RFID 标签等形式。

　　3. 药品追溯码的编码原则　药品追溯码编码时要求具有实用性、唯一性、可扩展性、通用性的特点。

　　考点： 国家药品编码、中国药品电子监管码、药品追溯码的组成

自 测 题

选择题

【A 型题】

1. 根据药品标签和说明书管理规定，药品包装上通用名称与商品名称用字的比例不得小于（　　）

　　A. 4 : 1　　　　　B. 3 : 1　　　　　C. 2 : 1

　　D. 1 : 1　　　　　E. 1 : 2

2. 以下药品不需要印制专有标识的是（　　）

　　A. 麻醉药品　　　　B. 处方药

　　C. 非处方药　　　　D. 精神药品

　　E. 外用药品

3. 以下药品有效期的格式正确的是（　　）

　　A. 有效期至 2013 年 10 月

　　B. 有效期至 2015.7 月

　　C. 有效期至 2014/9.11

　　D. 有效期至 2016 年 3 月 2 日

　　E. 有效期至 2015 年

4. 中国药品电子监管码是由多少位数字组成的一维

码（　　）

　　A. 10　　　　　　B. 14　　　　　　C. 16

　　D. 20　　　　　　E. 12

5. 以下属于药包材的是（　　）

　　A. 药品标签　　　　B. 药品说明书

　　C. 聚丙烯输液瓶　　D. 输液剂配液罐

　　E. 药用辅料

6. 以下药品批准文号中，属于港澳台地区生产的药品是（　　）

　　A. 国药准字 H20210201

　　B. 国药准字 HJ20210302

　　C. 国药准字 Z20210305

　　D. 国药准字 ZJ20210202

　　E. 国药准字 HC20210307

7. 对于同一药品生产企业生产的同一药品的标签，以下说法错误的是（　　）

　　A. 药品规格和包装规格均相同的，其标签的内容、格

式及颜色必须一致

B. 药品规格或者包装规格不同的，其标签应当明显区别

C. 药品规格不同的，如选用相同标签，其规格项应当明显标注

D. 同一药品生产企业生产的同一药品，分别按处方药与非处方药管理的，两者的包装颜色可一致

E. 药品包装规格不同的，如选用相同标签，其包装规格项应明显标注

8. 以下不属于国家药品编码本位码组成的是（　　）
   A. 国别码　　　　　　B. 类别码
   C. 本体码　　　　　　D. 校验码
   E. 监管码

9. 中药饮片标签必须注明的内容不包括（　　）
   A. 品名　　　　　　　B. 产地
   C. 产品批号　　　　　D. 批准文号
   E. 生产企业

10. 以下不属于药品追溯码编码原则的是（　　）
    A. 实用性　　　　　　B. 唯一性
    C. 可扩展性　　　　　D. 通用性
    E. 强制性

【B型题】

（第11~13题备选答案）
   A. 内标签　　　　　　B. 外标签
   C. 内包装　　　　　　D. 中药材标签
   E. 原料药标签

11. 必须注明"产地"的是（　　）
12. 直接接触药品的包装材料或容器（　　）

13. 直接接触药品包装上印有或贴有的内容（　　）

（第14~16题备选答案）
   A. 规格　　　　　　　B. 不良反应
   C. 禁忌　　　　　　　D. 注意事项
   E. 药理毒理

对于化学药品和治疗用生物制品说明书，以下内容属于上述哪项

14. 药物依赖性（　　）
15. 每片含量（　　）
16. 禁止使用药品的人群（　　）

【X型题】

17. 中药材名称一般包括（　　）
    A. 药品通用名称　　　B. 化学名称
    C. 英文名称　　　　　D. 汉语拼音
    E. 拉丁名

18. 对于包装尺寸过小的内标签，必须标注的内容有（　　）
    A. 药品通用名称　　　B. 规格
    C. 批号　　　　　　　D. 用法用量
    E. 药理毒理

19. 药品追溯码的形式可以为（　　）
    A. 一维条码　　　　　B. 二维条码
    C. RFID标签　　　　　D. 动态图
    E. 三维图

20. 以下药品在说明书中需要列出全部辅料的有（　　）
    A. 处方药　　　　　　B. 非处方药
    C. 注射剂　　　　　　D. 片剂
    E. 口服液

（李　鹏）

第 13 章

药品价格和广告管理

药品是一种特殊的商品，其价格和广告都与医药产业的发展、社会的安定和人民的健康紧密相连。随着实施健康中国战略的提出，我国医药卫生体制全面深化改革，但"看病贵"问题依然严峻，影响人民幸福感；与此同时，层出不穷的药品违法广告严重扰乱了正常的药品市场秩序，影响了公众在购买药品时的判断力，加剧了企业间的恶性竞争，损害行业形象，降低政府公信力。因此，政府在加强药品质量监督管理的同时，加大对药品价格、广告事项的管理力度，坚决杜绝药品的虚高定价和虚假宣传，在实现药品经济效益的同时，追求社会效益的最大化。《药品管理法》第八章对药品价格和广告管理作出了具体规定。

第 1 节　药品价格管理

案例 13-1

吉非替尼是一种表皮生长因子受体酪氨酸激酶抑制剂，适用于表皮生长因子受体基因具有敏感突变的局部晚期或转移性非小细胞肺癌患者的一线治疗。吉非替尼片自 2005 年在国内上市后，价格始终居高不下，高于 5000 元/盒；2016 年下降至 1600 元/盒；2019 年下降至 498 元/盒，与初上市相比，降幅高达 90%。

问题：是什么原因导致了吉非替尼片的价格一降再降？

价格是商品价值的一种货币表现。《中华人民共和国价格法》规定，我国实行并逐步完善宏观经济调控下主要由市场形成价格的机制。药品价格关乎民生，是各界普遍关注的热点问题。为了满足人民群众不断增长的医疗卫生需求，减轻患者不合理的医药费用负担，自 1996 年国家恢复对药品价格管理以来，政府价格主管部门已经采取了多项措施降低药价。2015 年国家发展和改革委员会等部门颁布《推进药品价格改革的意见》（发改价格〔2015〕904 号），要求逐步建立以市场为主导的药品价格形成机制，最大限度减少政府对药品价格的直接干预。

一、药品价格管理形式

药品价格管理，是指药品价格的制定和监测等一系列的管理活动。随着国家经济发展，我国药品价格管理经历了不同阶段。2001 年修订的《药品管理法》规定了我国药品价格管理有政府定价、政府指导价和市场调节价三种形式。

2015 年《药品管理法》修正后，删去了政府定价和政府指导价的相关内容。2015 年 5 月颁布的《推进药品价格改革的意见》对药品价格改革给出了具体意见，确定了当前药品价格政策，即按照市场调节价。

自 2015 年 6 月 1 日起，除麻醉药品和第一类精神药品外，取消药品政府定价，药品实际交易价格主要由市场竞争形成。

1. **医保基金支付的药品**　由医保部门会同有关部门拟定医保药品支付标准制定的程序、依据、方法等规则，探索建立引导药品价格合理形成的机制。

2. **专利药品、独家生产药品**　建立公开透明、多方参与的谈判机制形成价格。

3. **医保目录外的血液制品、国家统一采购的预防免疫药品、国家免费艾滋病抗病毒治疗药品和避孕药具**　通过招标采购或谈判形成价格。

4. **麻醉药品和第一类精神药品**　仍暂时实行最高出厂价格和最高零售价格管理。

5. **其他药品**　由生产经营者依据生产经营成本和市场供求情况，自主制定价格。

考点：当前药品价格管理形式

二、完善药品价格形成机制

2019 年 12 月，国家医疗保障局印发《关于做好当前药品价格管理工作的意见》（医保发〔2019〕67 号），指出以现行药品价格政策为基础，坚持市场在资源配置中起决定性作用，更好发挥政府作用，围绕新时代医疗保障制度总体发展方向，持续健全以市场为主导的药品价格形成机制。取消药品政府定价并不意味着政府放弃对药价的监管，而是发挥政府、市场"两只手"作用，建立科学合理的价格形成机制。目前与药品价格形成有关的政策机制主要包括。

1. **坚持市场调节药品价格的总体方向**　医疗保障部门管理价格的药品范围，包括化学药品、中成药、生化药品、中药饮片、医疗机构制剂等。依法实行市场调节价的药品，药品上市许可持有人、药品生产企业、药品经营企业和医疗机构应当按照公平、合理和诚实信用、质价相符的原则制定价格，为用药者提供价格合理的药品。

2. **坚持药品集中采购，完善药品采购机制**　形成以带量采购、招采合一、质量优先、确保用量、保证回款等为特点的国家组织药品集中采购模式，并不断优化。结合患者临床用药需求、仿制药质量和疗效一致性评价以及化学药品新注册分类审批等工作进展，有序扩大国家组织集中采购和使用药品品种范围，优先将原研药价格高于世界主要国家和周边地区、原研药与仿制药价差大等品种，以及通过仿制药质量和疗效一致性评价的基本药物等纳入集中采购范围。对未纳入国家组织集中采购和使用范围的药品，要依托省级药品集中采购平台，借鉴国家组织药品集中采购和使用经验，采取单独或跨区域联盟等方式，在采购药品范围、入围标准、集中采购形式等方面加大改革创新力度，形成国家和地方相互促进的工作格局。鼓励探索采取集团采购、专科医院联合采购、医疗联合体采购等方式形成合理价格，鼓励非公立医疗机构、社会药店等积极参与，共同推动形成以市场为主导的药品价格形成机制。

3. **发挥医保对药品价格引导作用**　健全公开透明的医保药品目录准入谈判机制。完善对定点机构协议管理，强化对医保基金支付药品的价格监管和信息披露，正面引导市场价格秩序。在考虑药品质量和疗效的基础上，从国家组织集中采购和使用药品以及谈判药品开始，对医保目录内药品按通用名制定医保支付标准，并建立动态调整机制。原则上对同一通用名相同剂型和规格的原研药、参比制剂、通过质量和疗效一致性评价的仿制药实行相同的支付标准。将通过一致性评价的仿制药纳入与原研药可相互替代药品目录，加大对通过一致性评价的仿制药质优价廉等方面的宣传，激励引导医生和患者使用。鼓励由医保经办机构直接与药品生产或流通企业结算药品货款。

4. **推进形成合理的药品差价比价关系**　同种药品在剂型、规格和包装等方面存在差异的，按照治疗费用相当的原则，综合考虑临床效果、成本价值、技术水平等因素，保持合理的差价比价关系。

5. **积极推进仿制药质量和疗效一致性评价工作**　积极推进仿制药质量和疗效一致性评价工作，对通过一致性评价的药品落实属地监管责任，加强监督检查。完善支持政策，及时纳入采购目录，促进仿制药替代使用，发挥基本医疗保险的激励作用，落实税收优惠政策和价格政策。

6. **构建全国统一开放的药品生产流通市场格局**　促进市场公平有序竞争，打破医药产品市场分割、地方保护。在药品采购中不得限定经营、购买、使用特定生产配送企业提供的商品和服务，不得限制外地生产配送企业进入本地市场，不得排斥、限制或者强制外地生产配送企业在本地投资或者设立分支机构，不得违法给予特定生产配送企业优惠政策。开展"两票制"实施情况常态化监管。严厉打击药品企业通过中介组织虚增推广费、服务费等偷逃税行为。

7. 推进医疗服务价格动态调整等联动改革 按照党中央、国务院决策部署，2017 年 9 月各地已全部取消公立医院药品加成。减少的合理收入已通过调整医疗服务价格、增加财政投入等方式进行补偿。通过降低药品耗材费用等多种方式腾出空间，在确保群众受益的基础上，统筹用于推进"三医"联动改革。在总体上不增加群众负担的前提下，稳妥有序试点探索医疗服务价格的优化。

8. 短缺药品保供稳价 对于国家和省级短缺药品供应保障工作会商联动机制办公室短缺药品清单所列品种，允许经营者自主报价、直接挂网，医疗机构按挂网价格采购或与经营者进一步谈判议价采购。优化中央和地方医药储备结构，加大短缺药品储备力度。充分发挥省级医药储备功能，筛选一批临床必需、用量不确定且容易发生短缺的药品纳入储备。到 2020 年，实现 100 种小品种药（短缺药）稳定生产供应。

考点：药品价格形成机制

链接 2020 年国家医保药品目录谈判结果公布

2020 年 12 月 28 日，国家医疗保障局、人力资源和社会保障部公布《国家基本医疗保险、工伤保险和生育保险药品目录（2020 年）》。本次目录调整共对 162 种药品进行了谈判，119 种谈判成功，谈成药品平均降价 50.64%。从患者负担情况看，通过谈判降价和医保报销，预计 2021 年可累计为患者减负约 280 亿元。2018 年谈判成功并于 2020 年底协议到期的 17 种抗癌药中，3 种药品有仿制药上市被纳入乙类管理，14 种独家药品按规则进行了续约或再次谈判，平均降幅为 14.95%，其中个别一线抗癌药降幅超过 60%。

三、药品价格监督

《药品管理法》规定，药品上市许可持有人、药品生产企业、药品经营企业和医疗机构应当遵守国务院药品价格主管部门关于药品价格管理的规定，制定和标明药品零售价格，禁止暴利、价格垄断和价格欺诈等行为。

国家深化"放管服"，在尊重市场规律、尊重经营者自主定价权的基础上，综合运用监测预警、函询约谈、提醒告诫、成本调查、信用评价、信息披露等手段，建立健全药品价格常态化监管机制，促进经营者加强价格自律。

1. 药品价格信息公开 药品上市许可持有人、药品生产企业、药品经营企业和医疗机构应当依法向药品价格主管部门提供其药品的实际购销价格和购销数量等资料。

医疗机构应当向患者提供所用药品的价格清单，按照规定如实公布其常用药品的价格，加强合理用药管理。具体办法由国务院卫生健康主管部门制定。

各地医疗保障部门及时发布药品价格监测预警信息，披露函询约谈结果、价格成本调查结果，公开曝光各类严重影响药品价格和供应秩序的违规失信案例，鼓励社会各方参与监督，引导形成合理预期。

2. 药品价格监管常态化 综合运用函询约谈、成本调查、信用评价、信息披露等手段，建立健全药品价格常态化监管机制。

对存在价格涨幅或频次异常、区域之间或线上线下之间价格差异较大、流通环节加价明显超出合理水平、配送不到位等情况的药品，各级医疗保障部门可函询相关经营者，要求书面说明情况；对情节严重、影响恶劣的，可约谈或跨区域联合约谈相关经营者，要求其说明变化原因，提供与药品价格成本构成相关的生产、经营、财务和产品流向等资料，并分类妥善处理。涨价理由不合理、不充分的，如经营者自愿将价格调整到合理区间，应向医疗保障部门提交书面承诺函，并在承诺时间内调整到位；如拒不调整，可视情节采取提醒告诫、发布警示信息、降低信用评价、暂停挂网等措施。

考点：药品价格监管手段

3. 违法行为处罚 禁止药品上市许可持有人、药品生产企业、药品经营企业和医疗机构在药品购销中给予、收受回扣或者其他不正当利益。

禁止药品上市许可持有人、药品生产企业、药品经营企业或者代理人以任何名义给予使用其药品的医疗机构的负责人、药品采购人员、医师、药师等有关人员财物或者其他不正当利益。禁止医疗机构的负责人、药品采购人员、医师、药师等有关人员以任何名义收受药品上市许可持有人、药品生产企业、药品经营企业或者代理人给予的财物或者其他不正当利益。

参与药品采购投标的投标人不得以低于成本的报价竞标，不得以欺诈、串通投标、滥用市场支配地位等方式竞标。

市场监督管理部门强化药品价格行为监管，依法严厉查处价格违法和垄断行为，通过12315热线接收举报线索，切实维护药品市场价格秩序。《中华人民共和国价格法》《中华人民共和国反垄断法》《中华人民共和国反不正当竞争法》对违反药品价格管理的处罚作出了相应规定。具体如表13-1所示。

表13-1　药品价格违法行为处罚

违法情形	处罚	法律条款
经营者有不正当价格行为的	责令改正，没收违法所得，可以并处违法所得五倍以下的罚款；没有违法所得的，予以警告，可以并处罚款；情节严重的，责令停业整顿，或者由工商行政管理机关吊销营业执照	《中华人民共和国价格法》第四十条
经营者违反本法规定，滥用市场支配地位的	由反垄断执法机构责令停止违法行为，没收违法所得，并处上一年度销售额百分之一以上百分之十以下的罚款	《中华人民共和国反垄断法》第四十七条
经营者违反本法规定，给他人造成损害的	应当依法承担民事责任。经营者的合法权益受到不正当竞争行为损害的，可以向人民法院提起诉讼。因不正当竞争行为受到损害的经营者的赔偿数额，按照其因被侵权所受到的实际损失确定；实际损失难以计算的，按照侵权人因侵权所获得的利益确定。经营者恶意实施侵犯商业秘密行为，情节严重的，可以在按照上述方法确定数额的一倍以上五倍以下确定赔偿数额。赔偿数额还应当包括经营者为制止侵权行为所支付的合理开支	《中华人民共和国反不正当竞争法》第十七条
参加药品采购投标的投标人以低于成本的报价竞标，或者以欺诈、串通投标、滥用市场支配地位等方式竞标的	由县级以上人民政府医疗保障主管部门责令改正，没收违法所得；中标的，中标无效，处中标项目金额千分之五以上千分之十以下的罚款，对法定代表人、主要负责人、直接负责的主管人员和其他责任人员处对单位罚款数额百分之五以上百分之十以下的罚款；情节严重的，取消其二年至五年内参加药品采购投标的资格并予以公告	《中华人民共和国基本医疗卫生与健康促进法》第一百零三条

考点：药品价格违法行为处罚

链接　回扣和折扣

药品上市许可持有人、药品生产企业、药品经营企业或者医疗机构在药品购销中给予、收受回扣或者其他不正当利益的，药品上市许可持有人、药品生产企业、药品经营企业或者代理人给予使用其药品的医疗机构的负责人、药品采购人员、医师、药师等有关人员财物或者其他不正当利益的，由市场监督管理部门没收违法所得，并处三十万元以上三百万元以下的罚款；情节严重的，吊销药品上市许可持有人、药品生产企业、药品经营企业营业执照，并由药品监督管理部门吊销药品批准证明文件、药品生产许可证、药品经营许可证。

经营者在交易活动中，可以以明示方式向交易相对方支付折扣，或者向中间人支付佣金。经营者向交易相对方支付折扣、向中间人支付佣金的，应当如实入账。接受折扣、佣金的经营者也应当如实入账。

案例13-1分析

吉非替尼片于2005年在国内上市，其在国内的化合物结构专利（核心专利）于2016年到期。2016年某国内药企仿制的吉非替尼片在国内上市，其价格为1600元/盒。通过国家谈判和零关税政策，2018年9月30日起吉非替尼片原研药调整为2280元/盒。2018年底在"4+7"城市带量集中采购中，吉非替尼片原研药以547元/盒的价格成功中标。2019年，吉非替尼片仿制药主动下调价格至498元/盒。

第2节 药品广告管理

案例 13-2

当事人为推销药品，在某综艺节目第三季第4、6、7三期片尾小剧场中通过演员口播"某药品绿色装，止痒就是快，无色无味更清爽""推荐您用某药品绿色装""我发现这个产品，无色无味还很清爽，这个好哎，而且止痒还挺快的"等内容的方式发布广告，不能提交广告审查机关对广告进行审查的文件，且广告中未标明禁忌、不良反应，也未标明"请按药品说明书或者在药师指导下购买和使用"字样。

问题：该行为如何认定？如何处罚？

药品广告，是指药品生产经营者通过一定媒介和形式直接或者间接推销药品的信息。《中华人民共和国广告法》《药品管理法》《中华人民共和国反不正当竞争法》《药品管理法实施条例》《互联网广告管理暂行办法》等法律法规对药品广告作出了具体规定。

为加强药品、医疗器械、保健食品和特殊医学用途配方食品广告监督管理，规范广告审查工作，维护广告市场秩序，保护消费者合法权益，2019年12月24日国家市场监督管理总局通过了《药品、医疗器械、保健食品、特殊医学用途配方食品广告审查管理暂行办法》（以下简称《暂行办法》）（市场监管总局第21号令），该办法自2020年3月1日起施行。2007年3月3日国家工商行政管理总局、国家食品药品监督管理局发布的《药品广告审查发布标准》和2007年3月13日国家食品药品监督管理局、国家工商行政管理总局发布的《药品广告审查办法》不再有效。该《暂行办法》的发布，标志着药品广告管理发生重大变革。

一、药品广告审批发布

发布药品广告，应当在发布前由广告审查机关对广告内容进行审查；未经审查，不得发布。广告主申请广告审查，应当依照法律、行政法规向广告审查机关提交有关证明文件。广告主，是指为推销商品或者服务，自行或者委托他人设计、制作、发布广告的自然人、法人或者其他组织。

1. 药品广告审查机构 国家市场监督管理总局负责组织指导药品广告审查工作。各省、自治区、直辖市市场监督管理部门、药品监督管理部门负责药品广告审查，依法可以委托其他行政机关具体实施广告审查。

考点：药品广告审查机构

2. 药品广告申请 药品注册证明文件或者备案凭证持有人及其授权同意的生产、经营企业为广告申请人。申请人可以委托代理人办理药品广告审查申请。

药品广告审查申请应当依法向生产企业或者进口代理人等广告主所在地广告审查机关提出。

申请药品广告审查，应当依法提交《广告审查表》、与发布内容一致的广告样件，以及下列合法有效的材料：申请人的主体资格相关材料，或者合法有效的登记文件；产品注册证明文件或者备案凭证、注册或者备案的产品标签和说明书，以及生产许可文件；广告中涉及的知识产权相关有效证明材料。经授权同意作为申请人的生产、经营企业，还应当提交合法的授权文件；委托代理人进行申请的，还应当提交委托书和代理人的主体资格相关材料。

考点：药品广告审查申请要求

3. 药品广告审批 药品广告审查机关收到申请人提交的申请后，应当在5个工作日内作出受理或者不予受理决定。申请材料齐全、符合法定形式的，应当予以受理，出具《广告审查受理通知书》。申请材料不齐全、不符合法定形式的，应当一次性告知申请人需要补正的全部内容。

药品广告审查机关应当对申请人提交的材料进行审查，自受理之日起 10 个工作日内完成审查工作。经审查，对符合法律、行政法规和本办法规定的广告，应当作出审查批准的决定，编发广告批准文号。对不符合法律、行政法规和本办法规定的广告，应当作出不予批准的决定，送达申请人并说明理由，同时告知其享有依法申请行政复议或者提起行政诉讼的权利。

药品广告批准文号的文书格式为：__药广审（视/声/文）第 000000-00000 号。空格内为各省、自治区、直辖市简称，"视/声/文"分别代表用于广告媒介形式的分类代号，数字前 6 位是有效期截止日（年份后两位+月份+日期），后 5 位是省级广告审查机关当年的广告文号流水号。药品广告批准文号的有效期与产品注册证明文件、备案凭证或者生产许可文件最短的有效期一致。未规定有效期的，广告批准文号有效期为 2 年。

经审查批准的药品广告，广告审查机关应当通过本部门网站以及其他方便公众查询的方式，在 10 个工作日内向社会公开。公开的信息应当包括广告批准文号、申请人名称、广告发布内容、广告批准文号有效期、广告类别、产品名称、产品注册证明文件或者备案凭证编号等内容。

考点：药品广告批准文号

4. 药品广告发布　经广告审查机关审查通过并向社会公开的药品广告，可以依法在全国范围内发布。

处方药广告只能在国务院卫生行政部门和国务院药品监督管理部门共同指定的医学、药学专业刊物上发布。

禁止利用互联网发布处方药广告。

应当严格按照审查通过的内容发布药品广告，不得进行剪辑、拼接、修改。已经审查通过的广告内容需要改动的，应当重新申请广告审查。

考点：药品广告发布

链接　可发布处方药广告的医学、药学专业刊物

国务院药品监督管理部门以通知、通告等形式确定了《中国急救医学》《药学学报》《中国药事》等刊物为可发布处方药广告的医学、药学专业刊物。公众可在国家药品监督管理局网站中查询"可发布处方药广告的医学药学专业刊物名单"。同时可获得刊物登记地、CN 号、广告经营许可证号等相关信息。

二、药品广告内容要求

1. 药品广告内容原则性规定　药品广告应当真实、合法，不得含有虚假或者引人误解的内容。广告主应当对药品广告内容的真实性和合法性负责。药品广告中只宣传产品名称（含药品通用名称和药品商品名称）的，不再对其内容进行审查。

药品广告的内容应当以国务院药品监督管理部门核准的说明书为准。药品广告涉及药品名称、药品适应证或者功能主治、药理作用等内容的，不得超出说明书范围。

药品广告应当显著标明禁忌、不良反应，处方药广告还应当显著标明"本广告仅供医学药学专业人士阅读"，非处方药广告还应当显著标明非处方药标识（OTC）和"请按药品说明书或者在药师指导下购买和使用"。

药品广告应当显著标明广告批准文号。药品广告中应当显著标明的内容，其字体和颜色必须清晰可见、易于辨认，在视频广告中应当持续显示。

2. 药品广告内容禁止性规定　非药品广告不得有涉及药品的宣传。保健食品广告应当显著标明"本品不能代替药物"。具体如表 13-2 所示。

表 13-2 药品广告内容禁止性规定

来　源	相　关　规　定
《中华人民共和国广告法》第九条	广告不得有下列情形。 （一）使用或者变相使用中华人民共和国的国旗、国歌、国徽，军旗、军歌、军徽 （二）使用或者变相使用国家机关、国家机关工作人员的名义或者形象 （三）使用"国家级""最高级""最佳"等用语 （四）损害国家的尊严或者利益，泄露国家秘密 （五）妨碍社会安定，损害社会公共利益 （六）危害人身、财产安全，泄露个人隐私 （七）妨碍社会公共秩序或者违背社会良好风尚 （八）含有淫秽、色情、赌博、迷信、恐怖、暴力的内容 （九）含有民族、种族、宗教、性别歧视的内容 （十）妨碍环境、自然资源或者文化遗产保护 （十一）法律、行政法规规定禁止的其他情形
《中华人民共和国广告法》第十六条	药品广告不得含有下列内容。 （一）表示功效、安全性的断言或者保证 （二）说明治愈率或者有效率 （三）与其他药品、医疗器械的功效和安全性或者其他医疗机构比较 （四）利用广告代言人作推荐、证明 （五）法律、行政法规规定禁止的其他内容
《中华人民共和国广告法》第十九条	广播电台、电视台、报刊音像出版单位、互联网信息服务提供者不得以介绍健康、养生知识等形式变相发布药品广告
《暂行办法》第十一条	药品广告不得包含下列情形。 （一）使用或者变相使用国家机关、国家机关工作人员、军队单位或者军队人员的名义或者形象，或者利用军队装备、设施等从事广告宣传 （二）使用科研单位、学术机构、行业协会或者专家、学者、医师、药师、临床营养师、患者等的名义或者形象作推荐、证明 （三）违反科学规律，明示或者暗示可以治疗所有疾病、适应所有症状、适应所有人群，或者正常生活和治疗病症所必需等内容 （四）引起公众对所处健康状况和所患疾病产生不必要的担忧和恐惧，或者使公众误解不使用该产品会患某种疾病或者加重病情的内容 （五）含有"安全""安全无毒副作用""毒副作用小"；明示或者暗示成分为"天然"，因而安全性有保证等内容 （六）含有"热销、抢购、试用""家庭必备、免费治疗、免费赠送"等诱导性内容，"评比、排序、推荐、指定、选用、获奖"等综合性评价内容，"无效退款、保险公司保险"等保证性内容，怂恿消费者任意、过量使用药品的内容 （七）含有医疗机构的名称、地址、联系方式、诊疗项目、诊疗方法以及有关义诊、医疗咨询电话、开设特约门诊等医疗服务的内容 （八）法律、行政法规规定不得含有的其他内容
《暂行办法》第十九条	申请人有下列情形的，不得继续发布审查批准的广告，并应当主动申请注销药品广告批准文号。 （一）主体资格证照被吊销、撤销、注销的 （二）产品注册证明文件、备案凭证或者生产许可文件被撤销、注销的 （三）法律、行政法规规定应当注销的其他情形 广告审查机关发现申请人有前款情形的，应当依法注销其药品广告批准文号
《暂行办法》第二十一条	下列药品不得发布广告。 （一）麻醉药品、精神药品、医疗用毒性药品、放射性药品、药品类易制毒化学品，以及戒毒治疗的药品、医疗器械 （二）军队特需药品、军队医疗机构配制的制剂 （三）医疗机构配制的制剂 （四）依法停止或者禁止生产、销售或者使用的药品、医疗器械、保健食品和特殊医学用途配方食品 （五）法律、行政法规禁止发布广告的情形
《暂行办法》第二十二条	不得利用处方药名称为各种活动冠名进行广告宣传。不得使用与处方药名称相同的商标、企业字号在医学、药学专业刊物以外的媒介变相发布广告，也不得利用该商标、企业字号为各种活动冠名进行广告宣传

考点： 药品广告内容要求

三、药品广告管理的法律责任

市场监督管理部门是药品广告的监督管理机关。市场监督管理部门对违法行为作出行政处罚决定后，应当依法通过国家企业信用信息公示系统向社会公示。

违反《药品管理法》《暂行办法》中有关药品广告的规定，依据《中华人民共和国广告法》进行处罚。具体如表 13-3 所示。

表 13-3　药品广告违法行为处罚

违法情形	处罚	法律条款
未显著、清晰表示药品广告中应当显著标明内容的	责令停止发布广告，对广告主处十万元以下的罚款	《中华人民共和国广告法》第五十九条
未经审查发布广告；违反《暂行办法》第十九条规定或者广告批准文号已超过有效期，仍继续发布广告；未按照审查通过的内容发布药品广告	责令停止发布广告，责令广告主在相应范围内消除影响，处广告费用一倍以上三倍以下的罚款，广告费用无法计算或者明显偏低的，处十万元以上二十万元以下的罚款；情节严重的，处广告费用三倍以上五倍以下的罚款，广告费用无法计算或者明显偏低的，处二十万元以上一百万元以下的罚款，可以吊销营业执照，并由广告审查机关撤销广告审查批准文件、一年内不受理其广告审查申请	《中华人民共和国广告法》第五十八条
违反《暂行办法》第十一条第二项至第五项规定，发布药品广告的	同上	《中华人民共和国广告法》第五十八条
构成虚假广告的	责令停止发布广告，责令广告主在相应范围内消除影响，处广告费用三倍以上五倍以下的罚款，广告费用无法计算或者明显偏低的，处二十万元以上一百万元以下的罚款；两年内有三次以上违法行为或者有其他严重情节的，处广告费用五倍以上十倍以下的罚款，广告费用无法计算或者明显偏低的，处一百万元以上二百万元以下的罚款，可以吊销营业执照，并由广告审查机关撤销广告审查批准文件、一年内不受理其广告审查申请	《中华人民共和国广告法》第五十五条
违反《暂行办法》第十一条第六项至第八项规定，发布药品广告的	法律法规没有规定的，由县级以上市场监督管理部门责令改正；对负有责任的广告主、广告经营者、广告发布者处以违法所得三倍以下罚款，但最高不超过三万元；没有违法所得的，可处一万元以下罚款	《中华人民共和国广告法》及其他法律法规有规定的，依照相关规定处罚
违反《暂行办法》第十一条第一项、第二十一条、第二十二条	责令停止发布广告，对广告主处二十万元以上一百万元以下的罚款，情节严重的，并可以吊销营业执照，由广告审查机关撤销广告审查批准文件、一年内不受理其广告审查申请；对广告经营者、广告发布者，由市场监督管理部门没收广告费用，处二十万元以上一百万元以下的罚款，情节严重的，并可以吊销营业执照、吊销广告发布登记证件	《中华人民共和国广告法》第五十七条
隐瞒真实情况或者提供虚假材料申请药品广告审查的；或者以欺骗、贿赂等不正当手段取得药品广告批准文号的	隐瞒真实情况或者提供虚假材料申请广告审查的，广告审查机关不予受理或者不予批准，予以警告，一年内不受理该申请人的广告审查申请；以欺骗、贿赂等不正当手段取得广告审查批准的，广告审查机关予以撤销，处十万元以上二十万元以下的罚款，三年内不受理该申请人的广告审查申请	《中华人民共和国广告法》第六十五条

考点： 药品广告违法行为处罚

案例 13-2 分析

当事人行为违反了《广告法》第十六条第一款第（四）项和第二款、第四十六条的规定。依据《广告法》第五十八条第一款第一项、第十四项，2019 年 8 月，上海市市场监督管理局执法总队作出行政处罚，责令停止发布违法广告，并处罚款 90 万元。

自测题

一、选择题

【A型题】

1. 我国现行药品价格管理形式是（　　）
   A. 政府定价
   B. 政府指导价
   C. 市场调节价
   D. 政府定价和市场调节价结合
   E. 政府指导价和市场调节价结合

2. 实行最高出厂价格和最高零售价格管理的药品是（　　）
   A. 短缺药品　　　　　B. 特殊管理的药品
   C. 放射性药品　　　　D. 独家生产的药品
   E. 麻醉药品和第一类精神药品

3. 根据关于药品价格管理的规定，不禁止的行为是（　　）
   A. 暴利　　　　　　　B. 折扣
   C. 垄断　　　　　　　D. 回扣
   E. 价格欺诈

4. 药品广告审查机关是（　　）
   A. 广告主所在地省级市场监督管理部门
   B. 广告发布地省级市场监督管理部门
   C. 广告主所在地市级市场监督管理部门
   D. 广告发布地市级市场监督管理部门
   E. 国家市场监督管理部门

5. 药品广告批准文号为"＿药广审（视/声/文）第000000-00000号"中的"＿"代表（　　）
   A. 药品种类
   B. 药品名称
   C. 审查年份
   D. 各省、自治区、直辖市的简称
   E. 国

6. 经广告审查机关审查通过并向社会公开的药品广告，可以发布的范围是（　　）
   A. 全国　　　　　　　B. 药品流通区域
   C. 审查机关所在地　　D. 广告主所在地
   E. 审查机关所在地和广告主所在地

7. 下列最有可能出现处方药广告的媒介是（　　）
   A. 互联网　　　　　　B. 电视
   C. 广播　　　　　　　D. 宣传册
   E. 药学专业刊物

8. 未显著、清晰表示药品广告中应当显著标明内容的，依据《中华人民共和国广告法》应进行如下处罚（　　）
   A. 责令停止发布广告，对广告主处十万元以下的罚款
   B. 责令停止发布广告，处十万元以上二十万元以下的罚款
   C. 责令停止发布广告，处广告费用三倍以上五倍以下的罚款
   D. 撤销广告审查批准文件　　E. 吊销营业执照

【X型题】

9. 药品价格监管的手段包括（　　）
   A. 函询　　　　　　　B. 约谈
   C. 成本调查　　　　　D. 信用评价
   E. 信息披露

10. 国家组织药品集中采购模式的特点是（　　）
    A. 带量采购　　　　　B. 招采合一
    C. 质量优先　　　　　D. 确保用量
    E. 保证回款

11. 不得发布广告的药品是（　　）
    A. 麻醉药品　　　　　B. 抗生素
    C. 注射剂　　　　　　D. 第二类精神药品
    E. 医疗机构制剂

12. 下列药品广告情形中违法的是（　　）
    A. 使用"店长推荐"用语
    B. 使用患者形象作推荐
    C. 说明治愈率
    D. 显著标明广告批准文号
    E. 含有医疗机构的名称、地址、联系方式

13. 下列说法正确的是（　　）
    A. 药品广告的内容应当以国务院药品监督管理部门核准的说明书为准
    B. 药品广告中应当显著标明的内容，在视频广告中应当持续15秒
    C. 药品广告批准文号有效期为一年
    D. 异地发布药品广告采取备案制
    E. 药品广告中只宣传产品名称的，不再对其内容进行审查

二、简答题

1. 简述完善药品价格形成机制的举措。
2. 比较处方药与非处方药广告管理的异同。

（杨怡君）

实训指导

实训 1　药品生产管理

【实训目的】

1. 了解药品生产的特点、药品生产企业的开办条件和开办程序。

2. 熟悉药品生产许可证的管理。

3. 掌握《药品生产质量管理规范》的主要内容。

【实训准备】

1. 查找药品生产企业违反 GMP 管理的有关案例。

2. 查找药品生产企业的相关视频。

3. 各学校可根据实际情况积极联系本地药品生产企业，以便安排学生对药品生产企业进行参观考察。

【实训流程】

1. 案例讨论分析：针对查找出的药品生产企业违反 GMP 管理的案例进行讨论分析。

2. 视频资料学习：组织学生观看药品生产企业的相关视频资料，进一步了解国家对药品生产的管理。

3. 参观考察

（1）组织学生参观考察药品生产企业，深入了解《药品生产质量管理规范》的具体要求及企业实施《药品生产质量管理规范》情况。

（2）请药品生产企业管理人员介绍企业药品生产许可证的管理情况和《药品生产质量管理规范》实施情况。

（3）组织学生与企业管理人员进行座谈交流，更深入地了解药品生产许可证的管理情况和《药品生产质量管理规范》实施情况。

【实训评价】

1. 学生对药品生产企业违反 GMP 管理的案例讨论分析情况。

2. 药品生产企业的相关视频查找学习情况。

3. 参观考察效果、座谈情况、对《药品生产质量管理规范》主要内容的认识和理解。

【注意事项】

1. 对座谈内容要做好充分准备，对自己不了解的问题应大胆提问。

2. 参观考察过程中应听从企业安排，做好卫生防护，防止影响企业生产和药品污染。

【实训作业】

1. 如果你作为一个药品生产部门的负责人员，应从哪些方面来保证药品质量？

2. 通过参观学习，你认为实施《药品生产质量管理规范》对保障药品质量有哪些积极意义？

（王秋红）

实训 2　药品经营管理

【实训目的】

1. 掌握《药品经营质量管理规范》的主要内容。

2. 熟悉药品经营许可证的管理。

3. 了解药品经营的特点、药品经营企业的开办条件和开办程序。

【实训准备】

1. 查找药品经营企业违反 GSP 管理的有关案例。

2. 查找药品经营企业的相关视频。

3. 各学校可根据实际情况积极联系本地药品经营企业，以便安排学生对药品经营企业进行参观考察。

【实训流程】

1. 案例讨论分析：针对查找出的药品经营企业违反 GSP 管理的案例进行讨论分析。

2. 视频资料学习：组织学生观看药品经营企业的相关视频资料，进一步了解国家对药品经营活动的管理。

3. 参观考察

（1）组织学生参观药品经营企业，深入了解《药品经营质量管理规范》的具体要求及企业实施《药品经营质量管理规范》情况。

（2）请药品经营企业管理人员介绍企业药品经营许可证的管理情况和《药品经营质量管理规范》实施情况。

（3）组织学生与企业管理人员进行座谈交流，更深入地了解药品经营许可证的管理情况和《药品经营质量管理规范》实施情况。

【实训评价】

1. 学生对药品经营企业违反 GSP 管理的案例讨论分析情况。

2. 学生关于药品经营企业相关视频的收集和学习情况。

3. 学生参观企业的收获和座谈情况，以及对《药品经营质量管理规范》主要内容的认识和理解。

【注意事项】

1. 对座谈内容要做好充分准备。

2. 参观考察过程中应听从企业安排，做好卫生防护，防止影响企业经营和造成药品污染。

【实训作业】

1. 如果你作为一个连锁药房门店店长，应从哪些方面来保证药品质量？

2. 通过参观学习，你认为实施《药品经营质量管理规范》对保障药品质量有哪些积极意义？

（谢　奇）

实训 3　处 方 调 剂

【实训目的】

1. 掌握处方调剂的流程。

2. 熟悉处方调剂和处方审核的内容。

3. 树立以患者为中心的药学服务理念。

【实训准备】

1. 模拟药房。

2. 合理处方、不合理处方若干张。

【实训内容】

1. 布置任务：4~6名同学为一组，以小组为单位复习处方的调剂步骤和审核内容。

2. 处方审核：以小组为单位，对指定处方进行审核，指出合理和不合理的原因，将不合理处方修改为正确处方。

3. 处方调配：将修改后的处方按处方调配流程进行调配。

4. 核对发药：调剂药师将调配好的药品交付给审方药师，审方药师核对无误后，向患者发放药品，并对患者进行用药指导。

5. 教师点评。

【实训评价】

对处方审核和处方调剂流程的正确性、规范性进行评价。从服务态度、审查处方、调配结果、核对发药、用药指导、时间把握及团队协作等方面进行综合评定。

（岑菲菲）

实训4　调研医疗机构特殊管理药品的管理与使用情况

【实训目的】

1. 实地考察医疗机构对特殊管理药品的使用、储存方面的管理要求，加深对特殊管理药品的理解，提升认识。

2. 按照医疗机构对于特殊管理药品的相关要求，调研特殊管理药品在使用、储存中存在的问题，并提出整改意见。

【实训准备】

1. 联系医疗机构药品库房进行学习参观。

2. 收集医疗机构《特殊管理药品管理制度》。

3. 调研2~3家医疗机构特殊管理药品的库房，尽量涵盖中药、西药两类药品库房。

4. 准备好身份证明、介绍信、笔记本、调查问卷等。

【实训内容】

一、调研医疗机构特殊管理药品的使用、实施情况

1. 全班同学分组调研，每组4~6人，小组可进行内部分工、合作。

2. 提前收集不同医疗机构《特殊管理药品管理制度》，并上网查阅相关资料。

3. 拟定调研提纲、设计好调研问卷。

二、调研后完成以下实训任务

任务一：特殊管理药品中管理方面的实施情况

具体要求：对照医疗机构《特殊管理药品管理制度》，列出在调研中特殊管理药品分库储存与分类储存值得肯定的地方。同时列出在调研中特殊管理药品分库储存与分类储存方面存在的问题以及修改意见。

按照下列要求逐一核查，是否符合要求。

1. 制度流程：是否有相应管理制度与程序，是否有"特殊管理药品"应急预案。

2. "五专"管理：专用保险柜加锁，专人负责，专用账册，专用处方，专册登记。

3. 药品质量（外观）：字迹清楚；无沉淀、变色、残破；有无过期失效。

4. 数量批号管理：账物、批号相符。

5. 账册与登记：进出库账册登记完整、入库验收登记完整、验收缺损登记完整、药品销毁审批、处理记录完整、废贴及空安瓿销毁记录完整、处方销毁申请与处理记录完整等。

6. 安全管理：安全监控和自动报警设施使用正常。

任务二：特殊管理药品中使用方面的实施情况

1. 特殊管理药品处方书写规范性：前记、正文、后记等。

（1）前记：医疗机构名称、处方编号、患者姓名、性别、年龄、身份证明编号、门诊病历号、代办人姓名、性别、年龄、身份证明编号、科别、开具日期等，并可添列专科要求的项目。正文：病情及诊断；以 Rp 或者 R 标示，分列药品名称、规格、数量、用法用量。

（2）正文：病情及诊断；以 Rp 或者 R 标示，分列药品名称、规格、数量、用法用量。

（3）后记：医师签章、药品金额以及审核、调配、核对、发药的药学专业技术人员签名。

麻醉药品和第一类精神药品专用病历中应当留存下列材料复印件：①二级以上医院开具的诊断证明；②患者户籍簿、身份证或者其他相关有效身份证明；③为患者代办人员身份证明；④首诊医师应当亲自诊查患者，建立相应的病历，要求其签署《知情同意书》。

2. 特殊管理药品处方印刷颜色、标注规范性：麻醉药品和第一类精神药品处方的印刷用纸为淡红色，处方右上角分别标注"麻"、"精一"；第二类精神药品处方的印刷用纸为白色，处方右上角标注"精二"。

3. 特殊管理药品处方用量的准确性：麻醉药品、第一类精神药品注射剂处方为 1 次常用量；其他剂型处方不得超过 3 日常用量；控缓释制剂处方不得超过 7 日常用量。

第二类精神药品处方一般不得超过 7 日常用量；对于某些特殊情况，处方用量可适当延长，但医师应当注明理由。癌痛、慢性中、重度非癌痛患者开具的麻醉药品、第一类精神药品注射剂处方不得超过 3 日常用量；其他剂型处方不得超过 7 日常用量。

医疗用毒性药品的每张处方剂量不得超过 2 日极量；不得单独配方；处方未注明"生用"的毒性中药，应当付炮制品。

4. 特殊管理药品处方保存年限规范性：麻醉药品处方至少保存 3 年，精神药品处方至少保存 2 年。医疗用毒性药品处方至少保存 2 年。

5. 不合格的特殊管理药品的处理：不合格的特殊管理药品的报告、确认、报损、销毁等均应有完整的手续和记录。

【实训评价】

此次调研共计 100 分，其中包含调研问卷 25 分；核查结论 25 分；整改意见 25 分；实训报告撰写 25 分。

【注意事项】

在医疗机构允许的情况下，才允许准备照相设备。

【实训作业】

设计调研问卷，完成实训报告。

（孙佳琳）

实训 5　药品标签和说明书认知

【实训目的】

1. 掌握化学药品非处方药和中药、天然药物非处方药说明书的区别。

2. 熟悉药品内标签、外标签和说明书在内容上的不同。

3. 了解药品说明书的意义。

【实训准备】

1. 查找药品标签和说明书的相关法律、法规。

2. 学生以 4 人为一小组，每组准备化学药品非处方药和中药、天然药物非处方药内外标签、说明书各一套。

【实训流程】

1. 理论知识巩固：组织学生利用业余时间结合课本知识进一步学习《药品说明书和标签管理规定》的内容。

2. 国家公告查询：组织同学课前登录国家药品监督管理局网站，查询药品说明书修改公告，并选取一则修改内容备用。

3. 讨论分析

（1）学生以 4 人一小组为单位，对两个说明书进行对比，把对比结果形成报告。

（2）学生以 4 人一小组为单位，任选一套内外标签和说明书，对内标签、外标签、说明书内容进行比较，把比较结果形成报告。

（3）根据选取的备用公告，进一步理解说明书的意义，写出心得体会。

【实训评价】

1. 学生课前学习《药品说明书和标签管理规定》情况占 5 分，查询药品说明书修改公告情况占 5 分。

2. 学生说明书对比结果报告占 40 分。

3. 学生内标签、外标签、说明书内容比较结果报告占 30 分。

4. 学生针对说明书意义，所写心得体会占 20 分。

【注意事项】

1. 搜集药品内标签、外标签和说明书时，应成套搜集。

2. 讨论过程，小组成员要积极踊跃、各抒己见，不得有不发言、不讨论情况。

【实训作业】

如果你是一名药品验收员，你在审核药品标签、说明书时，应从哪几个重点方向着手？

（李　鹏）

实训 6　绘制药品价格走势图

【实训目的】

1. 掌握我国药品价格管理形式的特点和要点。

2. 熟悉我国药品价格形成机制。

3. 了解统计图的制作方法。

【实训准备】

1. 用物准备：可上网的计算机或手机若干台；多媒体设备。

2. 学生准备：全班学生分为若干个小组，3～5 人/组。

【实训流程】

1. 每组同学经过初步讨论，依据药理作用选择 2～3 个临床常用药品。

2. 学生自主查找资料，查找每个药品 20 年内（可适当调整该时间跨度）不同时间点的价格；教师可根据具体情况指导学生查找资料。

3. 选择合适的方法和工具，绘制药品价格走势图。

4. 小组内讨论，分析药品价格走势图的特点，分析价格变化可能存在的原因，探索药品价格形成机制。

5. 小组确定结论，并整理成汇报材料，每组确定汇报人员。

6. 进行各组汇报，全班展开交流讨论，同时教师参与讨论，及时补充内容。

7. 打分或教师点评，结束本次实训。

【实训评价】

1. 实训前资料收集情况。

2. 走势图绘制的准确性与科学性。

3. 汇报材料整理情况。

4. 汇报与交流讨论情况。

【注意事项】

1. 药品的选择：选择临床一线、社会关注度较高的药品。此类药品资料丰富，有利于实训开展。

2. 数据准确性：辨别资料来源，判断数据是否可信。

3. 分析过程严谨：价格变化影响因素复杂，注意推导的因果关系是否合理，结论是否有据可依。

4. 统计工具使用：深入思考本实训获得的数据，选择何种统计图。除用传统方式，鼓励使用软件处理数据，使用软件制作图表。

【实训作业】

参考本次实训过程，每位同学选择 1 种药品，独立查找资料，绘制其 10 年内药品价格走势图，分析价格变化原因并得出具体结论，以报告形式提交作业。

（杨怡君）

参 考 文 献

陈红艳，时健，2014. 药事管理与法规. 北京：科学出版社.

李洁玉，杨冬梅，卞晓霞，2019. 药事管理与法规. 北京：高等教育出版社.

万仁甫，2018. 药事管理与法规. 3 版. 北京：人民卫生出版社.

王克荣，2018. 药事管理与法规. 2 版. 北京：中国中医药出版社.

吴长忠，查道成，2019. 药事管理学. 北京：军事医学科学出版社.

杨家林，易东阳，王强，2017. 药事管理学. 武汉：华中科技大学出版社.

杨世民，2018. 药事管理学. 6 版. 北京：人民卫生出版社.

张琳琳，沈力，2017. 药事管理与法规. 北京：中国医药科技出版社.

周铁文，2018. 药事管理与法规. 3 版. 北京：人民卫生出版社.

教学基本要求

一、课程性质和课程任务

药事管理与法规是药学与管理学、法学、经济学、社会学等相互交叉渗透而形成的边缘学科，是高等教育中药品类及其相关专业的主干专业课程之一，是国家执业药师资格考试的必考科目，是药学专业技术人员在执业活动中必备的知识与能力。本课程的主要任务是使学生了解有关药事管理活动的内容及规律，了解药事管理法律法规体系；熟悉我国药事管理组织机构的设置及其职能；掌握药事管理的重要法规及我国对药品研究、生产、经营、使用等环节的监督管理要求，并能运用所学药事管理与法规的知识指导药学工作实践。

二、课程教学目标

（一）职业素养目标

1. 具有良好的职业素养和道德观念，增强服务意识，热爱药学工作。

2. 具有良好的法律意识，能自觉遵守药事管理方面的法律法规，规范自己的药事活动。

（二）专业知识和技能

1. 掌握药事管理的基础知识及我国现行的药事管理法律法规重要内容；掌握我国 GMP 及 GSP 的主要精神及内容。

2. 熟悉我国药事管理体制、组织机构及职能；熟悉我国对药品研究、生产、经营、使用等环节的监督管理要求。

3. 了解药事管理的法律责任及药学职业道德。

4. 能够运用药事管理的基本理论和法律法规知识分析解决药学工作中遇到的实际问题。

三、教学内容和要求

教学内容	了解	熟悉	掌握	教学活动参考	教学内容	了解	熟悉	掌握	教学活动参考
一、绪论					1. 药事组织的含义		√		
（一）药事管理概述					2. 药事组织的类型		√		
1. 药事			√		（二）药品监督管理组织				
2. 药事管理			√		1. 我国药品监督管理体制的发展与演变	√			
3. 药事管理学	√			理论讲授多媒体	2. 我国现行药品监督管理机构的设置			√	理论讲授多媒体
4. 药事管理与法规课程		√			3. 我国现行药品监督管理机构的职能			√	
（二）药品监督管理法律体系					4. 国家药品技术监督管理机构及职责			√	
1. 药品管理立法	√				（三）药品生产、经营、使用组织				
2. 药品监督管理行政法律制度		√			1. 药品生产企业		√		
二、药事组织				理论讲授多媒体	2. 药品经营企业		√		
（一）药事组织概述					3. 药品使用组织		√		

教学内容	了解	熟悉	掌握	教学活动参考	教学内容	了解	熟悉	掌握	教学活动参考
（四）药学教育、科研组织与社会团体				理论讲授 多媒体	1. 药品不良反应的含义			√	理论讲授 多媒体
1. 药学教育组织	√				2. 药品不良反应的分类			√	
2. 药学科研组织	√				3. 药品不良反应报告与处置		√		
3. 药学社会组织	√				4. 药物警戒制度	√			
（五）国外药事管理体制					（七）药品召回管理				
1. 美国药品监督管理体制		√			1. 药品召回的含义			√	
2. 日本药品监督管理体制		√			2. 药品召回的分级		√		
3. 世界卫生组织	√				3. 药品召回的分类		√		
三、药学技术人员管理					（八）药品安全管理				
（一）药学专业技术职务的类型及管理				理论讲授 多媒体	1. 药品安全风险的特点、分类及管理的主要措施	√			
1. 药学专业技术职务的类型		√			2. 我国药品安全管理的目标任务	√			
2. 药学专业技术职务的管理			√		五、药品法制管理				
（二）执业药师及管理					（一）制定和实施《药品管理法》的意义				
1. 我国执业药师的产生与发展	√				1. 《药品管理法》的制定		√		
2. 执业药师的管理			√		2. 《药品管理法》的修订与修正	√			
（三）药学职业道德					3. 《药品管理法》的实施意义			√	
1. 药学职业道德的基本原则	√				（二）《药品管理法》（2019年修订）的主要内容				
2. 药学职业道德规范的基本内容	√				1. 总则		√		理论讲授 多媒体
四、药品管理					2. 药品研发和注册		√		
（一）药品的概述					3. 药品上市许可持有人		√		
1. 药品的定义			√		4. 药品生产		√		
2. 药品的分类管理			√		5. 药品经营		√		
3. 药品的特殊性			√		6. 医疗机构的药剂管理		√		
4. 药品质量特性			√		7. 药品上市后管理		√		
5. 药品标准		√			8. 药品价格和广告		√		
6. 药品质量监督管理		√			9. 药品储备和供应		√		
7. 药品质量监督检验		√			10. 监督管理		√		
（二）处方药与非处方药分类管理				理论讲授 多媒体	11. 法律责任		√		
1. 药品分类管理的目的与意义			√		12. 附则		√		
2. 处方药与非处方药的分类依据及特点			√		六、药品研发和注册管理				
3. 处方药与非处方药的管理规定			√		（一）药品注册概述				
（三）国家基本药物管理					1. 药品注册概念			√	
1. 基本药物含义及目录		√			2. 药品注册管理的意义		√		
2. 国家基本药物的管理		√			3. 药品注册申请			√	
（四）国家医疗保障与国家基本医疗保险药品管理					4. 药品注册分类			√	
1. 国家医疗保障制度		√			（二）药物的研究与注册管理				理论讲授 多媒体
2. 国家基本医疗保险药品管理		√			1. 新药的定义			√	
3. 基本医疗保险定点零售药店的管理	√				2. 药物的临床前研究与GLP	√			
4. 基本医疗保险定点医院管理	√				3. 药物的临床研究与GCP	√			
（五）国家药品储备制度					4. 药品注册管理的机构		√		
1. 药品储备制度的制定及意义	√				5. 药品上市注册		√		
2. 药品储备制度的主要内容	√				（三）药品加快上市注册程序				
（六）药品不良反应报告与监测管理					1. 突破性治疗药物程序		√		
					2. 附条件批准程序		√		

教学内容	了解	熟悉	掌握	教学活动参考	教学内容	了解	熟悉	掌握	教学活动参考
3. 优先审评审批程序		√			九、医疗机构药事管理				
4. 特别审批程序		√			（一）医疗机构药事管理概述				
（四）药品上市后变更和再注册					1. 医疗机构药事管理的含义	√			
1. 药品上市后变更	√			理论讲授 多媒体	2. 医疗机构药事管理部门及其职责		√		
2. 药品再注册	√				（二）医疗机构处方与调剂业务管理				
（五）药品知识产权保护					1. 处方管理			√	
1. 医药专利权	√				2. 调剂业务管理			√	
2. 医药商标权	√				（三）医疗机构制剂管理				
七、药品生产管理					1. 医疗机构制剂概述	√			
（一）药品生产概述					2. 医疗机构制剂的注册管理			√	
1. 药品生产的概念	√				3. 医疗机构制剂的质量管理		√		
2. 药品生产的特点	√				4. 医疗机构制剂的使用管理			√	理论讲授 多媒体 实验实训
（二）药品生产的法制管理					5. 医疗机构制剂的监督管理		√		
1. 药品生产监督管理的部门及职责			√	理论讲授 多媒体 实验实训	（四）医疗机构药品管理				
2. 药品生产许可			√		1. 医疗机构药品管理的含义与目标	√			
3. 药品生产管理			√		2. 医院药品准入管理			√	
4. 药品生产监督检查			√		3. 药品的采购管理			√	
（三）药品生产质量管理规范（GMP）					4. 药品的验收管理			√	
1. 药品GMP概述	√				5. 药品的储存与养护管理			√	
2. 我国药品GMP的主要内容		√			6. 药品的经济管理		√		
八、药品经营管理					（五）临床药物应用管理				
（一）药品经营概述					1. 临床药学概述	√			
1. 药品经营	√				2. 临床合理用药管理		√		
2. 药品经营企业		√			3. 药学服务		√		
（二）药品经营的法制管理					十、中药管理				
1. 开办药品经营企业的法定条件			√		（一）中药管理概述				
2. 开办药品经营企业的申请与审批			√		1. 中药概述		√		
3. 药品经营许可证的管理			√		2. 中药的特色与作用	√			
4. 药品经营的监督检查		√			3. 中药现代化	√			
（三）《药品流通监督管理办法》的主要内容				理论讲授 多媒体 实验实训	（二）野生药材资源保护管理				
					1. 野生药材资源保护的目的与原则		√		
1. 药品生产、经营企业购销药品的监督管理		√			2. 国家重点保护野生药材资源的分级与品种目录			√	理论讲授 多媒体
2. 医疗机构购进、储存药品的监督管理		√			3. 野生药材资源保护管理的办法			√	
3. 法律责任	√				4. 法律责任	√			
（四）药品经营质量管理规范（GSP）					（三）中药材生产与经营管理				
1. GSP概述	√				1. 中药材生产质量管理的目的与意义	√			
2. GSP的主要内容			√		2. 中药材生产质量管理规范			√	
（五）互联网药品信息服务管理					3. 中药材经营管理	√			
1. 互联网药品信息服务的概述		√			（四）中药饮片生产与经营管理				
2. 互联网药品信息服务的管理规定		√			1. 中药饮片生产管理		√		
3. 法律责任	√				2. 中药饮片经营管理		√		

续表

教学内容	了解	熟悉	掌握	教学活动参考
（五）中药品种保护				
1. 中药品种保护的目的与意义		√		
2. 中药品种保护适用的范围与监督管理部门		√		理论讲授 多媒体 实验实训
3. 中药品种保护的品种范围等级划分及条件			√	
4. 申请中药品种保护的程序		√		
5. 中药品种的保护措施		√		
6. 法律责任	√			
十一、特殊管理药品管理				
（一）特殊管理药品概述				
1. 特殊管理药品简介		√		
2. 特殊管理药品的特点		√		
3. 我国特殊管理类药品的主要法规		√		
（二）麻醉药品与精神药品的管理				
1. 麻醉药品和精神药品的分类及品种			√	
2. 麻醉药品和精神药品的种植与实验研究管理			√	
3. 麻醉药品和精神药品的生产管理			√	
4. 麻醉药品和精神药品的经营管理		√		理论讲授 多媒体 实验实训
5. 麻醉药品和精神药品的使用管理		√		
6. 麻醉药品和精神药品的储存和运输管理		√		
7. 法律责任	√			
（三）医疗用毒性药品管理				
1. 医疗用毒性药品的定义与品种			√	
2. 医疗用毒性药品的生产管理		√		
3. 医疗用毒性药品的经营管理			√	
4. 医疗用毒性药品的使用管理			√	
5. 法律责任	√			
（四）放射性药品管理				
1. 放射性药品的概念		√		

教学内容	了解	熟悉	掌握	教学活动参考
2. 放射性药品的分类	√			
3. 放射性药品的管理	√			理论讲授 多媒体 实验实训
（五）其他实行特殊管理药品的管理				
1. 易制毒化学品的管理		√		
2. 兴奋剂的管理		√		
3. 疫苗管理		√		
十二、药品信息管理				
（一）药品包装管理				
1. 药品包装的概念、分类与作用	√			
2. 药品包装材料与管理		√		
（二）药品标签与说明书管理				
1. 药品标签管理			√	理论讲授 多媒体 实验实训
2. 药品说明书管理			√	
（三）药品批准文号管理	√			
（四）国家药品编码管理				
1. 国家药品编码	√			
2. 中国药品电子监管码		√		
3. 药品追溯码	√			
十三、药品价格和广告管理				
（一）药品价格管理				
1. 药品价格管理形式			√	
2. 完善药品价格形成机制		√		
3. 药品价格监督		√		理论讲授 多媒体 实验实训
（二）药品广告管理				
1. 药品广告审批发布			√	
2. 药品广告内容要求			√	
3. 药品广告管理的法律责任	√			

四、学时分配建议（72 学时）

教学内容	理论	实践	小计
第 1 章　绪论	4	0	4
第 2 章　药事组织	4	0	4
第 3 章　药学技术人员管理	4	0	4
第 4 章　药品管理	8	0	8
第 5 章　药品法制管理	8	0	8
第 6 章　药品研发和注册管理	4	0	4
第 7 章　药品生产管理	4	4	8
第 8 章　药品经营管理	4	4	8
第 9 章　医疗机构药事管理	4	2	6
第 10 章　中药管理	4	0	4

续表

教学内容	学时数		
	理论	实践	小计
第 11 章　特殊管理药品管理	4	2	6
第 12 章　药品信息管理	2	2	4
第 13 章　药品价格和广告管理	2	2	4
合计	56	16	72

五、教学基本要求的说明

（一）本教材可供高等职业教育药学类、药品制造类、食品药品管理类等相关专业使用，是根据专科类及高职层次培养目标确定的教学大纲、教学计划及课程设置要求而制定的。

（二）本课程的教学目标，分为职业素养目标、专业知识和技能教育目标。根据要求，把专业知识和技能教育目标分为掌握、熟悉、了解三个层次。要求掌握的内容为教学重点内容，要全面重点掌握，熟悉的内容要求理解，了解的内容要求明确知识要点。

（三）学时分配建议中的教学时数是指导性的，各学校可以根据专业特点、教学条件、学生情况等实际进行适当的增减，实验实训项目可以有选择地使用。有些实验项目，如"药品标签和说明书认知"，可以利用实物教学；有些实验实训项目可以利用节假日，安排成社会实践活动，让学生进行专题调研。

自测题选择题参考答案

第1章

A 型题

1. E　2. A　3. C　4. B　5. D　6. D　7. C　8. B　9. E

X 型题

10. ADE　11. ABCDE

第2章

A 型题

1. E　2. B　3. D　4. A　5. B　6. E　7. D　8. A　9. A

B 型题

10. A　11. B　12. E　13. C　14. B　15. D　16. E　17. E　18. C　19. A　20. A　21. C　22. B

X 型题

23. ABC　24. ABCD　25. ABCDE　26. ABCD

第3章

A 型题

1. B　2. A　3. D　4. C　5. B　6. C　7. E　8. D

B 型题

9. E　10. C　11. A　12. A　13. C　14. E　15. D　16. D　17. B　18. E　19. A　20. C

X 型题

21. ABE　22. ABCD　23. BCDE　24. ABCDE　25. BCDE　26. AB　27. ABC　28. DE

第4章

A 型题

1. D　2. C　3. B　4. C　5. D　6. D　7. E　8. A　9. B　10. D

B 型题

11. C　12. D　13. A　14. B　15. C　16. A　17. D　18. E　19. C　20. B

X 型题

21. ABCDE　22. ABCE　23. AB　24. ABCE　25. ABCE　26. ABD　27. ABCD

28. ABCDE　29. ABC　30. ABCD

第5章

A 型题

1. B　2. A　3. A　4. B　5. C　6. B　7. A　8. A　9. D　10. E　11. D　12. B　13. D　14. C　15. A

16. D　17. B　18. E

X 型题

19. AC　20. DE　21. ABD　22. CDE　23. ABCD

第6章

A 型题

1. C　2. D　3. D　4. A　5. D　6. D　7. E　8. E　9. C　10. A

B 型题

10. B　12. E　13. B　14. C　15. B　16. A　17. D　18. A　19. D　20. D　21. B　22. C
23. B　24. E　25. D

X 型题

26. ABE　27. ABCDE　28. ABCDE　29. ABD　30. ABCD

第7章

A 型题

1. B　2. D　3. C　4. B　5. B　6. B　7. E　8. B　9. A　10. C　11. B　12. D　13. C　14. B　15. B
16. A　17. A　18. B　19. E　20. D

B 型题

21. A　22. C　23. E　24. E

X 型题

25. AE　26. ACD　27. ABCDE　28. BDE　29. ABDE

第8章

A 型题

1. C　2. C　3. B　4. C　5. A　6. B　7. E　8. D　9. D　10. C　11. A　12. B　13. C　14. D　15. E
16. A　17. B　18. B　19. C　20. A

B 型题

21. A　22. B　23. C　24. D　25. B　26. D　27. A　28. C　29. B　30. A　31. A　32. D

X 型题

33. BCE　34. ABCDE　35. CDE　36. ACD　37. ADE　38. ABCE　39. ACDE　40. ABCDE　41. BCE

第9章

A 型题

1. A　2. B　3. C　4. E　5. D　6. C　7. C　8. D　9. C　10. A

B 型题

11. C　12. A　13. B　14. D　15. A　16. E　17. B　18. C　19. D　20. A

X 型题

21. ABDE　22. ABCE　23. ABCDE　24. ABCE　25. ABCDE

第10章

A 型题

1. C　2. D　3. A　4. D　5. A　6. D　7. A　8. B　9. A　10. B　11. C　12. B

第11章

A 型题

1. C 2. D 3. A 4. B 5. C 6. B 7. C 8. B 9. A 10. D

B 型题

11. B 12. A 13. D 14. D 15. B 16. C 17. C 18. D 19. C 20. C 21. C 22. E 23. B 24. E
25. B 26. A 27. D 28. B 29. B 30. A

X 型题

31. ABCDE 32. ABC 33. ABC 34. ABCE 35. ABCDE

第12章

A 型题

1. C 2. B 3. A 4. D 5. C 6. E 7. D 8. E 9. D 10. E

B 型题

11. D 12. C 13. A 14. D 15. A 16. C

X 型题

17. ADE 18. ABC 19. ABC 20. BC

第13章

A 型题

1. C 2. B 3. B 4. A 5. D 6. A 7. E 8. A

X 型题

9. ABCDE 10. ABCDE 11. ADE 12. ABCE 13. AE